I 病棟編

1. 再生不良性貧血
2. 自己免疫性溶血性貧血, 発作性夜間ヘモグロビン尿症
3. 急性骨髄性白血病
4. 急性リンパ性白血病
5. 慢性骨髄性白血病
6. 骨髄異形成症候群
7. 好酸球増加症候群/慢性好酸球性白血病
8. 非Hodgkinリンパ腫
9. Hodgkinリンパ腫
10. 成人T細胞白血病/リンパ腫
11. 多発性骨髄腫と関連疾患
12. 特発性血小板減少性紫斑病
13. 血栓性微小血管障害
14. 造血器腫瘍の終末期医療
15. 輸血療法
16. 造血幹細胞移植
17. 他科からのコンサルテーション

II 一般外来編

1. 貧血
2. 赤血球増加症
3. 白血球増加症
4. 白血球分画異常
5. 白血球減少症
6. 血小板減少症
7. 血小板増加症
8. 汎血球減少症
9. リンパ節腫脹

III 救急外来編

1. 高度の貧血
2. 不明熱, 高度の出血傾向
3. 高度の汎血球減少症
4. 外来化学療法中の患者のトラブル
5. 移植後の外来患者の急変
6. 汎血球減少症の外来患者の急変

レジデントのための
血液診療の鉄則

編著● 岡田　定　西崎クリニック院長
著● 樋口　敬和　獨協医科大学埼玉医療センター准教授・糖尿病内分泌・血液内科
　　森　慎一郎　聖路加国際病院・血液内科部長

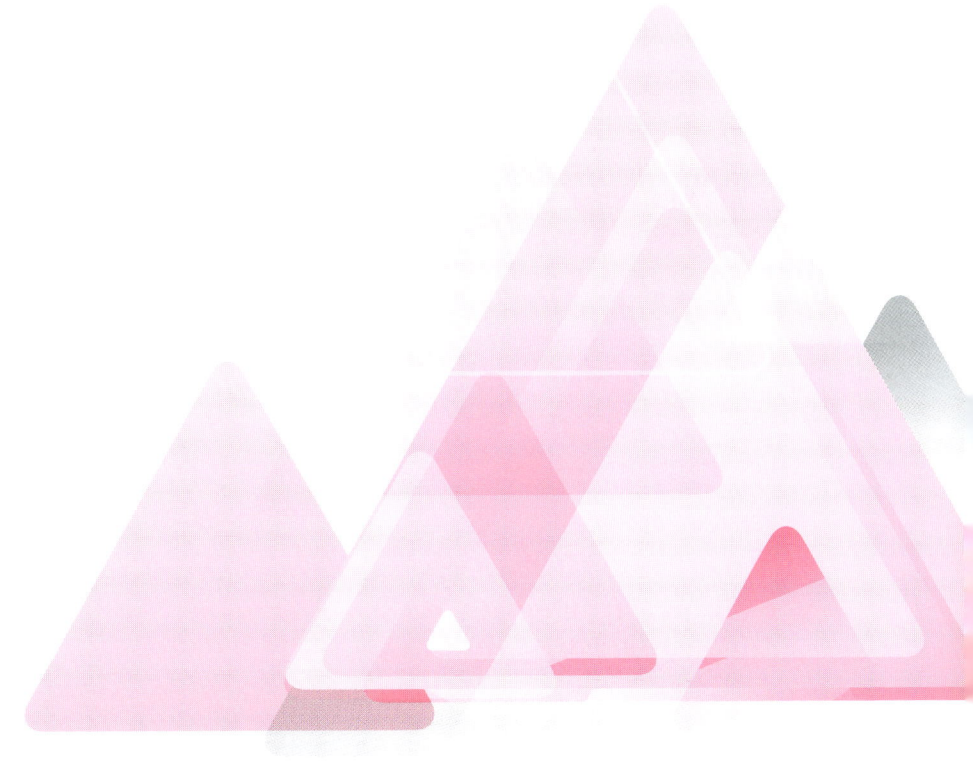

医学書院

レジデントのための血液診療の鉄則

発　行	2014年8月1日　第1版第1刷Ⓒ
	2022年11月15日　第1版第6刷

編　著　岡田　定
　　　　おかだ　さだむ

発行者　株式会社　医学書院
　　　　代表取締役　金原　俊
　　　　〒113-8719　東京都文京区本郷1-28-23
　　　　電話　03-3817-5600（社内案内）

印刷・製本　永和印刷

本書の複製権・翻訳権・上映権・譲渡権・貸与権・公衆送信権（送信可能化権を含む）は株式会社医学書院が保有します．

ISBN978-4-260-01966-8

本書を無断で複製する行為（複写，スキャン，デジタルデータ化など）は，「私的使用のための複製」など著作権法上の限られた例外を除き禁じられています．大学，病院，診療所，企業などにおいて，業務上使用する目的（診療，研究活動を含む）で上記の行為を行うことは，その使用範囲が内部的であっても，私的使用には該当せず，違法です．また私的使用に該当する場合であっても，代行業者等の第三者に依頼して上記の行為を行うことは違法となります．

JCOPY　〈出版者著作権管理機構　委託出版物〉
本書の無断複製は著作権法上での例外を除き禁じられています．複製される場合は，そのつど事前に，出版者著作権管理機構（電話 03-5244-5088，FAX 03-5244-5089，info@jcopy.or.jp）の許諾を得てください．

序

　本書は，血液診療に関わる若手医師に「血液診療の鉄則」を刷り込む本です．

　『内科レジデントの鉄則』という本をご存知でしょうか．本書『レジデントのための血液診療の鉄則』はその姉妹本になります．『内科レジデントの鉄則』が新人研修医のための本なら，本書は血液診療に関わる研修医や専門研修医に捧げる本です．

　血液専門医のためには多くのすぐれた専門書，診療ガイドライン，マニュアルがあります．でも血液の初学者には，「実際に経験する症例にどう考えどう対応するか」を学べる本はほとんどありません．本書はまさにそれを学ぶための本です．

　血液診療には「専門性が高そうで近づき難い」，「比較的稀な疾患なので敬遠したい」，「急に重症化しそうで怖い」などのイメージがあるかもしれません．もしそのようなイメージだけで，若手医師が「血液診療に二の足を踏んでいる」というのなら，とても残念なことです．

　血液診療は基礎と臨床が直結していて，治療成績は急速に向上しています．全身性疾患が多く，個別性の高い全身管理が求められます．治癒困難な患者も少なからずあり，全人的な視点が欠かせません．外からの印象だけではわからなくても，少しでも血液診療に踏み入れば，その豊かさと楽しさがわかります．

　スノーボードを初めて学ぶとき，いきなり雪山の頂上に連れて行かれて「さあ，滑ってみなさい」と言われても，滑ることはできないでしょう．急なスロープに足が震えて怖い思いをするだけです．まずはふもとのなだらかなスロープで，何度も転びながらスノボを楽しむことが必要です．そして，すぐれたインストラクターがついてくれれば，より早く楽しく上達できます．急なスロープにも遠からず挑戦して，スノボの醍醐味も満喫できるようになるでしょう．

　医療現場では，病歴，身体所見，検査所見の生データから自分の頭で診断し，治療を行い，患者の問題をマネジメントできることが求められます．一言でいえば「問題解決力」です．でもいきなり現場に放り込まれただけで，適切な指導がなければ，問題解決力を身につけることは容易ではありません．

　本書は，血液診療の問題解決力を身につけるためのインストラクターの役割を果たします．厳しい現場で足が震えて怖い思いをしなくてすむように，紙上で現場を再現して，少しでも早く問題解決力を身につけて血液診療の楽しさがわかるように指導します．

Ⅰ．病棟編では入院診療で重要な13の血液疾患と終末期医療，輸血療法，幹細胞移植，コンサルテーションの17項目，**Ⅱ．一般外来編**では外来診療で問題になる主要な血液病態の9項目，**Ⅲ．救急外来編**では緊急対応が必要な血液疾患・病態の6項目をとりあげています．これで，現場の血液診療をほぼ網羅することになります．

　各項目とも，刷り込むべき「鉄則」，具体的な症例の「プラクティス」，それに対する「Q&A」，問題解決のための「ここがポイント」，知識を深める「もっと知りたい」，「最終チェック」，「参考文献」から構成されています．

　執筆者は，当院の血液専門医の森 慎一郎，樋口 敬和，岡田 定の3人です．長年の研修医教育で培った「血液診療の鉄則」が目に見える形になるように，それぞれが初稿を作り，お互いに内容をチェックして完成稿に至りました．

　血液内科をローテーションする研修医，専門医を目指す血液専門研修医，そして若手医師を指導される血液専門医の先生方に，「血液診療の問題解決力と楽しさを学ぶ」ために少しでもお役に立てていただければ，執筆者一同，幸甚に存じます．

　最後に，当院血液内科・血液腫瘍科フェローの小山田 亮祐先生，医学書院の藤本 さおり氏，佐藤 博氏に，この場を借りて感謝いたします．

2014年初夏

聖路加国際病院　血液内科部長

岡田　定

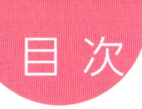

序 ……………………………………………………………………… iii

Ⅰ. 病棟編

❶ 再生不良性貧血——まず重症度を評価しよう ……………………… 岡田 定　2

鉄則
1. 再生不良性貧血（AA）の重症度は，①網赤血球数，②好中球数，③血小板数で決まる．
2. Stage 3〜5のAAの治療は，40歳以上（40歳未満の同胞ドナーなし）なら抗胸腺グロブリン（ATG）＋シクロスポリン±G-CSF．
3. ATG使用時は，アナフィラキシー，高熱，高度リンパ球減少に伴う感染症に注意．
4. 好中球減少時の発熱（低体温），頻脈，頻呼吸は，敗血症としてすぐに対応しよう．

ココが point
- 好中球減少性発熱（FN） ………………………………………… 3
- 再生不良性貧血（AA）の重症度分類 …………………………… 4
- 再生不良性貧血（AA）の重症度による治療指針 ……………… 5
- ATGの副作用とその対策 ………………………………………… 8
- SIRSと敗血症 ……………………………………………………… 9

もっと知りたい ATGにシクロスポリンやG-CSFを併用すべきか　6

❷ 自己免疫性溶血性貧血，発作性夜間ヘモグロビン尿症
——溶血性貧血にも強くなろう ……………………………… 岡田 定　12

鉄則
1. 網赤血球増加，間接ビリルビン増加，LDH高値の貧血をみたら，溶血性貧血を考える．
2. 溶血性貧血なら，まず自己免疫性溶血性貧血（AIHA）と遺伝性球状赤血球症（HS）を疑う．
3. クームズテスト陰性AIHAと続発性AIHAを見逃さない．
4. 温式AIHAの治療．第一はプレドニゾロン，第二は脾摘，免疫抑制薬，リツキシマブ．
5. 後天性溶血性貧血の鑑別疾患に発作性夜間ヘモグロビン尿症（PNH）を忘れない．
6. 汎血球減少症の鑑別疾患にPNHを忘れない．

ココが point
- 網赤血球 …………………………………………………………… 13
- 溶血性貧血 ………………………………………………………… 14
- 自己免疫性溶血性貧血（AIHA）の診断 ………………………… 14
- 温式AIHAの治療 ………………………………………………… 15
- 発作性夜間ヘモグロビン尿症（PNH）の診断 ………………… 18
- 発作性夜間ヘモグロビン尿症（PNH）の治療 ………………… 18
- 骨髄検査では診断できない汎血球減少症をきたす疾患 ……… 21
- エクリズマブと古典的PNHの重症度分類 …………………… 21

❸ 急性骨髄性白血病——AMLの診断と治療の肝を把握しよう ･･････ 森慎一郎　23

鉄則
1. 急性骨髄性白血病（AML）は骨髄中芽球20%以上，芽球のMPO染色陽性3%以上で診断するが，例外がある．
2. AMLのなかで急性前骨髄球性白血病（APL）だけは治療法が異なる．APLを鑑別しよう．
3. APLの10%にみられるmicrogranular variantを見逃すな．
4. ATRA療法後のAPL分化症候群の予防には化学療法を併用．発症時はステロイド．
5. APL再発例は，分子生物学的寛解を得て自家移植を目指す．
6. AML予後良好群の第一寛解期には，同種造血幹細胞移植の適応はない．

ココがpoint
- 主な急性骨髄性白血病（AML）の病型（WHO分類2008） ･････････ 25
- 急性前骨髄球性白血病（APL） ･･････････････････････････････ 28
- 急性骨髄性白血病（AML）の寛解後治療 ･･････････････････････ 29

もっと知りたい 急性骨髄性白血病（AML）の寛解導入療法　25
APL分化症候群　28
急性骨髄性白血病（AML）の予後分類　30

❹ 急性リンパ性白血病——小児と比べて成人のALLの予後は悪いけど… 樋口敬和　31

鉄則
1. 急性リンパ性白血病（ALL）の治療開始前に，腫瘍崩壊症候群（TLS）を予防しよう．
2. Ph染色体（BCR-ABL融合遺伝子）陽性か陰性かを必ず確認しよう．
3. 思春期・若年成人ALLには，小児ALLプロトコールを使用する．
4. L-アスパラギナーゼの特異な副作用に注意しよう．
5. 同種造血幹細胞移植の適応を評価しよう．

ココがpoint
- 腫瘍崩壊症候群（TLS）の発症リスクと対応 ････････････････････ 32
- L-アスパラギナーゼの副作用 ･･･････････････････････････････ 35
- 急性白血病での輸血 ･･･････････････････････････････････････ 36
- 急性リンパ性白血病（ALL）の移植適応 ･･･････････････････････ 37
- 急性リンパ性白血病（ALL）の予後不良因子 ････････････････････ 37
- 急性骨髄性白血病（AML）と急性リンパ性白血病（ALL）の
  標準療法 ･･･ 38

もっと知りたい Ph染色体陽性ALLの治療　33
思春期・若年成人ALLの治療　35

❺ 慢性骨髄性白血病——診断はmajor BCR-ABLが決め手 ･･･････ 森慎一郎　40

鉄則
1. 好塩基球増加をみたら，まず骨髄増殖性腫瘍（MPN）を疑う．
2. MPNの病型分類には，増加の著しい血球に注目．
   顆粒球↑：慢性骨髄性白血病（CML）
   赤血球↑：真性赤血球増加症（PV）
   血小板↑：本態性血小板血症（ET）
   単球↑：慢性骨髄単球性白血病（CMML）
3. CMLの確定診断は，major BCR-ABLの証明．
4. 慢性期CMLの第一選択薬は，チロシンキナーゼ阻害薬（TKI）．
5. Ph染色体陽性急性白血病とCML初発時急性転化との鑑別には，好中球FISH．

ココがpoint 慢性骨髄性白血病（CML）の分子病態 ・・・・・・・・・・・・・・・・・・・・・・・・・ 43

もっと知りたい 慢性骨髄性白血病（CML）のTKI耐性　44

❻ 骨髄異形成症候群──リスク分類に基づいて対応しよう・・・・・・・・・・・・・・・ 樋口敬和　47

鉄則
1. 骨髄異形成症候群（MDS）に特異性の高い血球形態異常は，環状鉄芽球，低分葉好中球，脱顆粒好中球，微小巨核球．
2. MDSは高齢者が多い．合併症に注意しよう．
3. MDSはリスク分類に基づいて治療方針を決める．
4. 血球減少が軽度で無症状の低リスク群は，無治療で経過観察が原則．
5. 適応があれば，輸血などの支持療法を行う．
6. 定期的に赤血球輸血を行う場合は，鉄キレート療法が必須．
7. 高リスク群では，同種造血幹細胞移植の適応を検討する．
8. 移植適応のない高リスク群では，アザシチジンが第一選択．

ココがpoint
- 骨髄異形成症候群（MDS）とは？ ・・・・・・・・・・・・・・・・・・・・・・・・・ 48
- 骨髄異形成症候群（MDS）の診断と病型分類 ・・・・・・・・・・・・・・・・・・ 49
- 骨髄異形成症候群（MDS）の血球形態異常 ・・・・・・・・・・・・・・・・・・・・ 50
- 骨髄異形成症候群（MDS）の染色体異常 ・・・・・・・・・・・・・・・・・・・・・ 51
- 血小板減少時の抗血小板・抗凝固療法 ・・・・・・・・・・・・・・・・・・・・・・・・・ 52
- 骨髄異形成症候群（MDS）の新リスク分類；IPSS-R，WPSS ・・・ 54
- 低リスク群MDSの治療 ・・・・・・・・・・・・・・・・・・・・・・・・・・・・・・・・・・・・・・ 55
- 骨髄異形成症候群（MDS）に対する輸血 ・・・・・・・・・・・・・・・・・・・・・・・ 56
- 5q-症候群 ・・・ 57
- 高リスク群MDSの治療 ・・・・・・・・・・・・・・・・・・・・・・・・・・・・・・・・・・・・・・ 59
- 骨髄異形成症候群（MDS）の同種造血幹細胞移植の適応 ・・・・・・・・ 62

もっと知りたい アザシチジン（5-azacytidine：ビダーザ®）　59

❼ 好酸球増加症候群/慢性好酸球性白血病
──好酸球が増加するのはアレルギーだけじゃない…・・・・・・・・・・・・・・・・・ 樋口敬和　64

鉄則
1. 軽度の好酸球増加をみたら，まずアレルギー，アトピー性疾患を考える．
2. 原因検索には，まず詳細な問診をしよう．
3. 若い女性で四肢の浮腫と好酸球増加を認めたら，好酸球性血管性浮腫を疑う．
4. 寄生虫感染症も疑って，肉，魚の生食，旅行歴（海外渡航歴）を問診しよう．
5. 高度の好酸球増加があれば，臓器障害に注意しよう．
6. 好酸球増加による臓器障害があれば，副腎皮質ステロイドを投与する．

ココがpoint
- 好酸球増加症へのアプローチ ・・・・・・・・・・・・・・・・・・・・・・・・・・・・・・・ 65
- 好酸球性血管性浮腫 ・・ 67
- 高度の好酸球増加症への対応 ・・・・・・・・・・・・・・・・・・・・・・・・・・・・・・・ 70

もっと知りたい 好酸球増加症候群（HES）の診断について　72

⑧ 非 Hodgkin リンパ腫——多彩な病型に惑わされない！ ...... 森慎一郎　74

鉄則
1. 非 Hodgkin リンパ腫（NHL）の病理分類は，頻度の高いものと緊急性のあるものから覚えよう．
2. WHO 病理分類，Ann Arbor 病期分類，予後分類（IPI など）は必須．
3. 造血器腫瘍診療ガイドラインや NCCN ガイドラインなどで標準的治療を学ぼう．
4. 「びまん性大細胞型 B 細胞リンパ腫（DLBCL）の初回標準治療＝R-CHOP」とは限らない．
5. DLBCL に対する自家末梢血幹細胞移植併用大量化学療法の適応は，化学療法感受性の再発例．
6. 限局期濾胞性リンパ腫（FL）は局所放射線照射で長期寛解するが，進行期は治癒しない．
7. 第一寛解期の FL に自家末梢血幹細胞移植をしてはいけない．
8. FL の造血幹細胞移植のコンサルテーションは，遅すぎるより早すぎるほうがよい．

ココが point
- 非 Hodgkin リンパ腫（NHL）の組織型に応じた診療 75
- 非 Hodgkin リンパ腫（NHL）の病期分類 76
- 非 Hodgkin リンパ腫（NHL）の予後分類 76
- 非 Hodgkin リンパ腫（NHL）の標準的治療 77
- 非 Hodgkin リンパ腫（NHL）の治療前の検査 78
- 中枢神経系原発びまん性大細胞型 B 細胞リンパ腫（CNS DLBCL）とは 79
- 中枢神経系原発びまん性大細胞型 B 細胞リンパ腫（CNS DLBCL）の治療 79
- R-CHOP が初回標準治療にならないびまん性大細胞型 B 細胞リンパ腫（DLBCL） 80
- リスクの高い非 Hodgkin リンパ腫（NHL）の治療 80
- R-CHOP 療法後の再発に対する治療 81
- 限局期の濾胞性リンパ腫（FL）の治療 82
- 進行期の濾胞性リンパ腫（FL）の治療 82
- 濾胞性リンパ腫（FL）の維持療法 83
- 進行期 FL の初回治療後再発に対する治療 84

もっと知りたい
リンパ節領域の定義　76
濾胞性リンパ腫（FL）に対する同種移植　84

⑨ Hodgkin リンパ腫——病期診断が大切だ ...... 森慎一郎　86

鉄則
1. Hodgkin リンパ腫（HL）は，正確な病期診断が極めて重要．
2. 古典的 HL の標準的治療は，ABVD 療法±病変部放射線照射．
3. 結節性リンパ球優位型 HL は，古典的 HL とは異なる疾患で治療方針も異なる．

ココが point
- Hodgkin リンパ腫（HL）の治療 88

もっと知りたい
Hodgkin リンパ腫（HL）治療における PET-CT　89

❿ 成人T細胞白血病/リンパ腫——ユニークな腫瘍を理解しよう……岡田 定　92

鉄則
1. 成人T細胞白血病/リンパ腫（ATLL）を疑えば，出身地，白血病・リンパ腫の家族歴に注目する．
2. ATLLは，臨床症状とHTLV-1抗体陽性だけでは確定診断できない．
3. アグレッシブ型（急性型，リンパ腫型）かインドレント型（慢性型，くすぶり型）かを見極める．
4. 未治療ATLLの初期化学療法は，改変LSG-15．
5. 全身状態良好な若年者のATLLでは，同種造血幹細胞移植の適応がある．
6. HTLV-1抗体陽性者には適切な説明とフォローアップが必要．

ココがpoint
- HTLV-1と成人T細胞白血病/リンパ腫（ATLL）……93
- 成人T細胞白血病/リンパ腫（ATLL）の臨床診断……95
- 成人T細胞白血病/リンパ腫（ATLL）の皮疹……95
- HTLV-1抗体検査……95
- 成人T細胞白血病/リンパ腫（ATLL）の病理組織診断……96
- 成人T細胞白血病/リンパ腫（ATLL）のリンパ節の病理組織診断……96
- 成人T細胞白血病/リンパ腫（ATLL）の表面抗原検査……97
- 成人T細胞白血病/リンパ腫（ATLL）の臨床病型分類……97
- 成人T細胞白血病/リンパ腫（ATLL）の臨床病型分類と治療方針……99
- 成人T細胞白血病/リンパ腫（ATLL）に対する化学療法……100
- 成人T細胞白血病/リンパ腫（ATLL）の造血幹細胞移植……101
- HTLV-1陽性のドナーからの移植……102
- HTLV-1の感染……103

もっと知りたい
- JSPFAD（Joint Study of Predisposing Factors for ATL Development）　94
- 抗CCR4抗体　100
- 「HTLV-1特命チーム」　103

⓫ 多発性骨髄腫と関連疾患——新規薬剤の最新情報に注意！……樋口敬和　106

鉄則
1. 「M蛋白＝多発性骨髄腫」ではない．
2. 多発性骨髄腫の治療開始時期を判断しよう．
3. 自家末梢血幹細胞移植の適応を判断しよう．
4. ビスホスホネート製剤も使おう．
5. 血清蛋白の増加しない多発性骨髄腫を見逃すな．
6. 移植適応がない場合の初期治療を判断しよう．
7. 骨髄腫の新規薬剤の承認や保険適用拡大の情報に注意．
8. 疼痛を積極的に管理しよう．
9. マクログロブリン血症の過粘稠症候群に注意．
10. マクログロブリン血症の治療開始時期を判断しよう．

ココがpoint
- 単クローン性γグロブリン血症（MGUS）の診断……107
- 多発性骨髄腫の病期分類……109
- 多発性骨髄腫の治療開始時期……110

- ○多発性骨髄腫に対する自家末梢血幹細胞移植併用の大量化学療法 ………………………………………… 110
- ○多発性骨髄腫の移植前初期治療 ……………………………… 111
- ○ボルテゾミブの副作用 ………………………………………… 111
- ○多発性骨髄腫に対するビスホスホネート製剤 ……………… 112
- ○ビスホスホネート製剤使用時の注意 ………………………… 112
- ○血清蛋白の増加しない多発性骨髄腫 ………………………… 113
- ○移植適応がない場合の初期治療 ……………………………… 114
- ○腎障害時のビスホスホネート製剤 …………………………… 114
- ○多発性骨髄腫の疼痛管理 ……………………………………… 116
- ○過粘稠症候群 …………………………………………………… 118
- ○マクログロブリン血症の治療開始時期の判断 ……………… 118
- ○マクログロブリン血症の初期治療 …………………………… 119

もっと知りたい 多発性骨髄腫の治療期間　115

⑫ 特発性血小板減少性紫斑病──個々に応じたアプローチをしよう …… 樋口敬和　121

鉄則
1. 血小板 2 万/μL 以下は，原則，緊急対応．
2. 単独で特発性血小板減少性紫斑病（ITP）と診断できる検査はない．血小板減少をきたす他疾患を除外しよう．
3. 第一選択の治療は，禁忌でなければ副腎皮質ステロイド．
4. ヘリコバクター・ピロリ（H. pylori）感染の検査を忘れない．
5. 治療目標は，血小板数の正常化ではなく，出血を防ぐ血小板数を保つこと．
6. ステロイド無効例の治療は，脾摘．

ココが point
- ○特発性血小板減少性紫斑病（ITP）に対するステロイド療法 …… 122
- ○特発性血小板減少性紫斑病（ITP）と H. pylori 感染 ………… 125
- ○特発性血小板減少性紫斑病（ITP）の second-line の治療（脾摘）… 128
- ○特発性血小板減少性紫斑病（ITP）の third-line の治療 ……… 129

もっと知りたい ITP の病名　123
特発性血小板減少性紫斑病（ITP）の病態　129

⑬ 血栓性微小血管障害──早期診断，早期治療を ……………… 岡田　定　131

鉄則
1. 溶血性貧血，血小板減少，破砕赤血球をみたら，血栓性血小板減少性紫斑病/溶血性尿毒症症候群（TTP/HUS）を考えよう．
2. TTP を強く疑えば，すぐに血漿交換．
3. 後天性・特発性 TTP では，ADAMTS13 活性低下と ADAMTS13 インヒビター陽性．
4. 溶血性貧血，血小板減少，破砕赤血球，高度腎機能障害なら，HUS を考えよう．

ココが point
- ○血栓性血小板減少性紫斑病（TTP）の診断 …………………… 132
- ○血栓性血小板減少性紫斑病（TTP）の治療 …………………… 134
- ○溶血性尿毒症症候群（HUS）の分類と治療 …………………… 137

もっと知りたい 血栓性血小板減少性紫斑病（TTP）の血小板輸血の適応　*135*
　　　　　　　血栓性微小血管障害（TMA）　*135*

⑭ 造血器腫瘍の終末期医療——治癒的治療と同様に大切 ……………… 岡田　定　139

鉄則
1. 患者，家族に病状，病名，予後をわかりやすく説明しよう．
2. オピオイドの使い方に精通しよう．
3. 終末期には延命よりも QOL の改善に積極的になろう．
4. 状態が悪くても未治療の造血器腫瘍を終末期と診断してはいけない．
5. 医療者や家族の意思よりも本人の意思を大切にしよう．

ココが point
- 骨髄異形成症候群（MDS）の予後予測 …………………… 140
- 治療を行う3つの目標 ……………………………………… 140
- 積極的な緩和医療にギアチェンジ ………………………… 141
- 呼吸困難に対するモルヒネと酸素 ………………………… 142
- 終末期の抗菌薬，輸血の適応 ……………………………… 142
- 緩和的化学療法 ……………………………………………… 144
- 強オピオイドの種類と特徴 ………………………………… 145
- オピオイドの選択 …………………………………………… 146
- To cure sometimes, to relieve often, to comfort always …… 146
- AIVL（Asian variant of IVL）……………………………… 148
- 医療代理人の役割 …………………………………………… 148
- 抗腫瘍薬で治癒可能な腫瘍 ………………………………… 149
- 最期の治療方針の決定 ……………………………………… 150
- リビングウィルとアドバンス・ディレクティブ（事前指示書）… 150

もっと知りたい 死亡前1日以内に出現する身体徴候と死亡までの時間　*143*
　　　　　　　臨終前後の患者と家族のケア　*143*
　　　　　　　アドバンス・ケア・プランニング（ACP）　*151*

⑮ 輸血療法——なんでも輸血すればいいってものではない！ ……… 樋口敬和　153

鉄則
1. 赤血球と血小板輸血の一般的閾値は，Hb 7 g/dL，血小板1万〜2万/μL．
2. 輸血量は，Hb と血小板の上昇値を予測して決めよう．
3. 輸血を行うときは，インフォームドコンセントは必須．
4. 赤血球の輸血速度は，1 mL/分で開始，15分後に問題なければ5 mL/分．
5. 輸血副作用を予防しよう．起きた場合の適切な対応を身につけよう．
6. 血小板不応状態を理解して適切に対応しよう．
7. 新鮮凍結血漿（FFP）の適応は，凝固因子の補充と血栓性血小板減少性紫斑病（TTP）の治療．
8. アルブミン製剤の適応を知っておこう．

ココが point
- がん化学療法中の血小板輸血 ……………………………… 154
- 輸血による Hb と血小板の予測上昇値 …………………… 155
- 非溶血性輸血副作用とその対応 …………………………… 156
- 血小板輸血不応状態 ………………………………………… 157

⓰ 造血幹細胞移植——造血幹細胞移植の肝をおさえよう ········· 森 慎一郎 163

鉄則
1. 同種造血幹細胞移植を考慮する際,ドナー候補者の自発的意思を最大限重視する.
2. ドナー候補者への造血幹細胞提供の説明と自由意思の確認は,担当医以外が行う.
3. 大量シクロホスファミド投与時は,大量補液と適切な利尿薬が重要.
4. 造血幹細胞移植後早期に右上腹部痛,体重増加,黄疸があれば,類洞閉塞性肝疾患(SOS)を考える.

ココがpoint
- ドナーからの造血幹細胞採取 ········· 165
- シクロホスファミド(Cy)とメスナ ········· 166

⓱ 他科からのコンサルテーション
——聞かれて困ることってよくあるよね… ········· 樋口 敬和 169

鉄則
1. PT,APTT,出血時間だけでは,周術期の出血リスクは予測できない.
2. 周術期の出血リスクの評価には,問診と身体所見が重要.
3. 妊娠中の血小板減少は,妊娠性血小板減少症だけではない.
4. 「異型リンパ球=異常リンパ球(リンパ性腫瘍細胞)」ではない.
5. 異型リンパ球の原因は,ウイルス感染が多い.
6. 異常リンパ球(リンパ性腫瘍細胞)を見逃さない.

ココがpoint
- APTTの延長と手術 ········· 171
- 妊娠時の血小板減少症 ········· 172
- 異型リンパ球と異常リンパ球 ········· 178

もっと知りたい 異型リンパ球 175

Ⅱ. 一般外来編

❶ 貧血——貧血の原因は何だろう ········· 岡田 定 182

鉄則
1. 貧血の鑑別診断は,MCVと網赤血球に注目しよう.
2. 鉄欠乏性貧血は,フェリチン低値(≦12 ng/mL)で確定診断する.
3. 鉄欠乏性貧血の治療は,経口鉄剤が原則.
4. 鉄欠乏性貧血に対する鉄剤は,貧血消失後もフェリチン正常化(≧25 ng/mL)まで続ける.
5. 鉄欠乏性貧血と診断したら原因を突き止めよう.
6. MCV>120 fLの貧血のほとんどは,ビタミンB_{12}欠乏性貧血(悪性貧血か胃切除後).
7. 造血器疾患による貧血を見逃さない.
8. 赤血球の形態異常が,診断のヒントになる.

ココがpoint
- 貧血の鑑別診断 ········· 183
- 小球性貧血(MCV<80 fL)の鑑別診断 ········· 184
- 鉄剤の処方例 ········· 184

○鉄欠乏性貧血の治療 ･････････････････････････ 185
○鉄欠乏性貧血の原因 ･････････････････････････ 188
○大球性貧血（MCV≧101 fL）の鑑別診断 ･････････ 189
○ビタミン B_{12} 欠乏性貧血と体重減少 ･････････････ 189
○巨赤芽球性貧血とは ･････････････････････････ 189
○正球性貧血（MCV 81〜100 fL）の鑑別診断 ･･････ 190
○多発性骨髄腫と貧血 ･････････････････････････ 190
○赤血球の形態異常と関連疾患 ･････････････････ 192
○原発性骨髄線維症（PMF）の診断 ･･････････････ 193

もっと知りたい 潜在性鉄欠乏症を鉄剤で治療すると，自覚症状は改善するか？ *186*

❷ 赤血球増加症——どう鑑別して 治療する？ ･･････････････････ 岡田 定 195

鉄則
❶ 赤血球増加症をみたら，①ストレス，②真性，③二次性のどれかを鑑別しよう．
❷ ストレス赤血球増加症は生活習慣病として対応しよう．
❸ 汎血球増加症を示す高度の赤血球増加症をみたら，真性赤血球増加症（PV）を考えよう．
❹ PVの診断のポイントは，*JAK2* 遺伝子変異．
❺ PVの治療は，瀉血＋少量アスピリン±ハイドロキシウレア．

ココがpoint
○赤血球増加症の鑑別 ････････････････････････ 196
○真性赤血球増加症（PV）の診断 ････････････････ 199
○骨髄増殖性腫瘍（MPN）とは ･･･････････････････ 199
○真性赤血球増加症（PV）の治療 ････････････････ 200
○真性赤血球増加症（PV）の血栓症発症のリスク ･･･ 201

もっと知りたい 生活習慣病に対する生活指導 *198*

❸ 白血球増加症——白血球分画に注目しよう ･････････････････ 岡田 定 203

鉄則
❶ 白血球増加症をみたら，どの白血球分画が増加しているかに注目しよう．
❷ 好塩基球増加，骨髄球・後骨髄球増加をみたら，まず慢性骨髄性白血病（CML）を疑おう．
❸ 慢性的な白血球増加症で白血球分画正常なら，まず喫煙を疑おう．
❹ 慢性白血球増加症の鑑別疾患に，慢性骨髄単球性白血病（CMML）を忘れない．
❺ 血算の数値把握だけでなく，血球の形態観察をルーチンにしよう．

ココがpoint
○白血球増加症の鑑別 ････････････････････････ 204
○慢性骨髄性白血病（CML）の診断 ･･････････････ 205
○慢性骨髄単球性白血病（CMML）の診断基準 ･････ 208
○慢性骨髄単球性白血病（CMML）vs. 慢性骨髄性白血病（CML）
　vs. 非定型CML ･･･････････････････････････ 208
○血球の形態観察 ････････････････････････････ 210
○末梢血の"異常リンパ球" ････････････････････ 211

もっと知りたい 健康成人にみられる白血球増加症 *206*
　　　　　　　骨髄増殖性腫瘍（MPN）と特徴的分子マーカー *209*

❹ 白血球分画異常——その異常，放っておいてもいい？ ········· 岡田　定　213

鉄則
1. 異型リンパ球増加（10％以上または1,000/μL以上）をみたら，伝染性単核球症とサイトメガロウイルス（CMV）感染症を疑おう．
2. 白赤芽球症と播種性血管内凝固症候群（DIC）をみたら，まず癌の骨髄転移と造血器腫瘍を疑おう．
3. 原因不明の好酸球増加症をみたら，まずアレルギー反応（特に薬剤や健康食品が原因）を疑おう．
4. 若い女性に四肢末梢のnon-pitting edemaと著明な好酸球増加症をみたら，好酸球性血管性浮腫を考えよう．
5. 慢性の高度好塩基球増加症をみたら，まず慢性骨髄性白血病（CML）を疑おう．

ココが point
- 異型リンパ球 ································· 214
- EBV関連の疾患 ······························ 215
- 白赤芽球症（leukoerythroblastosis） ······ 216
- がんはコモンディジーズ ···················· 218
- 好酸球増加症（好酸球＞500/μL）の原因 ·· 219
- 好塩基球増加（＞100/μL）の原因 ········· 221

もっと知りたい
「多発性骨髄腫の3つのNo」 217
好酸球性血管性浮腫 220

❺ 白血球減少症——まずウイルス感染症を疑おう ··············· 岡田　定　223

鉄則
1. 軽度の白血球減少症と異型リンパ球をみたら，まずウイルス感染症を疑おう．
2. 一断面の情報だけでなく時間軸の情報で診断しよう．
3. 重症感があり白血球減少症と異型リンパ球を認めれば，急性HIV感染症を見逃さない．
4. 白血球減少症の鑑別疾患に鉄欠乏性貧血を加えよう．

ココが point
- 白血球減少症 ································· 224
- 診断を時間軸で考える ····················· 225
- 医学的決断を規定する4つの因子 ········· 225
- 急性HIV感染症の診断 ······················ 227
- 鉄欠乏性貧血での白血球数と血小板数 ··· 228

もっと知りたい 好中球減少症の原因 228

❻ 血小板減少症——検査結果で血小板が少なかったらどうする？ ··········· 樋口敬和　230

鉄則
1. 血小板減少症の患者をみたら，出血傾向を確認して再検しよう．
2. 血小板2万/μL以下は，原則，緊急対応．
3. 血小板減少症をみたら，最低限，血算（白血球分画，網赤血球も），PT，APTT，フィブリノゲン，D-ダイマー（FDP）は調べよう．
4. 白血球と赤血球の異常にも注意．
5. 薬剤使用歴（頓用薬，市販薬，サプリメントも含めて）をよく問診しよう．
6. 「血小板減少＝出血性疾患」ではない．血小板減少を伴う血栓性疾患もある．

ココが point
- 血小板減少の患者をみたら，まず以下のことを確認する ······ 231
- 他の血球に異常がない血小板減少に対する対応 ··············· 233
- 血小板減少の診断アプローチ ································· 233

　　　　　　　　○最近の感染症，薬剤使用歴についてよく問診する ････････ 234
　　　　　　　　○血小板数減少を伴う血栓性疾患 ････････････････････････ 237
　もっと知りたい　EDTA依存性偽性血小板減少症について　232
　　　　　　　　　薬剤性血小板減少症について　235

❼ 血小板増加症──本態性血小板血症の理解を深めよう ･･････････ 岡田　定　239

鉄則
❶ 慢性の高度の血小板増加症をみたら，まず本態性血小板血症（ET）を疑おう．
❷ 血液疾患に関連した偽性の検査値異常にだまされない．
❸ ETの治療．血栓症発症の高リスク群ではハイドロキシウレア＋アスピリン．
❹ ETのようにみえる慢性骨髄性白血病（CML）を見逃さない．
❺ ETで貧血，白赤芽球症，脾腫，涙滴赤血球をみたら骨髄線維症を考える．

ココが point
　　　　　　　　○血小板増加症をみたら ･･････････････････････････････ 240
　　　　　　　　○偽性の検査値異常あれこれ ･･････････････････････････ 240
　　　　　　　　○本態性血小板血症（ET）の診断と*JAK2*遺伝子変異 ････ 242
　　　　　　　　○本態性血小板血症（ET）の血栓症発症のリスクと治療 ･･ 242
　　　　　　　　○本態性血小板血症（ET）と慢性骨髄性白血病（CML）･･ 243
　　　　　　　　○本態性血小板血症後骨髄線維症（post-ET MF）････････ 245
　もっと知りたい　体位性偽性貧血　241

❽ 汎血球減少症──系統的にアプローチしよう ･･･････････････････ 岡田　定　247

鉄則
❶ 汎血球減少症をみたら，まず"非"骨髄疾患を除外しよう．
❷ 汎血球減少症をきたす"非"骨髄疾患は，①脾腫をきたす疾患，②感染症，③全身性エリテマトーデス（SLE），④播種性血管内凝固症候群（DIC），⑤発作性夜間ヘモグロビン尿症（PNH）．
❸ 汎血球減少症をきたす骨髄疾患は，①再生不良性貧血（AA），②骨髄異形成症候群（MDS），③骨髄の置換，④巨赤芽球性貧血，⑤血球貪食症候群（HPS）．
❹ 比較的高齢者に汎血球減少症と血球形態異常をみれば，まずMDSを疑おう．
❺ 汎血球減少症で好中球と網赤血球の高度減少をみれば，まずAAを疑おう．
❻ 複数の疾患が重なって2系統血球減少症や汎血球減少症を呈することがある．

ココが point
　　　　　　　　○汎血球減少症の鑑別診断 ････････････････････････････ 248
　　　　　　　　○骨髄異形成症候群（MDS）を疑うとき ･･････････････････ 250
　　　　　　　　○不応性貧血（骨髄異形成症候群）の診断基準（特発性造血障害に
　　　　　　　　　関する調査研究班，平成22年改訂）････････････････････ 250
　　　　　　　　○再生不良性貧血（AA）の診断基準（特発性造血障害に関する
　　　　　　　　　調査研究班，平成22年改訂）･･････････････････････････ 253
　　　　　　　　○出血か溶血か ･･････････････････････････････････････ 254

❾ **リンパ節腫脹**──まず触診で鑑別しよう .... 岡田　定　256

鉄則
① 圧痛のある弾性軟のリンパ節腫脹は，まず炎症性反応性疾患を考えよう．
② 1.5 cm 以上で圧痛のない硬いリンパ節腫脹は，まず悪性腫瘍を考えよう．
③ 若年者で数週間の発熱と圧痛のある弾性硬のリンパ節腫脹は，壊死性リンパ節炎を疑う．
④ 圧痛のない弾性硬のリンパ節腫脹で，結核，梅毒，トキソプラズマのリンパ節炎もある．
⑤ Tissue is the issue. 腫瘍性病変をみたら組織診断をつけよう．

ココが point
○伝染性単核球症の診断 257
○リンパ節腫脹の診察による鑑別 259
○腋窩リンパ節の触診法 259
○壊死性リンパ節炎の診断 260
○リンパ節腫脹の原因と広がり 261
○リンパ節腫脹をきたす主な疾患 263
○リンパ節生検の適応 263

Ⅲ. 救急外来編

❶ **高度の貧血**──高度の貧血をみたら，すぐ輸血？ .... 樋口敬和　266

鉄則
① 「高度の貧血＝緊急輸血」ではない．全身状態，貧血の原因で適応を決めよう．
② 高度貧血でも心不全など重篤な合併症がなければ，緊急で輸血しない．
③ 薬剤で治療可能な高度貧血も，原則，輸血しなくてよい．
④ 輸血が必要な病態と判断すれば，躊躇せず輸血する．
⑤ 高度貧血以外の検査所見にも注目しよう．

ココが point
○貧血に対する赤血球輸血の適応 267
○自己免疫性溶血性貧血（AIHA）に対する輸血 271

もっと知りたい ビタミン B_{12} は筋肉内注射でなければいけない？　269

❷ **不明熱，高度の出血傾向**
──いつまでも不明では困る，高度の出血傾向は emergency だ .... 樋口敬和　274

鉄則
① 不明熱の原因として，白血病や悪性リンパ腫を忘れない．
② 播種性血管内凝固症候群（DIC）があっても，救命目的の侵襲的止血処置は必ずしも禁忌でない．
③ DIC の治療で最も重要なのは，基礎疾患のマネジメント．
④ 特発性血小板減少性紫斑病（免疫性血小板減少症：ITP）での緊急止血には，血小板輸血，免疫グロブリン大量療法，ステロイドパルス療法．

ココが point
○不明熱（fever of unknown origin；FUO） 275
○特発性血小板減少性紫斑病（ITP）で緊急止血のための治療 278

もっと知りたい 血管内大細胞型 B 細胞リンパ腫（IVLBCL）　276

❸ 高度の汎血球減少症
――白血球，赤血球，血小板，みんな少ない！ これは大変！ ・・・・・・・・・・・・・・・ 樋口敬和 281

鉄則
1. 急性発症の高度汎血球減少症は，hematological emergency.
2. 急性白血病，重症再生不良性貧血（AA），血球貪食症候群（HLH）が疑われれば，緊急入院．
3. 高度の汎血球減少症をみたら，緊急で骨髄検査．
4. 汎血球減少症で好中球と網赤血球の高度減少があれば，まず AA を疑う．
5. 高齢者で月～年単位の進行性の汎血球減少症をみたら，まず骨髄異形成症候群（MDS）を考える．
6. 急性白血病でも，汎血球減少症での発症や末梢血に白血病細胞を認めない例がある．

ココが point
- HLH-2004 による血球貪食症候群（HLH）の診断基準 ・・・・・・・・・ 283
- 二次性（反応性）血球貪食症候群（HLH）の原因 ・・・・・・・・・・・・・ 284

もっと知りたい 血球貪食症候群（HLH）の治療について 284

❹ 外来化学療法中の患者のトラブル――予防が大切！ ・・・・・・・・・・ 樋口敬和 290

鉄則
1. 抗腫瘍薬の血管外漏出はすぐに症状が出ないことが多い．
2. 抗腫瘍薬の血管外漏出が疑わしければ，すぐに投与を中止して対処する．
3. 抗腫瘍薬の血管外漏出は，予防が最も重要．
4. 化学療法による嘔気も，予防が最も重要．
5. リツキシマブ開始後に呼吸困難があれば，まず infusion reaction を考える．

ココが point
- 抗腫瘍薬の組織障害の強さ ・・・・・・・・・・・・・・・・・・・・・・・・・・・・・・・ 291
- 抗腫瘍薬漏出に対する処置 ・・・・・・・・・・・・・・・・・・・・・・・・・・・・・・・ 291
- 末梢ラインからの抗腫瘍薬投与時の注意 ・・・・・・・・・・・・・・・・・・・ 292
- 静脈内投与の抗腫瘍薬の催吐リスク ・・・・・・・・・・・・・・・・・・・・・・・ 293
- 催吐リスクに応じた嘔気・嘔吐の予防（2011 年の ASCO のガイドライン） ・・・・・・・・・・・・・・・・・・・・・・・・・・・・・・・ 293
- リツキシマブの副作用 ・・・・・・・・・・・・・・・・・・・・・・・・・・・・・・・・・・・ 295

❺ 移植後の外来患者の急変――移植後の特殊な病態を理解しよう ・・・・・・ 森慎一郎 297

鉄則
1. 慢性移植片対宿主病（GvHD）患者は，液性免疫不全を伴う．
2. 液性免疫不全の感染症では，莢膜被包菌（特に肺炎球菌とインフルエンザ桿菌）を疑う．
3. 感染症の患者背景は，host（宿主）と exposure（曝露）で考える．
4. 同種移植後の感染症には，ドナー由来の感染がありうる．
5. 移植後の肺合併症をみたら，すぐに気管支鏡検査をする．

ココが point
- 液性免疫不全と髄膜炎 ・・・・・・・・・・・・・・・・・・・・・・・・・・・・・・・・・・・ 298
- 遅発性非感染性肺合併症（LONIPC） ・・・・・・・・・・・・・・・・・・・・・・ 301

❻ 汎血球減少症の外来患者の急変——特別な対応が必要です！ ...... 樋口敬和 303

鉄則
1. 汎血球減少症患者が高熱で来院したら，すぐに血液培養と抗菌薬開始．
2. 汎血球減少症に高熱をみたら，感染のフォーカスを徹底的に検索する．
3. 汎血球減少症患者が呼吸困難で来院したら，まず肺炎，心不全，貧血の進行を考える．
4. 輸血依存性の汎血球減少症患者は，心不全をきたしやすい．

ココがpoint
- 好中球減少性発熱（FN） 304
- 好中球減少性発熱（FN）に対する抗菌薬 304
- 汎血球減少症患者の呼吸困難 306
- 輸血後鉄過剰症 306

もっと知りたい 鉄キレート療法　308

索引 311

I

[病棟編]

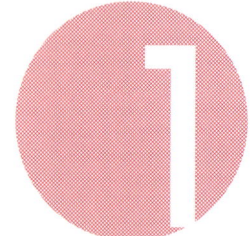

再生不良性貧血
―― まず重症度を評価しよう

① 再生不良性貧血（AA）の重症度は，①網赤血球数，②好中球数，③血小板数で決まる．
② Stage 3～5 の AA の治療は，40 歳以上（40 歳未満の同胞ドナーなし）なら抗胸腺細胞グロブリン（ATG）＋シクロスポリン±G-CSF．
③ ATG 使用時は，アナフィラキシー，高熱，高度リンパ球減少に伴う感染症に注意．
④ 好中球減少時の発熱（低体温），頻脈，頻呼吸は，敗血症としてすぐに対応しよう．

- 再生不良性貧血（aplastic anemia；AA）を重症度で分類して，治療選択ができるようになろう．
- 抗胸腺細胞グロブリン（ATG）＋シクロスポリンの治療に習熟しよう．
- 好中球減少性発熱（febrile neutropenia；FN）は medical emergency だ．

プラクティス 1　24 歳男性．
高度の血小板減少症，同胞はいない．

頻度 ★★★　　緊急度 ★★★

2 か月前の健診では血算を含めて異常はなかった．1 か月前から四肢に紫斑や点状出血，歯磨き時に歯肉出血があり徐々に悪化した．近医で高度の血小板減少症を指摘され紹介入院．バイタルサインは，体温 37.5℃ 以外に異常なし．口腔内と四肢に散在性に点状出血と紫斑あり．肝脾は触知しない．リンパ節腫脹もない．
WBC 3,900/μL（SEG 6.5，EOS 0.5，LY 90.5，MONO 1.5，AL 1.0％），Hb 10.1 g/dL，MCV 86.9 fL，PLT 0.3 万/μL，Ret 0.23％（0.76 万/μL），CRP 0.14 mg/dL，PT-INR 0.77，APTT 25.9 秒（基準値：25.0～36.0 秒），FBG 347.0 mg/dL，FDP 3.1 μg/mL，Cr 0.82 mg/dL，LDH 153 U/L，ALT 61 U/L．

[Q1] プロブレムリストは？　それぞれ考えられる病態は？

A1 #1 高度の好中球減少症，#2 高度の血小板減少症，#3 網赤血球減少を伴う正球性貧血，#4 発熱．

- #1 高度の好中球減少症，#4 発熱．好中球は $3,900/\mu L \times 6.5\% = 254/\mu L$ と高度に減少し，37.5℃ の発熱も認める．FN である．
- #2 高度の血小板減少症．凝固・線溶検査に異常なく，汎血球減少症であることから，骨髄での産生低下を考える．高度の出血傾向をきたしている．
- #3 網赤血球減少を伴う正球性貧血．骨髄での赤血球産生低下による貧血を考える．

Q2 最も考えられる疾患は？

A2 AA．

- 若年男性で，約1か月の経過で出現・進行する汎血球減少症であり，高度の血小板減少症と好中球減少症を認めることより，AA を最も考える．
- 急性白血病や骨髄異形成症候群（MDS）などの造血器腫瘍も否定はできない．

Q3 入院後急いで行うべき処置，検査は？

A3 血液培養，抗菌薬，血小板輸血，骨髄検査．

- 好中球数が $500/\mu L$ 未満で 37.5℃ 以上の発熱があり，FN である．Emergency であり，すぐに血液培養をして広域抗菌薬（本例ではセフェピム）を開始した．
- 高度の血小板減少に対して，血小板輸血を施行した．
- 骨髄検査では高度低形成骨髄で血球形態に異常なく，AA と診断した．
- 胸腰椎 MRI（脂肪抑制）で造血の減少と脂肪の増加を示す所見を認めた．

ココがpoint　好中球減少性発熱（FN）

- FN とは，好中球数が $500/\mu L$ 未満（あるいは $1,000/\mu L$ 未満で $500/\mu L$ 未満になる可能性あり）に減少したときの発熱（腋窩温で 37.5℃ 以上，口腔温なら 38.0℃ 以上）で，非感染性の原因が除外できる場合をいう．
- 好中球減少時の発熱は，短時間で敗血症などの重症感染症に陥る可能性がある．まさに medical emergency．
- 好中球減少時の発熱はまず敗血症と考えて，すぐに血液培養を施行し，30分以内に広域スペクトラムの抗菌薬（セフェピムなど）を開始する．
- ちなみに，発熱をきたす内科疾患で緊急を要する5大疾患は，FN，敗血症性ショック，急性細菌性髄膜炎，CAPD（腹膜透析）腹膜炎，呼吸困難の強い急性肺炎である．

【Q4】 AAの重症度を決める3つの項目は？　本例の重症度は？

【A4】 ①網赤血球数，②好中球数，③血小板数．本例の重症度はStage 4（重症）．

- AAの重症度を決める項目は，①骨髄での赤血球産生の指標となる網赤血球数，②重症感染症の最重要リスクになる好中球数，③出血傾向の程度を決める血小板数．
- 本例では，①網赤血球0.76万/μL＜2.0万/μL，②好中球254/μL（200/μL以上で500/μL未満），③血小板0.3万/μL＜2.0万/μLより，Stage 4（重症）と判断される．

> **ココがpoint　再生不良性貧血（AA）の重症度分類**
>
> - ①網赤血球数，②好中球数，③血小板数の3つの項目で分類される．
>
> **表1　再生不良性貧血（AA）の重症度分類**
>
> | Stage 1 | 軽症 | 下記以外 |
> |---|---|---|
> | Stage 2 | 中等症 | 以下の2項目以上を満たす．
①網赤血球＜6.0万/μL，②好中球＜1,000/μL，
③血小板＜5.0万/μL |
> | Stage 3 | やや重症 | 以下の2項目以上を満たし，定期的な輸血（毎月2単位以上）を必要とする．
①網赤血球＜6.0万/μL，②好中球＜1,000/μL，
③血小板＜5.0万/μL |
> | Stage 4 | 重症 | 以下の2項目以上を満たす．
①網赤血球＜2.0万/μL，②好中球＜500/μL，
③血小板＜2.0万/μL |
> | Stage 5 | 最重症 | 好中球＜200/μLに加えて以下のいずれかを満たす．
①網赤血球＜2.0万/μL，②血小板＜2.0万/μL |
>
> - 3つの項目のなかで好中球数が最も重視されている．

鉄則❶ 再生不良性貧血（AA）の重症度は，①網赤血球数，②好中球数，③血小板数で決まる．

【Q5】 本例のAAに対する治療は？

【A5】 ATG＋シクロスポリン±G-CSF．

- AAの重症度がStage 4（重症）であり，年齢が40歳未満で同胞ドナーがいないことから，ATG＋シクロスポリン±G-CSFを選択した（図1 (2) 参照）．
- 感染症の合併がありG-CSF（グラン®）を併用した．

再生不良性貧血（AA）の重症度による治療指針

(1) Stage 1〜2 に対する治療指針

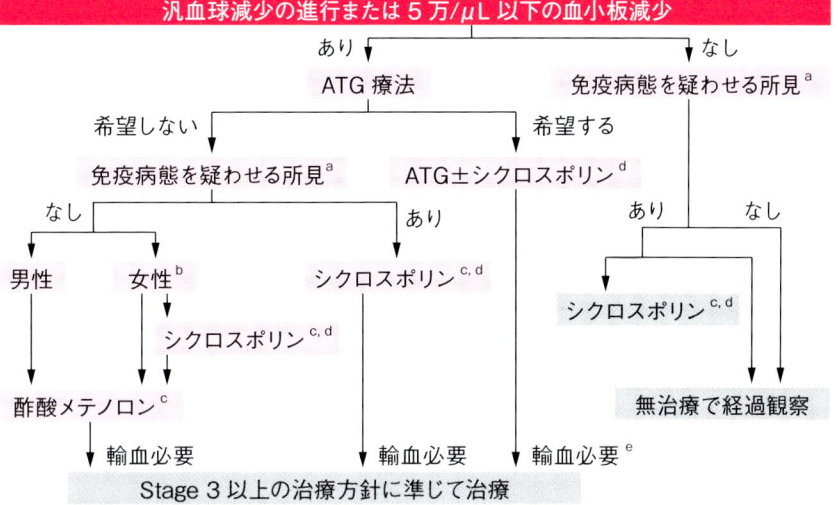

(2) Stage 3〜5 に対する治療指針

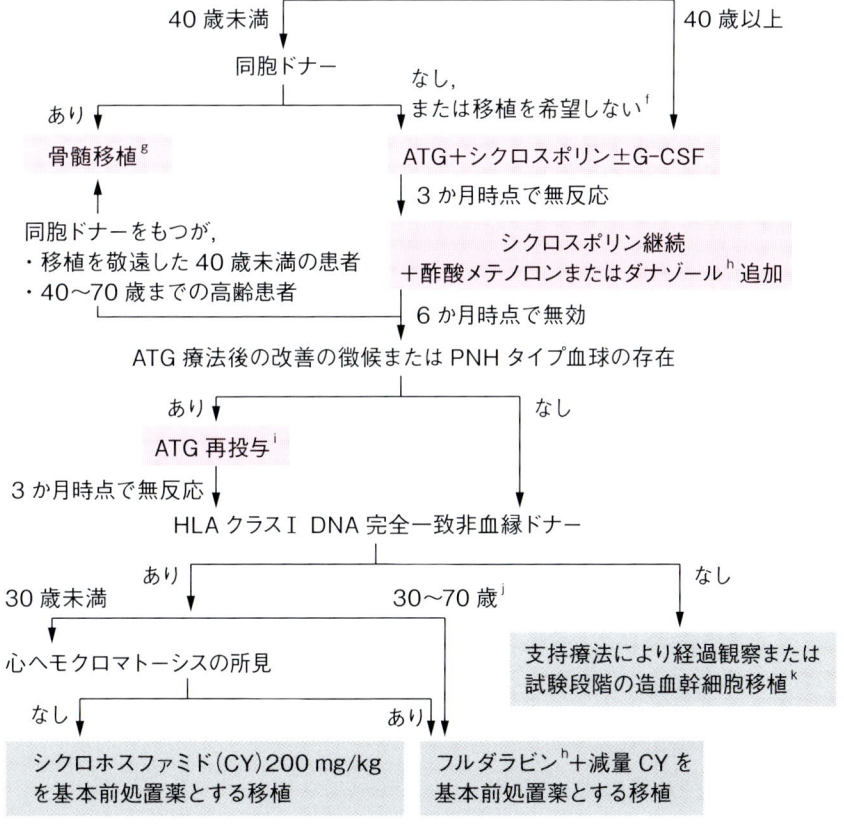

図1 再生不良性貧血（AA）の重症度による治療指針

a：免疫病態を疑わせる所見
　微小のPNHタイプ血球（CD55陰性，CD59陰性）が陽性か，①血小板減少が先行，②巨核球の増加なし，③MCV＞100 fL，④貧血が強いわりに自覚症状が乏しいなどがある場合は，免疫抑制療法が奏効しやすい．
b：若年女性では，酢酸メテノロンより先にシクロスポリンを試みてもよい．
c：4か月時点で，網赤血球数や血小板数の上昇がみられない場合は中止．
d：シクロスポリンはこの重症度のAAには保険適用外．
e：Stage 3〜5のATG無効例に対する治療指針に準じて治療．
f：20歳未満は通常，骨髄移植が絶対適応．20歳以上40歳未満は，個々の状況で判断．
g：30歳以上，または心ヘモクロマトーシスの所見を有する患者ではフルダラビン＋減量CYを基本とする前処置を考慮．
h：保険適用外．
i：原則禁忌のため慎重な判断が必要．
j：移植が困難な場合は支持療法により経過を観察．
k：HLA部分一致非血縁または血縁ドナーからの骨髄移植，または臍帯血移植．
〔厚生労働省科学研究費補助金難治性疾患克服研究事業　特発性造血障害に関する調査研究班（研究代表者：小澤敬也）：特発性造血障害疾患の診療の参照ガイド（平成22年度改訂版）．2011[3]より〕

 **Stage 3〜5のAAの治療は，40歳以上（40歳未満の同胞ドナーなし）ならATG＋シクロスポリン±G-CSF．**

もっと知りたい　ATGにシクロスポリンやG-CSFを併用すべきか

- 重症のAAではATG単独よりもシクロスポリンを併用したほうが，寛解導入率が高く生存率も高いことが証明されている．
- ATG＋シクロスポリン療法へのG-CSFの併用については，G-CSFを併用しても寛解導入率や生存率の改善につながらない．
- しかし，G-CSF投与群は非投与群よりも，6か月時点で奏効率が高く再発率も低いと報告されている．
- 長期間G-CSFを使用すると，第7染色体モノソミーを伴う骨髄異形成症候群（MDS）や急性骨髄性白血病（AML）を誘発する可能性がある．
- したがって，ATG＋シクロスポリン療法へのG-CSFの併用は，好中球数が200/μL未満のStage 5（最重症）の例と細菌感染症合併例に限るべきであり，3か月を超えないことが望ましい[4]．

Q6 治療開始時には，本人と家族にはどのように説明するか？

A6 「重症のAAであること」，「予想される危険なこと」，「今後の治療とその副作用」，「予後」などについて，わかりやすく希望がもてるように説明する．

- 実際には，以下のように説明した．
- 「重症の再生不良性貧血であり，血液の細胞の産生工場である骨髄が血液の細胞をほとんど造っていない状態です．骨髄検査ではほとんど脂肪に置き換わっていました．」

- 「細菌を攻撃する白血球，特に好中球と呼ばれる白血球が高度に減少して，いつでも重症の感染症に陥りやすい状態です．これに対して入院後すぐに抗菌薬を始めています．」
- 「貧血（赤血球の減少）はまだ軽度ですが，おそらく今後輸血が必要になるでしょう．」
- 「血を止めるのに必要な血小板が 3,000 と高度に減少しています．体のどこに大出血しても不思議ではない状態です．入院時に血小板輸血をして翌日には 6.6 万まで増えています．今後も輸血が必要です．」
- 「骨髄の状態を根本的に改善する治療として，ATG（サイモグロブリン®）という点滴の薬とシクロスポリン（ネオーラル®）という飲み薬を使います．治療開始数日間は，発熱や発疹があります．さまざまな感染症の危険もあります．でもこの治療によっておそらくは，今の危険な状態から脱して，1 か月ほどで退院できるまでに改善すると思います．」

Q7 ATG＋シクロスポリン療法で予想される副作用は？ その対策は？

A7 ATG では血清病がありステロイドを併用する．高度のリンパ球減少をきたし，真菌，ニューモシスチス・イロヴェチ，結核，帯状疱疹ウイルス，サイトメガロウイルス（CMV）などによる感染症を起こしやすいので，その予防あるいは注意深い監視を行う．

- シクロスポリンでは腎障害の副作用あり，シクロスポリンの血中トラフ濃度を 150〜250 ng/mL になるように量を調整する．
- 本例では，ATG（サイモグロブリン®）3.75 mg/kg/日とメチルプレドニゾロン 125 mg/日を 5 日間使用した．その後はプレドニゾロンを減量しながら使用した．
- 治療開始後は，予想通り発熱と発疹あり，高度の白血球減少症（リンパ球減少症）をきたした（表 2 参照）．

表 2　ATG＋シクロスポリン＋G-CSF 療法前後の血算

	開始前日	1 日目	5 日目	15 日目	35 日目	6 か月後
WBC (/μL)	3,900	3,400	100 以下	200	1,700	3,800
NE (%)	6.5	10.5		84.0	70.5	63.5
LY (%)	90.5	88.0		3.0	18.0	28.0
Hb (g/dL)	10.1	10.5	10.4	7.9	8.2	13.2
Ret (%)	0.23	0.33	0.18	0.23	0.16	1.56
PLT (/μL)	0.3 万	6.6 万	1.2 万	2.0 万	3.8 万	6.7 万

- 感染症予防としては，真菌予防にイトラコナゾール 200 mg を使用した．
- シクロスポリン（ネオーラル®）は 300 mg で開始し，適正な血中濃度が得られた．
- ATG 使用時は，Hb＞7 g/dL，PLT＞2 万/μL を保つように輸血した．
- 幸いに重症感染症の合併なく，入院 40 日目に退院となった．

> **ココが point** **ATGの副作用とその対策**
> - 使用開始時のドリップテストでは，ショック，アナフィラキシー様症状（呼吸困難，血圧低下，頻脈など）に注意する．
> - 使用開始後半日〜数日後には，インフルエンザ様症状（発熱，悪寒，頭痛）が出る可能性が高い．ステロイドを併用して予防するが，患者にあらかじめよく説明しておく．
> - 強い免疫抑制がかかる．本例では白血球数が $100/\mu L$ 以下，リンパ球は3%まで低下した．上述のように各種の感染症の予防あるいは注意深い監視が必要．
> - 血小板の低下をきたす．血算の細かなフォローと輸血が必要．

鉄則 3 ATG使用時は，アナフィラキシー，高熱，高度リンパ球減少に伴う感染症に注意．

プラクティス1の 教訓

AAは重症度に応じて治療を選択する．Stage 3（やや重症）以上で40歳以上（40歳未満の同胞ドナーなし）なら，ATG＋シクロスポリン±G-CSF療法を行う．

プラクティス2　66歳女性．発熱．　頻度 ★☆☆　緊急度 ★★★

4年前にStage 3（やや重症）のAAに対して，ATG＋シクロスポリン療法を施行．貧血と血小板減少からは回復したが白血球減少が続いており，1週間前はWBC $1,200/\mu L$（SEG 32.0, LY 62.0, MONO 6.0%），Hb 11.4 g/dL，PLT 15.1万$/\mu L$，Ret 2.86%であった．
前日から全身倦怠感と経口摂取不良あり，深夜に自宅内で転倒し左前額部を打撲．体温が39.0℃あることに夫が気づき，当日夕方にERに連れられて入院となった．
意識 JCS I -2，血圧 122/65 mmHg，脈拍 104/分（整），呼吸数 27/分，体温 39.8℃，SpO_2 95%，左前額部に打撲痕，その他神経学的所見を含めて身体所見に異常なし．
WBC $600/\mu L$（MYELO 1.0, SEG 3.0, LY 94.0, MONO 2.0%），Hb 10.1 g/dL，PLT 6.0万$/\mu L$，CRP 23.49 mg/dL，Cr 0.87 mg/dL，胸部X線異常なし．

【Q1】 どのような病態を考えるか？

【A1】 敗血症（SIRSに感染が合併した病態）あるいはFN．

- AAであり白血球数は考慮できないが，体温39.8＞38℃，脈拍104＞90/分，呼吸数27＞20/分と，SIRS（systemic inflammatory response syndrome）の3項目を満たし，感染症が疑われることから敗血症と考える．

- 敗血症に伴う急性意識障害あり，重症敗血症が考えられる．
- 好中球数 18＜500/μL で 39.8℃ の発熱を認め，FN でもある．

> **ココが point　SIRS と敗血症**
> - ①体温が 38℃ 以上か 36℃ 以下，②脈拍が 90/分以上，③呼吸数が 20/分以上か $PaCO_2$ が 32 mmHg 以下，④白血球数が 12,000/μL 以上か 4,000/μL 以下あるいは未熟好中球 10% 以上，のうち 2 つ以上あれば，SIRS と定義する．
> - 敗血症とは，SIRS＋感染症（疑い）と定義．
> - 重症敗血症とは，敗血症により臓器障害，低組織灌流，低血圧をきたしたもの．
> - 敗血症性ショックとは，重症敗血症で十分な輸液にも反応しない血圧低下があるもの．

Q2 すぐに行うべき処置は？

A2 輸液，血液培養を含めた各種培養，抗菌薬，G-CSF．

- 重症敗血症と考え，血液培養を含めた各種培養を提出し，セフェピム（マキシピーム®），G-CSF（グラン®）を開始した．
- これにより入院 2 日目には解熱傾向となり，3 日目には意識状態も正常化した．
- 各種培養ではすべて陰性であり，起因菌は不明であった．

Q3 入院時，家族には病状をどのように説明するか？

A3 「敗血症であること」，「重症であり対応が遅ければ致命傷になること」，「治療と予後」などについて，わかりやすく説明する．

- 実際には以下のように夫に説明した．
- 「血液のなかにばい菌が入って，一気にばい菌が全身に広がっている状態である敗血症だと思います．」
- 「普段から白血球は少ないのですが，重症の敗血症のために白血球は 600 まで減少しています．感染症の強さを示す CRP も 23 と著明に増加しています．一応，会話はできますが，意識は明らかに異常です．病院に来られたこともわかっておられないと思います．重症敗血症の症状だと思います．」
- 「すぐに病院に連れて来られてよかった．もう 1 日でも連れて来られるのが遅ければ，血圧が下がったりして致命傷になったかもしれません．」
- 「抗菌薬治療をすぐに始めます．今の段階では予断を許しませんが，数日単位でよくなられると思います．」

鉄則 4 好中球減少時の発熱（低体温），頻脈，頻呼吸は，敗血症としてすぐに対応しよう．

［Q4］ 今後，血算はどのように変化すると予測するか？

［A4］ 白血球数（好中球数）は徐々に改善し入院1週間前の外来時よりも増加，ヘモグロビンはむしろ低下，血小板は徐々に増加し正常化すると予測する．

- 正常骨髄で通常の細菌感染症があれば白血球数（好中球数）は増加する．しかし，AAなど骨髄不全がある場合に重症感染症を合併すると，白血球数（好中球数）は逆に減少する．
- したがって，敗血症の改善によって白血球数（好中球数）は増加し，一時的には感染症のなかったときのレベルよりも増加すると予測する．実際に，10日目には白血球数 4,200/μL（好中球 57.0％）まで増加した（表3 参照）．

表3 入院後の体温，意識，検査所見の推移

	1日目	2日目	3日目	7日目	10日目	15日目
最高体温（℃）	40.3	39.2	38.2	36.4	36.3	36.3
意識（JCS）	I-2	I-2	清明	清明	清明	清明
WBC（/μL）	600		400	1,000	4,200	3,300
NE（％）	3.0			25.0	57.0	51.5
Hb（g/dL）	10.1		10.0	9.3	8.5	7.9
Ret（％）				0.64	1.89	5.60
PLT（/μL）	6.0万		3.8万	4.5万	14.1万	21.6万
CRP（mg/dL）	23.49		28.23	12.26	3.26	1.33

- ヘモグロビンは，重症感染症と輸液の影響で低下すると予測する．実際に，15日目には 7.9 g/dL まで低下した．しかし，この時点で網赤血球は 5.60％ と増加し，この後には貧血は改善すると予測する．
- 血小板は，重症感染症があると消費が亢進して減少するが，感染症の改善に伴い徐々に増加すると予測する．実際には，3日目には 3.8万/μL まで低下したが，15日目には 21.6万/μL と正常化した．
- 入院15日目に退院となった．

［Q5］ 入院10日目に右下顎歯に重度の根尖性歯周炎があることが判明した．どうするか？

［A5］ 敗血症の感染源である可能性を説明して抜歯する．

- 今回の重症敗血症の感染源は，右下顎歯の根尖性歯周炎であった可能性が高い．
- 敗血症の再発を防ぐために重要な処置であることを説明して，抜歯した．

プラクティス2の　教訓

好中球減少があると1〜2日単位で重症敗血症に陥る．迅速な抗菌薬開始が重要．起因菌や感染源もできるだけ明らかにしよう．

✅ **最終チェック**

❶ 再生不良性貧血（AA）の重症度は，何で決まる？
　➡ ①網赤血球数，②好中球数，③血小板数！

❷ AAの治療．40歳以上（40歳未満の同胞ドナーなし）でStage 3〜5なら？
　➡ **ATG＋シクロスポリン±G-CSF**！

❸ ATG使用時の重大な副作用は？
　➡ **アナフィラキシー，高熱，高度リンパ球減少に伴う感染症**！

❹ 好中球減少時に発熱（低体温），頻脈，頻呼吸をみたら？
　➡ **敗血症としてすぐに対応**！

参考文献

1) 「難治性貧血の診療ガイド」編集委員会（編）：難治性貧血の診療ガイド．南江堂，2011, pp1-30
2) 日本血液学会（編）：血液専門医テキスト．南江堂，2011, pp176-180
3) 厚生労働科学研究費補助金難治性疾患克服研究事業　特発性造血障害に関する調査研究班（研究代表者：小澤敬也）：特発性造血障害疾患の診療の参照ガイド（平成22年度改訂版）．2011
4) 中尾眞二：再生不良性貧血．今日の臨床サポート，2013

（岡田　定）

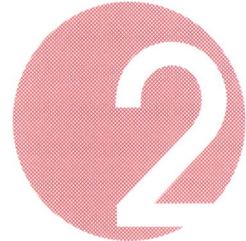

自己免疫性溶血性貧血，発作性夜間ヘモグロビン尿症

——溶血性貧血にも強くなろう

① 網赤血球増加，間接ビリルビン増加，LDH高値の貧血をみたら，溶血性貧血を考える．
② 溶血性貧血なら，まず自己免疫性溶血性貧血（AIHA）と遺伝性球状赤血球症（HS）を疑う．
③ クームズテスト陰性AIHAと続発性AIHAの基礎疾患を見逃さない．
④ 温式AIHAの治療．第一はプレドニゾロン，第二は脾摘，免疫抑制薬，リツキシマブ．
⑤ 後天性溶血性貧血の鑑別疾患に発作性夜間ヘモグロビン尿症（PNH）を忘れない．
⑥ 汎血球減少症の鑑別疾患にPNHを忘れない．

- 溶血性貧血の診断，特に特発性温式AIHAが診断できるようになろう．
- 発作性夜間ヘモグロビン尿症（paroxysmal nocturnal hemoglobinuria；PNH）の診断のステップを身につけよう．

プラクティス1　29歳女性．高度の貧血．　　頻度 ★☆☆　緊急度 ★★★

生来健康であったが，来院1か月前から運動時の息切れ，ふらつき，めまいを自覚．当日には歩行時に気が遠くなるようになり救急車でERを受診した．
意識清明，血圧116/60 mmHg，脈拍124/分，呼吸数18/分，体温36.9℃．脾臓2横指触知．WBC 5,600/μL（Erbl 3/100 WBC，STAB 0.5，SEG 80.0，EOS 7.0，BASO 1.5，LY 8.5，MONO 2.5%），Hb 2.6 g/dL，MCV 134.3 fL，PLT 26.9万/μL，CRP 0.14 mg/dL，Cr 0.66 mg/dL，LDH 454 U/L，T-Bil 4.3 mg/dL．

【Q1】ヘモグロビン2.6 g/dLの高度貧血があるが，貧血を鑑別するポイントになる所見は？

【A1】高度大球性貧血，黄疸，LDH高値，赤芽球出現，脾腫．

- 貧血の鑑別には MCV と網赤血球が指標になるが，本例では MCV 134.3 fL の高度大球性が際立っている．
- 黄疸と LDH 高値からは溶血性貧血を疑う．
- 溶血性貧血なら，骨髄での赤血球産生が亢進し赤芽球が出現することや脾腫をきたすことも矛盾しない．

【Q2】 MCV 134.3 fL の高度大球性の原因をどう考えるか？

【A2】 網赤血球の増加．

- 溶血性貧血なら網赤血球が増加していると推測される．網赤血球は通常の赤血球よりもサイズが大きいので，それが増加すると MCV が大きくなる．
- 実際に網赤血球は 17.90％ と増加していた．
- 再検のビリルビンは T-Bil 5.7 mg/dL，I-Bil 5.2 mg/dL と間接型優位であり，溶血性貧血として矛盾しなかった．
- 高度の貧血があるため，緊急入院となった．

鉄則 ① 網赤血球増加，間接ビリルビン増加，LDH 高値の貧血をみたら，溶血性貧血を考える．

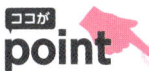 **網赤血球**

- 網赤血球は赤芽球が脱核した直後の赤血球であり，骨髄での赤芽球産生の指標になる．
- 網赤血球の増加（一般的には絶対数で 10 万/μL 以上）があれば，急性出血，溶血，治療による貧血からの急速な回復期を考える．

【Q3】 溶血を確認する感度の高い検査は？　診断を確定する検査は？

【A3】 それぞれ，ハプトグロビン，クームズテスト．

- 溶血を確認する感度の高い検査はハプトグロビンであり，10 mg/dL 以下と著減していた．
- 既往に貧血や溶血はなく，自己免疫性溶血性貧血（autoimmune hemolytic anemia；AIHA）を最も疑った．
- AIHA の診断を確定する検査は，Coombs test（クームズテストと発音）である．
- 本例では，広域スペクトル抗血清による直接クームズテスト 4＋，間接クームズテスト 3＋と陽性であった．
- IgG と補体の特異抗血清による直接クームズテストは，IgG 4＋，C3bd 3＋であった．
- 以上より温式 AIHA と診断した．

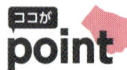 **溶血性貧血**

- 網赤血球増加，間接ビリルビン増加，LDH 高値，ハプトグロビン低値などで溶血性貧血と診断する．
- クームズテスト陽性なら AIHA．特異抗血清による直接クームズテストも行う．
- クームズテスト陰性の場合は，先天性を疑う貧血や溶血の既往歴や家族歴があれば，まず遺伝性球状赤血球症（hereditary spherocytosis；HS）を考えて球状赤血球を確認する．
- HS 以外のクームズテスト陰性の溶血性貧血としては，クームズテスト陰性 AIHA，赤血球破砕症候群，血栓性微小血管障害（TMA）〔血栓性血小板減少性紫斑病（TTP），溶血性尿毒症症候群（HUS）を含む〕，PNH，サラセミア，不安定ヘモグロビン症，赤血球酵素異常症などを鑑別する．
- クームズテスト陰性 AIHA を疑えば，患者赤血球結合 IgG の定量を行う．

 **溶血性貧血なら，まず自己免疫性溶血性貧血（AIHA）と遺伝性球状赤血球症（HS）を疑う．**

【Q4】 温式 AIHA と診断したが，次に除外すべき診断は？

【A4】 続発性 AIHA の除外．

- 全身性エリテマトーデス（SLE），関節リウマチなどの膠原病，慢性リンパ性白血病（CLL）や血管免疫芽球性 T 細胞リンパ腫などのリンパ増殖性疾患，AIDS などの続発性 AIHA をきたす基礎疾患を除外する．
- 本例では血液検査や CT で続発性 AIHA は否定され，特発性温式 AIHA と診断した．

 **クームズテスト陰性 AIHA と続発性 AIHA の基礎疾患を見逃さない．**

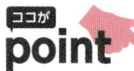 **自己免疫性溶血性貧血（AIHA）の診断**[3]

- まず溶血性貧血の診断基準を満たす．
- 広域スペクトル抗血清による直接クームズテストが陽性．
- 同種免疫性溶血性貧血（不適合輸血，新生児溶血性疾患）および薬剤起因性免疫性貧血を除外する．
- 抗赤血球自己抗体の反応至適温度によって，温式の AIHA と冷式の AIHA（寒冷凝集素症と発作性寒冷ヘモグロビン尿症）に区別する．
- 温式 AIHA では，特異抗血清による直接クームズテストで IgG のみ，または IgG と補体成分が検出されるのが原則．ときに抗補体または広域スペクトル抗血清でのみ陽性のこともある．

- 通常の直接クームズテストが陰性で，患者赤血球結合 IgG の定量（79 分子/赤血球以上）で診断されるクームズテスト陰性 AIHA もある．
- 直接クームズテストが陰性で間接クームズテストだけが陽性の場合は，不規則抗体であることが多い．
- 寒冷凝集素症では，血清中に寒冷凝集素価の上昇があり，寒冷曝露による溶血の悪化や慢性溶血がみられる．直接クームズテストでは補体成分が検出される．
- 発作性寒冷ヘモグロビン尿症では，ヘモグロビン尿を特徴とし，血清中に Donath-Landsteiner 抗体が検出される．
- 推定発病または診断から 6 か月までに治癒する急性型と，それ以上に遷延する慢性型がある．
- 基礎疾患を認めない特発性と，先行または随伴する基礎疾患を認める続発性がある．

Q5 治療はどうするか？ 輸血の適応は？

A5 プレドニゾロン 1 mg/kg を開始する．輸血の適応はある．

- 本例ではプレドニン® 60 mg を開始した．
- AIHA では，輸血された赤血球に自己抗体が反応して溶血を起こすリスクがあるので，輸血はできるだけ避けるのが原則である．
- しかし，本例のようにヘモグロビン 2.6 g/dL と貧血が高度な場合や貧血のためにバイタルサインに問題がある場合は，輸血を行わないリスクのほうが高い．
- 本例でも，入院第 1 日目 4 単位と 2 日目 2 単位の濃厚赤血球輸血を施行した．
- プレドニン® が奏効して順調に貧血は回復し，入院 12 日目に退院した（表 4 参照）．

表 4 入院後の血算の推移

	1 日目	2 日目	4 日目	12 日目
WBC (/μL)	5,600	5,200	5,000	5,700
Hb (g/dL)	2.6	3.8	6.2	8.6
MCV (fL)	134.3	106.0	109.8	116.5
Ret (%)		17.90	23.40	18.30
PLT (/μL)	37.1 万	25.7 万	28.8 万	34.0 万

ココが point 温式 AIHA の治療

- 第一選択は副腎皮質ステロイドである．
- 輸血はできるだけ避けるが，重症な場合はその限りではない．生命維持に必要なヘモグロビン（若年者では 4 g/dL 以上，50 歳以上では 6 g/dL 以上）を保つように輸血する．

- ステロイドが無効な場合は脾摘あるいは免疫抑制薬を考慮する．保険適用はないが，リツキシマブも40〜100％の高い血液学的改善率が報告されている．
- 特発性温式AIHAでは，ステロイドにより約75％が血液学的寛解になり，5年生存率は80％である．

4 温式AIHAの治療．第一はプレドニゾロン，第二は脾摘，免疫抑制薬，リツキシマブ．

【Q6】本人と家族にはどのように説明するか？

【A6】「AIHAとはどのような病気か」，「治療と予後」などをわかりやすく説明する．

- 実際には以下のように説明した．
- 「全身に酸素を運ぶ赤血球が少ない状態，いわゆる貧血がとてもひどい．治療しなければ命に関わる状態です．」
- 「自己免疫性溶血性貧血といって特殊なタイプの貧血です．自分の赤血球なのにそれを壊してしまう抗体が体のなかにできて，寿命の前に早く壊されてしまい貧血になっています．」
- 「貧血がとてもひどいので，まず緊急的に輸血を行います．それから赤血球を壊す抗体の産生をおさえるためにプレドニンというお薬を使います．」
- 「お薬はおそらくよく効くと思います．2〜3週間で退院できるまでの状態になると思いますが，その後も長期間使う必要がある薬で，副作用（内容を具体的に）に注意が必要です．」

プラクティス1の 教訓

特発性温式AIHAと的確に診断し，輸血とステロイドで治療ができるようになろう．

プラクティス2　56歳男性．
脳梗塞，4年前から原因不明の貧血．

頻度 ★☆☆　緊急度 ★★☆

脳梗塞で他院から当院神経内科に紹介入院．4年前から原因不明の貧血（当時Hb 7.0 g/dL）があるということで血液内科に相談あり．

WBC 4,600/μL，Hb 5.4 g/dL，MCV 95.0 fL，PLT 17.8万/μL，Ret 7.42％，Cr 0.93 mg/dL，T-Bil 1.3 mg/dL，I-Bil 0.8 mg/dL，LDH 1,363 U/L，Fe 26 μg/dL，TIBC 392 μg/dL，FRN 9.0 ng/mL，ビタミンB_{12} 1,500 pg/mL，葉酸 3.7 ng/mL，尿：蛋白（−），潜血（−）．

【Q1】 原因不明の貧血（ヘモグロビンは4年前 7.0 g/dL，今回 5.4 g/dL）があるが，鑑別のポイントになる所見は？

【A1】 正球性貧血，網赤血球増加，間接ビリルビン軽度増加，LDH 高値，フェリチン低値．

- 網赤血球増加，間接ビリルビン増加，LDH 高値より溶血性貧血を疑う．
- フェリチン低値 9.0 ng/mL（＜12 ng/mL）より鉄欠乏性貧血は確実．
- MCV が 95.0 fL と正球性なのは，網赤血球増加による大球性と鉄欠乏性貧血による小球性の合併のためと思われる．

【Q2】 溶血性貧血疑いでまず追加すべき2つの検査は？

【A2】 ハプトグロビンとクームズテスト．

- ハプトグロビンは 10 mg/dL 以下と著減しており溶血性貧血は確実．クームズテストは直接，間接とも陰性であり AIHA は否定的だった．
- 球状赤血球や破砕赤血球は認めず，HS や赤血球破砕症候群や TMA も否定的と考えた．

【Q3】 後天性と思われる溶血性貧血だが最も疑われる診断は？ 確定診断のための検査は？

【A3】 PNH．PNH 血球（CD59・CD55 欠損血球）の検出．

- AIHA，HS が否定的で，赤血球破砕症候群や TMA でもない後天性溶血性貧血である．しかも鉄欠乏性貧血が合併となると，PNH が最も疑われる．
- 赤血球のフローサイトメトリーで，CD59 陽性 CD55 陰性が 2％，CD59 陰性 CD55 陽性が 29％，CD59 陰性 CD55 陰性（両者欠損）が 28％であった（図2参照）．

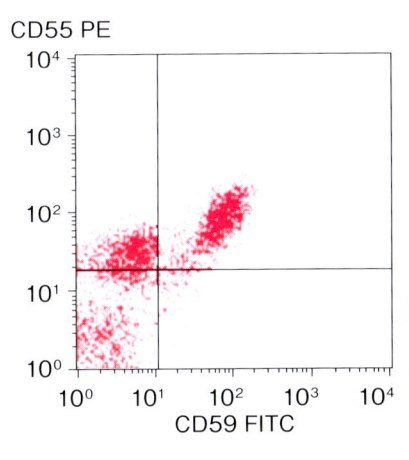

図2 D55 と CD59 の2カラーによる赤血球のフローサイトメトリー
CD59 陽性 CD55 陰性：2％，CD59 陰性 CD55 陽性：29％，CD59 陰性 CD55 陰性：28％
⇒ PNH 赤血球を認める．

- 正常なら全血球でCD55とCD59が陽性になるが，本例では上記のように欠損していた．
- PNH血球を認めたことより，PNHと確定診断した．

鉄則 ⑤ 後天性溶血性貧血の鑑別疾患に発作性夜間ヘモグロビン尿症（PNH）を忘れない．

ココがpoint 発作性夜間ヘモグロビン尿症（PNH）の診断

- PNHには，①補体介在性の血管内溶血，②骨髄不全，③血栓症の3大症状がある．
- PNHの診断のポイント
  1. 貧血，黄疸，肉眼的ヘモグロビン尿を認める．ときに静脈血栓，出血傾向，易感染性．
  2. ①貧血，白血球減少，血小板減少．
     ②間接ビリルビン上昇，LDH上昇，ハプトグロビン低下．
     ③尿ヘモグロビン陽性，尿沈渣ヘモジデリン陽性．
     ④好中球アルカリホスファターゼ（NAP）スコア低下，赤血球アセチルコリンエステラーゼ低下．
     ⑤骨髄赤芽球増加（骨髄は過形成が多いが低形成もある）．
     ⑥Ham試験陽性または砂糖水試験陽性．
  3. ①GPIアンカー型膜蛋白の欠損血球（PNHタイプ血球）の検出と定量*．
     ②骨髄検査，染色体検査などによる他の骨髄不全疾患の判定．
     *：PNHタイプ血球の検出と定量には，抗CD55および抗CD59モノクローナル抗体またはFLEARを用いたフローサイトメトリーが推奨される．PNHタイプ好中球比率はしばしばPNHタイプ赤血球のそれより高値となる．

Q4 PNHと鉄欠乏性貧血に対する治療は？

A4 ステロイドと少量鉄剤．

- プレドニン®20 mgと溶血を誘発しないように少量の鉄剤を使用した．
- これにより約1か月でヘモグロビンは5.4 g/dLから8.7 g/dLまで増加した．
- その後は，脳梗塞後のリハビリのために他院に転院になった．

ココがpoint 発作性夜間ヘモグロビン尿症（PNH）の治療

- 溶血に対して
  ▶ 慢性溶血には，エクリズマブ，副腎皮質ステロイド，輸血，支持療法（葉酸，鉄剤），経過観察．
  ▶ 溶血発作には，誘因除去，副腎皮質ステロイドパルス，ハプトグロビン，

輸血・輸液．
- 骨髄不全に対して
  ▶ 再生不良性貧血（AA）の治療に準じる．抗胸腺細胞グロブリン（ATG），シクロスポリン，輸血，蛋白同化ホルモン，G-CSF，経過観察．
- 血栓症に対して
  ▶ 急性期は血栓溶解剤，ヘパリン．
  ▶ 予防投与としてワルファリン．
- ①繰り返す溶血発作や強い慢性溶血，②重度骨髄不全，③繰り返す血栓症，など生命予後に関わる病態であれば，造血幹細胞移植．

プラクティス2の 教訓

PNHは原因不明の貧血として見逃されていることがある．後天性の溶血性貧血をみたら見逃さないようにしよう．

プラクティス3　44歳女性．高度の貧血，汎血球減少症．

頻度 ★　緊急度 ★★★

1年前の健診でHb 8 g/dL台の貧血を指摘されていたが放置していた．2か月前から労作時呼吸困難が徐々に増強し，耐え切れなくなり当院に受診．
意識清明，血圧 120/58 mmHg，脈拍 118/分，呼吸数 24/分，体温 37.9℃，右下腿の腫脹．
WBC 2,900/μL（SEG 70.0，LY 22.5，MONO 7.5％），Hb 2.2 g/dL，MCV 116.1 fL，PLT 3.6万/μL，Ret 4.9％，Cr 0.47 mg/dL，T-Bil 0.7 mg/dL，LDH 623 U/L，Fe 110 μg/dL，TIBC 320 μg/dL，FRN 135.7 ng/mL，ビタミンB_{12} 387 pg/mL，葉酸 13.4 ng/mL，尿：蛋白（−），潜血（3＋），沈渣 RBC 1〜4/F．

Q1 白血球 2,900/μL，ヘモグロビン 2.2 g/dL，血小板 3.6万/μL の汎血球減少症，特に高度の貧血があるが，鑑別のポイントになる所見は？

A1 大球性貧血，網赤血球増加，LDH高値，検尿で赤血球の増加なく潜血強陽性，右下腿腫脹．

- 網赤血球増加，LDH高値より溶血性貧血を疑う．追加のハプトグロビンも 10 mg/dL 以下であり溶血性貧血と診断した．
- MCV が 116.1 fL と大球性なのは，網赤血球増加のためと思われる．
- 右下腿腫脹は深部静脈血栓症（deep vein thrombosis；DVT）が疑われ，CTによって DVT が判明した（図3参照）．

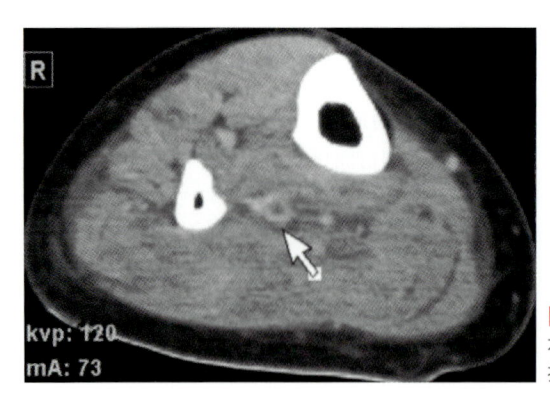

図3 右下腿CT
右下肢の深部静脈内に多数の造影欠損がみられた．

【Q2】 溶血性貧血として可能性の高い鑑別疾患は？

【A2】 AIHA，HS，赤血球破砕症候群，TMA（TTP，HUSを含む），PNH．

- クームズテストは直接，間接とも陰性であり，AIHAは否定的．
- 球状赤血球や破砕赤血球はなく，HS，赤血球破砕症候群，TMAも否定的．
- 骨髄はやや低形成であったが，診断を示唆する特異的な所見は認めなかった．
- 以上から，PNHを疑った．

【Q3】 溶血性貧血以外にPNHを疑う所見は何か？

【A3】 汎血球減少症，検尿で赤血球の増加なく潜血陽性，DVT．

- 汎血球減少症＋溶血性貧血をきたすのは，PNHが典型的．
- 尿沈渣で赤血球の増加を認めず潜血3＋なのは，ヘモグロビン尿やミオグロビン尿を示唆する．
  追加検査で，ヘモグロビン尿が判明した．
- PNHとすれば血栓症合併の確率が高く，DVTも説明がつく．
- NAPも陽性率32％，陽性指数80と明らかな低下があり，PNHとして合致した．

【Q4】 PNHを確定する検査は？

【A4】 フローサイトメトリーによるPNH血球の検出．

- 赤血球のフローサイトメトリーで，CD59陰性が50.82％，CD55陰性が37.22％であった．
- PNH血球が検出され，PNHと診断した．

鉄則6 汎血球減少症の鑑別疾患にPNHを忘れない．

【Q5】 治療はどうするか？

【A5】 輸血，ヘパリンとワルファリン，ステロイド，エクリズマブ．

- 高度の貧血による心不全の状態であり，すぐに赤血球輸血を開始した．入院後4日間で計8単位の輸血を行い，ヘモグロビンは2.2 g/dLから7.2 g/dLになった．
- DVTに対してまずヘパリンを開始しワルファリンに切り替えた．
- 慢性溶血に対してまずプレドニン® 20 mgで治療反応をみたが，PNHの重症度分類では重症でありエクリズマブの絶対適応と判断した．

ココがpoint　骨髄検査では診断できない汎血球減少症をきたす疾患

- 「汎血球減少症＝骨髄疾患」ではない．PNHのように汎血球減少症をきたしていても，骨髄検査では診断できない疾患がある．
- 骨髄検査では診断できない汎血球減少症をきたす疾患には，
  ①脾腫をきたす疾患（肝硬変，特発性門脈亢進症，悪性リンパ腫，サルコイドーシス）
  ②感染症（粟粒結核，全身性真菌症，重症敗血症，ウイルス感染症，マラリア）
  ③全身性エリテマトーデス（SLE）
  ④播種性血管内凝固症候群（DIC）
  ⑤PNHなどがある．

ココがpoint　エクリズマブと古典的PNHの重症度分類

- エクリズマブは，補体C5を特異的に阻害してPNHにおける溶血を抑制するモノクローナル抗体である．
- 古典的PNHの重症度分類の中等症は，ヘモグロビン＜10 g/dLで恒常的に肉眼的ヘモグロビン尿を認めたり，溶血発作を繰り返す，あるいは血栓症の既往があるもの．
- 重症は，ヘモグロビン＜7 g/dLで定期的な赤血球輸血を必要とする，あるいは血栓症の合併があるもの．
- エクリズマブは，中等症で相対的適応，重症で絶対適応と考えられる．

プラクティス3の　教訓

汎血球減少症で溶血性貧血をみたら，PNHを見逃さないようにしよう．

✅ 最終チェック

❶ 網赤血球増加，間接ビリルビン増加，LDH 高値の貧血をみたら，何を考える？
　➡ **溶血性貧血！**

❷ 溶血性貧血なら，まず何を考える？
　➡ **自己免疫性溶血性貧血（AIHA）と遺伝性球状赤血球症（HS）！**

❸ 見逃しやすい AIHA と AIHA の診断時に見逃してはいけないのは？
　➡ **クームズテスト陰性 AIHA と続発性 AIHA の基礎疾患！**

❹ 温式 AIHA の治療選択の第一と第二は？
　➡ **第一はプレドニゾロン，第二は脾摘または免疫抑制薬，リツキシマブ！**

❺ 後天性溶血性貧血と汎血球減少症．忘れてはいけない鑑別疾患は？
　➡ **発作性夜間ヘモグロビン尿症（PNH）！**

参考文献

1) 「難治性貧血の診療ガイド」編集委員会（編）：難治性貧血の診療ガイド．南江堂，2011, pp93-169
2) 日本血液学会（編）：血液専門医テキスト．南江堂，2011, pp163-171
3) 小峰光博：自己免疫性溶血性貧血診療の参照ガイド．特発性造血障害に関する調査研究班．平成 14～16 年度総合研究報告書，2005, pp75-94
4) 岡田　定：誰も教えてくれなかった血算の読み方・考え方．医学書院，2011, pp35-37, 41-43
5) 杉原　尚：溶血性貧血．今日の臨床サポート，2013
6) 西村純一：発作性夜間ヘモグロビン尿症．今日の臨床サポート，2013

（岡田　定）

3 急性骨髄性白血病
―― AML の診断と治療の肝を把握しよう

鉄則

1. 急性骨髄性白血病（AML）は骨髄中芽球 20％以上，芽球の MPO 染色陽性 3％以上で診断するが，例外がある．
2. AML のなかで急性前骨髄球性白血病（APL）だけは治療法が異なる．APL を鑑別しよう．
3. APL の 10％にみられる microgranular variant を見逃すな．
4. ATRA 療法後の APL 分化症候群の予防には化学療法を併用．発症時はステロイド．
5. APL 再発例は，分子生物学的寛解を得て自家移植を目指す．
6. AML 予後良好群の第一寛解期には，同種造血幹細胞移植の適応はない．

- AML は入院血液診療の中心的な疾患だ．
- 血液診療の基本をマスターしよう．

プラクティス 1　　46 歳男性．発熱，体動時息切れ．　　頻度 ★★　緊急度 ★★★

来院 2 週間前より階段歩行時の息切れを自覚し，前日には発熱があり近医を受診．高度の貧血と血小板減少および末梢血の芽球を指摘され，当院に紹介入院．
WBC 4,500/μL（BLAST 18％），Hb 7.8 g/dL，PLT 2.5 万/μL．骨髄穿刺では，ミエロペルオキシダーゼ（MPO）染色，非特異的エステラーゼ染色いずれも陰性の分化傾向のない芽球が 80％を占めていた．骨髄のフローサイトメトリーでは，芽球分画は CD13，CD33，CD34，HLA-DR，細胞内 MPO 染色が陽性，CD2，CD3，CD19，CD20，CD41，TdT は陰性．

Q1 診断は？

A1 最未分化型 AML（WHO 分類），AML-M0（FAB 分類）．

- 急性白血病の病型診断は，長年 French-American-British（FAB）分類が用いられてきたが，現在では WHO 分類に移行している．
- WHO 分類では，急性骨髄性白血病（acute myelogenous leukemia；AML）の診断は骨髄中の芽球が 20% 以上と規定している．ただし，病型特異的な染色体異常〔t(8;21)，inv(16)，t(16;16)，t(15;17)〕がある場合は，例外的に芽球が 20% 以下でも AML と診断する．
- MPO 染色陽性芽球が 3% 以上の場合に AML と診断する．しかし例外があり，AML 最未分化型，急性巨核芽球性白血病では MPO 染色は陰性である．
- 急性単芽球性白血病の一部も MPO 染色は陰性であり，非特異的エステラーゼ染色が陽性になる．
- 「白血病＝白血球増加」とは限らない．本例のように，AML 患者の 1/4 の例では白血球数は 5,000/μL 以下である．

鉄則 ❶ 急性骨髄性白血病（AML）は骨髄中芽球 20% 以上，芽球の MPO 染色陽性 3% 以上で診断するが，例外がある．

【Q2】 寛解導入療法は？

【A2】 シタラビン（AraC）100 mg/m² 7 日間持続点滴にアントラサイクリン〔イダルビシン（IDR）または ダウノルビシン（DNR）〕を組み合わせる．

- AML の寛解導入療法は，AraC とアントラサイクリンの組み合わせが標準的．
- AraC 100 mg/m²×7 日間＋IDR 12 mg/m²×3 日間または DNR 90 mg/m²×3 日間．
- アントラサイクリンの IDR と DNR については，比較試験が複数行われた結果，一旦は IDR が標準的治療薬となった．
- しかし，その後の DNR を 270 mg/m² 程度まで増量した比較試験では，治療効果は同等であることがわかり，現在では IDR，DNR のいずれを使用してもよいことになった．
- 同じ AML でも急性前骨髄球性白血病（acute promyelocytic leukemia；APL）（FAB M3）だけは治療法が異なるので，AML と診断し治療を開始する際は，まず APL を鑑別することが肝要．

鉄則 ❷ AML のなかで急性前骨髄球性白血病（APL）だけは治療法が異なる．APL を鑑別しよう．

プラクティス 1 の 教訓

MPO 染色陰性でも AML は否定できない．
APL は他の AML と治療法が異なる．

もっと知りたい　急性骨髄性白血病（AML）の寛解導入療法

- AMLの寛解導入療法に使用するアントラサイクリンについて，1990年代にIDRとDNRを比較する臨床試験が複数実施され，IDRが優れているという報告が相次いだ．
- AML Collaborative Group[1]が実施したメタアナリシスでも，IDR対DNRの寛解導入率は62%対53%で無病生存率は14.5%対10.5%と，IDRが優れていた．
- しかし，これらの試験でのDNRの総投与量は135～150 mg/m^{2}と少なく，IDR群と比較して骨髄抑制も軽度であったため，DNRの投与量が過少であるという批判があった．
- その後，世界で4つのグループがDNRの総投与量を240～270 mg/m^{2}に増量した研究を行った．結果は，IDR 36 mg/m^{2}と比較して寛解率や無病生存率はほぼ同等であり，IDR群の治療関連死亡は高率の傾向がみられた．

ココがpoint　主な急性骨髄性白血病（AML）の病型（WHO分類2008）

- 反復性遺伝子異常を有するAML
  - 予後との関連が強い遺伝子異常を有するAMLが独立した病型となる
  - t(8;21)(q22;q22)：*RUNX1-RUNX1T1*を有するAML
  - inv(16)(p13.1;q22)もしくはt(16;16)(p13.1;q22)：*CBFβ-MYH11*を有するAML
  - t(15;17)(q22;q12)：*PML-RARA*を有するAML（前骨髄球性）
  - t(9;11)(p22;q23)：*MLLT3-MLL*を有するAML
  - t(6;9)(p22;q34)：*DEK-NUP214*を有するAML
  - inv(3)(q21;q26.2)：*RPN1-EVI1*を有するAML
  - t(1;22)(p13;q13)：*RBM15-MKL1*を有するAML（巨核芽球性）
  - *NPM1*変異を有するAML
  - *CEBPA*変異を有するAML
- 骨髄異形成に関連した変化を有するAML
- 治療関連骨髄性腫瘍
- AML非特定型
  - AML最未分化型
  - AML未分化型
  - AML分化型
  - 急性骨髄単球性白血病
  - 急性単芽球性白血病，急性単球性白血病
  - 急性赤白血病
  - 急性巨核芽球性白血病
  - 急性好塩基性白血病
  - 骨髄線維症を伴う急性汎骨髄症

プラクティス 2　32 歳男性．

頻度 ★☆☆　　緊急度 ★★★

倦怠感，発熱，歯肉出血を主訴に救急外来を受診．
WBC 18,000/μL, Hb 8.5 g/dL, PLT 2.5 万/μL．
白血球分画では，核に切れ込みを有し，細胞質の顆粒に乏しい一見単球様の異常細胞を 60％認めた．異常細胞の一部には Auer 小体を認め，Auer 小体の束を有する faggot cell（図 4 参照）もみられた．異常細胞は MPO 染色強陽性，特異的エステラーゼ染色強陽性，非特異的エステラーゼ陰性であった．
FACS 解析では　CD33，CD34 が陽性，CD11b，CD14，HLA-DR は陰性．末梢血の白血病キメラ遺伝子スクリーニング検査（RT-PCR 法）で *PML-RARA* 融合遺伝子が陽性であった．

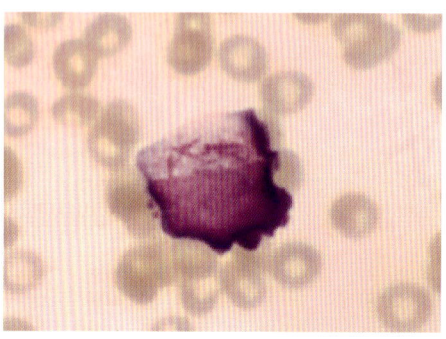

図 4　末梢血 faggot cell（本例ではないが，類似の細胞がみられた）
細胞質内に針状構造物（Auer 小体）の束を認める．
〔岡田　定，西原崇創（編）：内科レジデントアトラス．医学書院，2001，p206[2]）より〕

[Q1] 診断は？

[A1] APL（microgranular variant）．

- MPO 染色陽性の異常細胞の単一な増加を認めることから，AML と診断できる．
- AML のなかで APL だけは治療法が異なるので，初発時に APL を鑑別することが重要．
- 通常 APL 細胞は前骨髄球様の形態を取り，切れ込みのある核，豊富な細胞質顆粒の存在，faggot cell などの形態的特徴から，診断は比較的容易である．
- しかし，APL の 10％前後に本例のような顆粒の乏しい microgranular variant があり，ときに単球系白血病と形態学的な鑑別が困難になる．
- 診断の確定は *PML-RARA* 融合遺伝子の証明によるが，単球系表面マーカー（CD14，CD11b など）陰性，HLA-DR 陰性（他病型の AML では強陽性が多い），播種性血管内凝固症候群（DIC）の合併が多い，などの所見が診断の参考になる．
- 典型的 APL では CD34 や c-KIT などの幹細胞抗原は陰性が多いが，microgranular variant では本例のようにしばしば陽性になる．
- また，一部の APL では t(15;17) 転座以外の *RARA* の再構成を伴う遺伝子異常を有する例もあり，RT-PCR や FISH 法による t(15;17) の検出が万能というわけではない．

鉄則 ③ APL の 10% にみられる microgranular variant を見逃すな．

Q2 寛解導入療法は，全トランス型レチノイン酸（all-trans retinoic acid；ATRA）の単剤でよい？

A2 No！ アントラサイクリン を含む抗腫瘍薬の併用が必要！

- 治療開始時，および治療経過中に白血球数が少ない場合（概ね WBC＜3,000/μL，かつ APL 細胞＜1,000/μL）は，ATRA 単剤による寛解導入が可能である．
- しかし，上記以外の場合は，ATRA 単剤では APL 分化症候群の発症リスクが高く，原則として化学療法剤の併用が必要になる．
- APL 分化症候群を生じた場合は，ATRA を休薬してステロイド（デキサメタゾン 10 mg/日，またはメチルプレドニゾロン 1,000 mg のパルス療法 3 日間）を投与する．

鉄則 ④ ATRA 療法後の APL 分化症候群の予防には化学療法を併用．発症時はステロイド．

Q3 本例が再発した場合，第二寛解期で同種造血幹細胞移植を目指すべきか？

A3 No！ まずは自家移植を考慮．

- APL の第一寛解期では 60% 前後の長期生存が期待できるため，この時点での造血幹細胞移植の適応はない．ただし標準的治療を行っても，*PML-RARA* キメラ遺伝子が陰性化しない例は，同種移植を考慮してもよい．
- APL は再発後も亜ヒ酸を含めた有効な治療の選択肢がある．
- これらの治療により *PML-RARA* が PCR レベルで陰性となり，採取自家末梢血幹細胞も PCR 陰性の場合は，自家末梢血幹細胞移植によって同種造血幹細胞移植に劣らない治療成績が得られる．
- したがって，再発後もできる限り分子生物学的寛解を得て自家移植を目指すべきである．

鉄則 ⑤ APL 再発例は，分子生物学的寛解を得て自家移植を目指す．

プラクティス 2 の 教訓

典型的 APL は形態学的な診断は容易だが，非典型 APL も意外に多い．
白血球数の多い APL は，APL 分化症候群予防のために化学療法併用が必須．
APL は再発しても自家移植で治癒を目指すことができる．

ココが point　急性前骨髄球性白血病（APL）

- APL は FAB 分類の M3（hypergranular type）と M3v（microgranular type）に相当する．
- WHO 分類では，t(15;17)：*PML-RARA* を伴う急性前骨髄球性白血病と命名されている．
- 形態学的に APL であっても，下記の様な t(15;17) 以外の染色体転座例がある．これらはまとめて AML with variant *RARA* translocation と命名されている．
    ① t(11;17)(q23;q12)：*PLZF-RARA*
    ② t(11;17)(q13;q12)：*NUMA1-RARA*
    ③ t(5;17)(q35;q21)：*NPM-RARA*
    ④ t(17;17)(q11.1;21.2)：*STAT5B-RARA*
- *PLZF-RARA*，および *STAT5B-RARA* 陽性例では ATRA が無効とされている．

もっと知りたい　APL 分化症候群

- ATRA は APL 細胞の RARA（retinoic acid receptor α）に結合して，APL 細胞の分化を促進する．
- 分化した APL 細胞はやがてアポトーシスを起こして死滅するが，その間にさまざまなサイトカインやケモカインを放出して capillary leak 症候群を引き起こしうる．これを APL 分化症候群と呼ぶ．
- 以前は「ATRA 症候群」と呼ばれていたが，治療開始前の発症例や亜ヒ酸投与による発症例も知られるようになり，「APL 分化症候群」の名称が使われるようになった．
- 発熱，体重増加，呼吸不全，肺浸潤，胸水または心囊水，低血圧，腎不全の 7 項目のうち，他の原因がなく 3 項目を認めた場合に APL 分化症候群と診断する．
- 致命率は高く，すみやかな対応が必要である．
- 初発 APL の寛解導入率は 90％を超えるが，非寛解例のほとんどは DIC に伴う出血または APL 分化症候群による早期死亡である．

プラクティス 3　26 歳女性．　頻度 ★★☆　緊急度 ★☆☆

AML with t(8;21) の診断にて入院中．初発時の WBC 5,700/μL（BLAST 63％）であり，RT-PCR にて *RUNX1/RUNX1T1*（*AML1-MTG8*）のキメラ遺伝子が陽性だった．IDR/AraC 療法により寛解導入が行われ，回復期の骨髄検査で完全寛解が確認された．

Q1 寛解後の治療はどうする？ 造血幹細胞移植を行う？

A1 造血幹細胞移植は行わない．AraC 大量療法を 3〜4 コース行う．

鉄則 6 AML 予後良好群の第一寛解期には，同種造血幹細胞移植の適応はない．

プラクティス 3 の 教訓

AML の寛解後療法は，リスクに応じた層別化が必要．

ココが point　急性骨髄性白血病（AML）の寛解後治療

- 「寛解＝治癒」ではない．AML は寛解確認時にも最大 10^9 個レベルの白血病細胞が残存している．寛解後療法を行わなければ，確実に再発する．
- 寛解後の治療には，①AraC 大量療法（$1〜3\ g/m^2$ を 1〜3 時間で 1 日 2 回点滴，連日ないし隔日で 3〜6 日間），②通常量 AraC（$100〜400\ mg/m^2$ を 24 時間持続投与，5 日間連日）＋アントラサイクリン，③同種造血幹細胞の 3 つの選択肢があり，再発リスクに応じて決める．
- 最も強力な予後因子は染色体核型であるが，最近は染色体の構造異常を伴わない遺伝子変異も予後因子として考慮されるようになった（表 5 参照）．

表 5 急性骨髄性白血病（AML）の予後分類[3]

予後	染色体核型	遺伝子変異
良好	inv(16) または t(16;16) t(8;21) t(15;17)	核型正常であり，以下のいずれかを満たす ・*NPM1* 変異陽性 ・*FLT3-ITD* 陰性かつ *CEBPA* 変異陽性
中間	正常核型 ＋8 のみ t(9;11) のみ 予後良好群にも不良群にも相当しない核型異常	t(8;21)，inv(16)，t(16;16) のいずれかの染色体異常を有し，c-KIT の変異が陽性
不良	複雑核型（3 つ以上の核型異常） -5，5q-，-7，7q- t(9;11) 以外の 11q23 異常 inv(3)，t(3;3) t(6;9) t(9;22)	核型正常かつ *FLT3-ITD* 陽性

NPM1：nucleophosmin member 1 gene，FLT3：fms-like tyrosine kinase 3 gene，ITD：internal tandem duplication，CEBPA：CCAAT/enhancer-binding protein α

- 予後良好群に含まれる t(8;21) や inv(16) 陽性例では，AraC 大量による地固め療法を 3 回以上実施することにより，70％を超える無病生存が期待できる．したがって，第一寛解期での同種造血幹細胞移植は適応外になる．
- 60 歳以上の高齢者では，AraC 大量療法による中枢神経系副作用が重篤化する危険性が高く，選択は慎重にすべきである．
- AraC 大量療法による予後改善効果は予後良好群に限られている．予後中間

群や予後不良群では，通常 AraC による地固め療法の治療成績と明らかな差はない．

> **もっと知りたい** 急性骨髄性白血病（AML）の予後分類
> - 染色体による予後分類としては，Southwestern Oncology Group（SWOG）や Medical Research Council（MRC）の分類が有名．
> - ここでは遺伝子変異も考慮した National Comprehensive Cancer Network（NCCN）のガイドライン[3]の記載を示す（表5）．
> - 欧州からも European Leukemia Net（ELN）のガイドラインが提唱されているが，NCCN ガイドラインとほぼ同様である．

☑ 最終チェック

❶ 急性骨髄性白血病（AML）の診断根拠は？
➡ **骨髄中芽球 20％以上，芽球の MPO 染色陽性 3％以上！ 例外に注意！**

❷ AML のなかで治療法が異なる病型は？
➡ **急性前骨髄球性白血病（APL）！**

❸ APL の 10％にみられるが，形態的に APL らしくないのは？
➡ **microgranular variant！**

❹ ATRA 療法後の APL 分化症候群の予防と治療は？
➡ **予防は化学療法の併用！ 治療は ATRA 中止とステロイド！**

❺ APL 再発例の治療方針は？
➡ **分子生物学的寛解を得て自家移植を目指す！**

❻ AML 予後良好群の第一寛解期での同種造血幹細胞移植の適応は？
➡ **ない！**

参考文献

1) AML Collaborative Group：A systematic collaborative overview of randomized trials comparing idarubicin with daunorubicin (or other anthracyclines) as induction therapy for acute myeloid leukaemia；AML Collaborative Group. Br J Haematol 103：100-109, 1998
2) 岡田 定，西原崇創（編）：内科レジデントアトラス．医学書院，2001，p206
3) http：//www.nccn.org/

（森慎一郎）

4 急性リンパ性白血病
―― 小児と比べて成人の ALL の予後は悪いけど…

鉄則

1. 急性リンパ性白血病（ALL）の治療開始前に，腫瘍崩壊症候群（TLS）を予防しよう．
2. Ph 染色体（BCR-ABL 融合遺伝子）陽性か陰性かを必ず確認しよう．
3. 思春期・若年成人 ALL には，小児 ALL プロトコールを使用する．
4. L-アスパラギナーゼに特徴的な副作用に注意しよう．
5. 同種造血幹細胞移植の適応を評価しよう．

- 成人 ALL の予後は小児と比べると不良だ．
- しかし，Ph 染色体陽性 ALL に対するチロシンキナーゼ阻害薬，思春期・若年成人 ALL に対する小児プロトコールの使用などにより予後は改善しつつある．
- ALL のプロトコールは施設により異なる．

プラクティス 1　48 歳男性．　　　　　　　　　　　　頻度 ★　　緊急度 ★★★

1 か月前から全身倦怠感が出現し 3 日前より歯磨き時に出血を認め近医受診．白血球増加，芽球の出現を認め，紹介受診し入院．口唇に血腫，全身に点状出血と紫斑を認める．
WBC 43,900/μL（STAB 0.5, SEG 5.0, LY 10.0, MONO 0.5, EOS 0.5, BLAST 83.5%），
Hb 13.6 g/dL, PLT 5,000/μL, Cr 0.72 mg/dL, UA 9.8 mg/dL, LDH 1,929 U/L,
AST 106 U/L, ALT 111 U/L．骨髄検査でミエロペルオキシダーゼ（MPO）染色陰性の小型芽球の著増を認めた．

[Q1] 診断は？

[A1] 急性リンパ性白血病（acute lymphoblastic leukemia；ALL）．

- この段階では MPO 染色陰性の急性骨髄性白血病（AML）（最未分化型 AML，急性骨髄単球性白血病，急性単芽球性/単球性白血病，急性巨核芽球性白血病）

の可能性は残るが，小型のリンパ芽球様の形態から ALL と診断した．
- 表面マーカー解析で CD10，CD19，CD34 陽性であり，B 細胞性 ALL と確定診断した．

[Q2] 化学療法開始前に行うべきことは？

[A2] 腫瘍崩壊症候群（tumor lysis syndrome；TLS）の予防！

- 腫瘍量が多い状態で化学療法を行うと TLS が起こりうる．即ち，急速な腫瘍細胞の崩壊によって，高尿酸血症，高カリウム血症，高リン血症，低カルシウム血症，アシドーシス，腎障害などが生じる．
- 治療開始前にすでに TLS が合併している場合もある．
- TLS は多くの場合，予防可能である．

鉄則 1 急性リンパ性白血病（ALL）の治療開始前に，腫瘍崩壊症候群（TLS）を予防しよう．

ココが point　腫瘍崩壊症候群（TLS）の発症リスクと対応

- TLS の発症リスクをまず評価し，リスク別に対応する．

表6　造血器腫瘍の腫瘍崩壊症候群（TLS）発症リスクと対応

	中間リスク	高リスク
TLS 発症リスク	1〜5%	>5%
AML	・WBC 25,000〜100,000/μL ・WBC<25,000/μL で LDH≧基準値の2倍	・WBC≧100,000/μL
ALL	・WBC<100,000/μL で LDH<基準値の2倍	・WBC≧100,000/μL and/or LDH≧基準値の2倍
中等度悪性群 NHL	・LDH≧基準値の2倍	
Burkitt リンパ腫	・LDH<基準値の2倍	・Ⅲ/Ⅳ期 and/or LDH≧基準値の2倍
リンパ芽球性リンパ腫	・I/II 期で LDH<基準値の2倍	・Ⅲ/Ⅳ期 and/or LDH≧基準値の2倍
慢性リンパ性白血病	・WBC≧50,000/μL でフルダラビン，リツキシマブで治療	・腎障害，腎病変のある中間リスク群
		・尿酸，K，P が基準値を超える中間リスク群
対応	モニター 補液 アロプリノール	モニター 補液 ラスブリカーゼ（ラスリテック®）

（Cairo MS, Coiffier B, Reiter A, et al：Recommendations for the evaluation of risk and prophylaxis of tumor lysis syndrome（TLS）in adults and children with malignant diseases；an expert TLS panel consensus. Br J Haematol 149：578-586, 2010[1]より改変）

- 本例は ALL であり，LDH 高値から TLS の高リスクと判断される．
- 補液を行うとともにラスブリカーゼ（ラスリテック®）を開始した．

Q3 治療プロトコールの選択時に重要な検査は？

A3 BCR-ABL 融合遺伝子（またはフィラデルフィア染色体）検査．

- プレドニゾロン（PSL），ダウノルビシン（DNR），ビンクリスチン（VCR），シクロホスファミド（CPA）による化学療法を開始した．
- 治療開始3日後，RT-PCR にて minor BCR-ABL 融合遺伝子陽性が判明し，フィラデルフィア（Ph）染色体陽性 ALL と診断．

Q4 このままのプロトコールで治療を継続していいか？

A4 No！ 化学療法にチロシンキナーゼ阻害薬（TKI）を併用したプロトコールに変更する．

- Japan Adult Leukemia Study Group（JALSG）の Ph 染色体陽性 ALL 202 プロトコール[2]に変更した．
- プロトコールに則って8日目からイマチニブを開始し，完全寛解に達した．

もっと知りたい Ph 染色体陽性 ALL の治療

- Ph 染色体陽性 ALL は成人 ALL の約25%にみられ，従来予後不良であった．
- しかし化学療法にイマチニブを併用することで，90%以上の完全寛解率が得られ寛解期間も延長しつつある．
- その結果，第一寛解期で同種造血幹細胞移植の可能例も増え，長期予後の改善も期待されている．
- 第2世代の TKI の使用で治療成績のさらなる向上も期待されている．
- 化学療法と TKI 併用で治療された場合の長期の治療成績はまだ確定しておらず，適応例は同種造血幹細胞移植が考慮されるべきである．
- 本邦からは JALSG の Ph 染色体陽性 ALL 202 プロトコールによる治療成績が報告されている[2]．本プロトコールでは，8日目からイマチニブを併用する．
- 通常の G-banding による染色体分析では，Ph 染色体の結果を得るまでに約2週間と時間を要する．そのため，数日以内に結果が得られる RT-PCR での BCR-ABL 融合遺伝子（major BCR と minor BCR 両方の検査を行う）検査が必要である．

鉄則 ❷ Ph 染色体（BCR-ABL 融合遺伝子）陽性か陰性かを必ず確認しよう．

- Ph 染色体の有無は，治療選択上極めて重要．
- 早急に結果を知るために，RT-PCR でキメラ遺伝子を検査する．
- 他の染色体異常も確認する必要があり，通常の G-banding による染色体分析も行う．

プラクティス 1 の 教訓

Ph 染色体陽性 ALL に対しては，Ph 染色体陰性 ALL と異なるプロトコールに則って治療する．診断時には RT-PCR で BCR-ABL 融合遺伝子の検査を必ず行う．

プラクティス 2　20 歳女性．　頻度 ★☆☆　緊急度 ★★★

1 か月前から鼻出血が多いことを自覚していた．2 日前より咳嗽，咽頭痛，右大腿皮下出血あり，近医受診．血液検査で白血病が疑われ紹介受診し入院．両側大腿内側の皮下出血あり．他の身体所見に異常なし．

WBC 130,900/μL（MYELO 0.5，SEG 2.0，EOS 1.0，LY 4.0，BLAST 92.5%），Hb 6.7 g/dL，PLT 4.2 万/μL，Cr 0.75 mg/dL，UA 9.4 mg/dL，LDH 467 U/L，AST 17 U/L，ALT 20 U/L．骨髄は MPO 染色陰性のリンパ芽球様の腫瘍細胞が 90% 以上を占め，ALL と診断した．

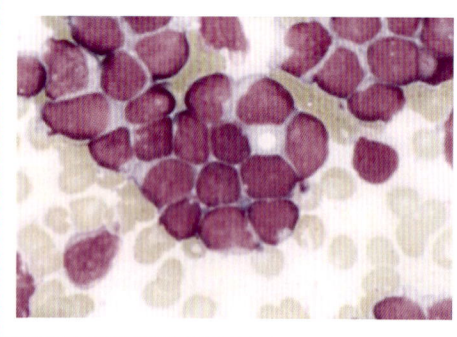

図 5　骨髄像（Wright-Giemsa 染色）
骨髄ではやや大小不同のある小型の芽球の著明な増殖を認めた．MPO 染色は陰性だった．

[Q1] 化学療法開始前に行うべきことは？

[A1] TLS の予防！

鉄則 ①　急性リンパ性白血病（ALL）の治療開始前に，腫瘍崩壊症候群（TLS）を予防しよう．

- ALL で白血球数が 10万/μL 以上と多く，TLS の高リスクである．
- 輸液を開始し，ラスブリカーゼ（ラスリテック®）を使用した．

[Q2] 検索した範囲では遺伝子異常は検出されなかった．どのようなプロトコールで治療する？

[A2] 小児 ALL と同様のプロトコールを考慮する．

もっと知りたい　思春期・若年成人 ALL の治療

- ALL の治療を開始する際は，年齢の考慮が重要になる．
- 成人 ALL の完全寛解率は 70〜90％であり，小児と比較してもそれほど悪くない．
- しかし，長期生存率は 30〜40％であり，小児の約 80％と比較して明らかに不良である．
- 思春期・若年成人 ALL に対して，小児プロトコールで治療した場合と成人プロトコールで治療した場合を比較すると，小児プロトコールでの成績が優れていることが報告された[3]．
- しかし，高齢者を小児プロトコールで治療した場合は，治療中の死亡が多かった．
- 以上より，15 歳から 25 歳までの思春期・若年成人 ALL 患者では，小児 ALL プロトコールで治療するのが妥当と考えられる．
- 小児用プロトコールは成人用と比較して，ステロイド，ビンクリスチン，L-アスパラギナーゼなど骨髄抑制の弱い薬剤が増量され，中枢神経白血病予防を早期から頻回に入れてある．

- 本例は 20 歳であり，小児 ALL のプロトコールを用いた治療を考慮する．

鉄則 ③ 思春期・若年成人 ALL には，小児 ALL プロトコールを使用する．

[Q3] L-アスパラギナーゼ使用時に注意すべきことは？

[A3] 本剤に特徴的な副作用，特に凝固異常！

ココが point　L-アスパラギナーゼの副作用

- L-アスパラギナーゼの副作用には，アナフィラキシー，凝固異常，肝機能障害，膵炎，高血糖，高アンモニア血症などがある．
- なかでも，凝固因子の低下による凝固異常がよくみられる．
- 血栓症と出血傾向のどちらも合併する危険があり，アンチトロンビン（AT）低下には AT 製剤，フィブリノゲン低下には新鮮凍結血漿（FFP）を使用する．

> **鉄則 4** L-アスパラギナーゼに特徴的な副作用に注意しよう．

プラクティス2の 教訓

成人ALLの予後は小児ALLと比較して不良だが，思春期・若年成人では小児ALLのプロトコールで予後の改善が期待される．

プラクティス3　36歳女性．　頻度 ★☆☆　緊急度 ★★★

6週間前から倦怠感，微熱，左腰部痛が出現．3週間前から背部痛も自覚し，2週間前から発熱，倦怠感が増強し近医受診．血小板減少と貧血を認め当院紹介受診．
体温38.1℃．眼瞼結膜貧血様．口腔内に点状出血．表在リンパ節・肝脾触知せず．
WBC 5,700/μL（Erbl 5/100 WBC，PRO 0.3，MYELO 2.3，META 1.3，STAB 2.0，SEG 16.0，BASO 0.3，LY 24.0，BLAST 53.8%），Hb 5.8 g/dL，PLT 8,000/μL，PT-INR 1.01，APTT 27.5秒（基準値：25.0〜36.0秒），フィブリノゲン 855.0 mg/dL，AT 130.0%，D-ダイマー 36.3 μg/mL，Cr 0.54 mg/dL，UA 5.5 mg/dL，LDH 458 U/L，AST 40 U/L，ALT 22 U/L，CRP 1.2 mg/dL．
骨髄検査ではMPO染色陰性芽球の増加を認め，ALLと診断した．

- 白血球数5,700/μL（<100,000/μL）でLDHは基準値の2倍未満であり，TLSの中間リスクと判断し，補液とアロプリノールを開始した．

[Q1] 貧血と血小板減少に対してはどうする？

[A1] 濃厚赤血球2単位と血小板血漿10単位を輸血した．

ココがpoint　急性白血病での輸血
- 急性白血病の貧血には，化学療法による骨髄抑制期も含めて，通常の慢性貧血と同様に，Hb 7 g/dLを維持するように赤血球輸血を行う．
- 血小板減少には，国際的には1万/μLを維持するように血小板輸血をするとされている．
- しかし，日本の血小板製剤供給の現状を考慮すると，2万/μLを維持するように計画的に輸血するのが妥当と考えられる．

- 本例では，顕性の播種性血管内凝固症候群（DIC）はないが，D-ダイマー高値であり潜在的なDICが疑われた．
- 化学療法により腫瘍崩壊が生じ，DICも増悪する可能性が高いと判断し，ダナパロイドナトリウム（オルガラン®）も開始した．

Q2 治療選択に重要な検査は？

A2 BCR-ABL 融合遺伝子（または Ph 染色体）検査！

鉄則 ② Ph 染色体（BCR-ABL 融合遺伝子）陽性か陰性かを必ず確認しよう．

- PSL，DNR，VCR，CPA による化学療法を開始した．
- 治療開始 3 日後，RT-PCR にて BCR-ABL を含めスクリーニングした融合遺伝子はすべて陰性であることが判明し，当初予定していた治療を継続した．

Q3 今後の治療方針を決めるために重要なことは？

A3 造血幹細胞移植の適応を考慮する！

ココが point　急性リンパ性白血病（ALL）の移植適応

- 予後不良因子を有する成人 ALL は高リスクと判断され，可能であれば第一寛解期に同種移植を行うことが推奨される．
- 予後不良因子のない標準リスクでも，血縁ドナーがいれば同種移植により生存率が向上すると考えられ，第一寛解期での移植が勧められる傾向にある．
- 血縁者にドナー候補がいればリスクにかかわらず血縁ドナーの検索を行い，適合ドナーがいれば第一寛解期での移植を目指す．
- 血縁ドナーがいなければ，標準リスクなら化学療法を継続し，予後不良因子があれば非血縁ドナーを検索する（骨髄バンクに登録する）．
- しかし，移植の適応は各施設の方針が大きく関与する．

ココが point　急性リンパ性白血病（ALL）の予後不良因子

- ALL の予後不良因子として報告されているのは，以下の因子である．
  - 年齢（35 歳以上．30 歳以上とする報告もある）
  - 初診時白血球数（B 細胞性＞30,000/μL，T 細胞性＞100,000/μL）
  - Ph 染色体，t(4;11)，t(1;19)，+8，hypodiploidy，複雑核型
  - 寛解到達までの期間（＞4 週間）

鉄則 ⑤ 同種造血幹細胞移植の適応を評価しよう

- 本例は，染色体異常はなく治療の反応も良好だったが，年齢 36 歳が予後不良因子になる．

- 高リスク ALL と判断し，同種造血幹細胞移植の適応と考えてドナーを検索した．
- 弟が 1 人いたが HLA が適合しなかった．
- 骨髄バンクに登録し，化学療法を継続しながらドナーを検索した．

ココが point　急性骨髄性白血病（AML）と急性リンパ性白血病（ALL）の標準療法

- 急性前骨髄球性白血病（APL）を除く AML の標準的な寛解導入療法は，イダルビシン（またはダウノルビシン）とシタラビンの併用が標準療法として確立している．
- 一方，ALL に対する治療は，寛解導入療法，地固め療法，維持療法のそれぞれでさまざまなプロトコールが作成されており，その内容はプロトコールごとに大きく異なっている．
- 現時点では ALL の標準療法とするものはなく，施設（プロトコール）ごとの方針で治療内容が決められている．

プラクティス 3 の 教訓

移植可能な場合は，リスクを検討し，施設の方針に基づいて同種造血幹細胞移植の適応を評価する．適応がある場合は早期にドナー検索を行う．

☑ 最終チェック

❶ 急性リンパ性白血病（ALL）の治療開始前に予防すべきことは？
　➡ 腫瘍崩壊症候群（TLS）！

❷ 治療プロトコール選択のために必ず確認すべき検査は？
　➡ Ph 染色体（BCR-ABL 融合遺伝子）の検査！

❸ 思春期・若年成人 ALL に対する治療プロトコールは？
　➡ 小児 ALL プロトコール！

❹ L-アスパラギナーゼに特徴的な副作用は？
　➡ 凝固因子低下による凝固異常！　血栓症および出血傾向！

❺ 成人 ALL の同種造血幹細胞移植の適応は？
　➡ 移植可能な高リスク！　標準リスクは各施設の方針による！

参考文献

1) Cairo MS, Coiffier B, Reiter A, et al：Recommendations for the evaluation of risk and prophylaxis of tumor lysis syndrome（TLS）in adults and children with malignant diseases；an expert TLS panel consensus. Br J Haematol 149：578-586, 2010
2) Yanada M, Takeuchi J, Sugiura I, et al：High complete remission rate and promising outcome by combination of imatinib and chemotherapy for newly diagnosed *BCR-ABL*-positive acute lymphoblastic leukemia；a phase II study by the Japan Adult Leukemia Study Group. J Clin Oncol 24：460-466, 2006
3) Stock W, La M, Sanford B, et al：What determines the outcome for adolescents and young adults with acute lymphoblastic leukemia treated on cooperative group protocols? A comparison of Children's Cancer Group and Cancer and Leukemia Group B. Blood 112：1646-1654, 2008
4) 竹内　仁：成人 ALL の治療方針. 臨床血液 53：1528-1537, 2012

（樋口敬和）

5 慢性骨髄性白血病
── 診断は major BCR-ABL が決め手

鉄則

1. 好塩基球増加をみたら，まず骨髄増殖性腫瘍（MPN）を疑う．
2. MPN の病型分類には，増加の著しい血球に注目．
   - 顆粒球↑：慢性骨髄性白血病（CML）
   - 赤血球↑：真性赤血球増加症（PV）
   - 血小板↑：本態性血小板血症（ET）
   - 単球↑：慢性骨髄単球性白血病（CMML）
3. CML の確定診断は，major BCR-ABL の証明．
4. 慢性期 CML の第一選択薬は，チロシンキナーゼ阻害薬（TKI）．
5. Ph 染色体陽性急性白血病と CML 初発時急性転化との鑑別には，好中球 FISH．

- 慢性骨髄性白血病（chronic myelogenous leukemia；CML）は TKI が著効する．CML を見逃すな．
- 骨髄増殖性腫瘍（myeloproliferative neoplasms；MPN）の病型分類のポイントを把握しよう．
- TKI を使い分けられるようになろう．
- フィラデルフィア（Ph）染色体陽性急性白血病と CML 初発時急性転化とを鑑別しよう．

プラクティス 1　46 歳男性． 　頻度 ★★☆　緊急度 ★☆☆

職場健診にて白血球増加を指摘され受診．
健診の血算は，WBC 26,000/μL（MYELO 13.0，META 31.0，STAB 2.0，SEG 44.0，BASO 5.0，LY 4.0，MONO 1.0％），Hb 14.0 g/dL，MCV 88.0 fL，PLT 55.0 万/μL．
全身状態は良好で自覚症状はない．発熱なし，リンパ節腫大なし，胸部に異常所見なし，脾臓を肋骨弓下 3 cm 触知，神経学的所見は正常．

Q1 血算，血液像の異常所見は？

A1 高度の左方移動を伴う顆粒球増加，血小板増加，そして好塩基球増加！

- 左方移動を伴う顆粒球主体の白血球増加と血小板増加はすぐに目につく．これらは，血液疾患の他にも急性・慢性感染症でも起こりうる．
- 好塩基球5％は割合でみると軽度の増加に過ぎないが，白血球数自体が増加しているため，絶対数は1,300/μL（基準値：0～100）と高度の増加である．
- 網赤血球と同様，割合で示される検査結果をみた場合は，絶対数を考慮することが重要．
- 本例のリンパ球4％や単球1％は割合では減少しているが，絶対数では正常である．
- 発熱なく，全身状態が良好で，好塩基球増加がみられることより，炎症性疾患よりもMPNを強く疑う．
- MPN以外で好塩基球増加がみられる疾患は稀である．

鉄則 ❶ 好塩基球増加をみたら，まず骨髄増殖性腫瘍（MPN）を疑う．

Q2 次に行う検査は？

A2 major BCR-ABLキメラmRNA定量的PCR，骨髄Ph染色体FISH，骨髄染色体分析，骨髄像，好中球アルカリホスファターゼ（NAP），ビタミンB_{12}，尿酸，LDH．

- 顆粒球系の左方移動を伴う増加があり，MPNのなかでもCMLが最も考えられる．
- CMLの根本的原因は染色体転座で生じたmajor BCR-ABL融合遺伝子であり，これの証明が確定診断になる．
- Major BCR-ABL融合遺伝子の証明には，染色体分析によるt(9;22)転座の検出，FISH法，RT-PCR法などがある．染色体分析は約2週間を要し，FISH法は数日，PCRは1～2日である．
- Major BCR-ABL融合遺伝子陽性でも，Ph染色体陰性のいわゆるmasked Phの例が約5％存在する．
- FISHと通常の染色体分析を同時に検索すると，どちらか一方しか保険適用にならない．
- CMLは通常慢性期→移行期→急性転化期と進展する（表7）が，初発時に移行期や急性転化の例もある．病期判定のためには骨髄像検査やNAPが有用である．

表7 慢性骨髄性白血病（CML）の病期診断基準[1, 2]

	IBMTR	WHO
慢性期	以下のいずれでもない	以下のいずれでもない
移行期	・慢性期治療に抵抗性の白血球増加 ・5日間で2倍以上の白血球増加 ・末梢血もしくは骨髄中の芽球≧10% ・末梢血もしくは骨髄中の芽球＋前骨髄球≧20% ・末梢血中の好酸球＋好塩基球≧20% ・慢性期治療に抵抗性の貧血，血小板減少 ・持続する血小板減少 ・付加的染色体異常 ・進行性の脾腫 ・骨髄線維化の進行	・末梢血もしくは骨髄有核細胞中の芽球10～19% ・末梢血中好塩基球≧20% ・治療の有無にかかわらず持続性血小板減少（<10万/μL） ・慢性期治療中にもかかわらず血小板増加（>100万/μL） ・慢性期治療にもかかわらず脾腫や白血球増加が進行 ・付加的染色体異常
急性転化期	・末梢血もしくは骨髄中の芽球≧30% ・髄外病変	・末梢血もしくは骨髄有核細胞中の芽球≧20% ・芽球による髄外病変 ・骨髄生検病理所見による，芽球の大集塊の存在

- NAPは，慢性期は低下し，移行期・急性転化期には上昇する．
- ビタミンB_{12}，尿酸，LDHは，通常上昇する．
- 発熱，四肢末端の疼痛などの症状が，移行期や急性転化期に特徴的である．

鉄則 ❷ MPNの病型分類には，増加の著しい血球に注目．

　　顆粒球↑：慢性骨髄性白血病（CML）
　　赤血球↑：真性赤血球増加症（PV）
　　血小板↑：本態性血小板血症（ET）
　　単球↑：慢性骨髄単球性白血病（CMML）

鉄則 ❸ CMLの確定診断は，major BCR-ABLの証明．

【Q3】治療は？

【A3】TKI (tyrosine kinase inhibitor).

- 慢性期CMLに対する第一選択薬は，イマチニブ，ニロチニブ，ダサチニブなどのTKI．
- TKIはmajor BCR-ABL蛋白のATP結合部位を塞ぐことにより，チロシンキナーゼ活性を阻害する．その結果，白血病細胞は増殖の優位性を失い，細胞寿命により細胞死に至るとされる．
- TKIにより，90%以上に血液学的寛解，約80%に細胞遺伝学的寛解，約40%にmajor molecular responseが得られる（表8）．
- CML急性転化やPh染色体陽性急性リンパ性白血病（Ph-ALL）を除き，TKI投与後に腫瘍崩壊症候群（TLS）を起こした報告はほとんどない．TKIは直接的な殺細胞活性をもたず，増殖を止めることにより寿命の来た細胞が減少して

- いくからである．
- したがって，高度の高尿酸血症や高リン血症がなければ，外来でも治療を開始できる．
- TKI には体液貯留，消化器症状，眼瞼周囲の浮腫，こむら返りなど多様な副作用がある．通常は対症療法で対応できるが，休止や減量を余儀なくされる例もある．

表 8　慢性期 CML の治療効果判定基準

血液学的完全寛解（complete hematologic response）
・末梢血白血球数 10,000/μL 以下，かつ血算の正常化
・血小板数＜45 万/μL
・末梢血中に骨髄球以前の幼若顆粒球がみられない
・触知可能な脾腫を認めず，その他の原病による自覚症状を認めない
細胞遺伝学的効果（cytogenetic response）
・Complete：Ph 染色体を検出せず（通常の染色体分析による）
・Partial：Ph 染色体陽性細胞割合 1〜35%
・Major：Ph 染色体陽性細胞割合 0〜35%
・Minor：Ph 染色体陽性細胞割合＞35%
分子生物学的効果（molecular response）
・Complete：BCR-ABL mRNA を検出しない
・Major：BCR-ABL mRNA 量がコントロール遺伝子の mRNA コピー数に対して 0.1%以下

鉄則 4　慢性期 CML の第一選択薬は，チロシンキナーゼ阻害薬（TKI）．

プラクティス 1 の 教訓

白血球増加をみたら，反応性増加と腫瘍性増加を鑑別する．
好塩基球増加は，骨髄増殖性腫瘍を疑う決め手になる．
BCR-ABL の証明により CML の診断は確定する．

ココが point　慢性骨髄性白血病（CML）の分子病態

- CML は major BCR-ABL という単一の遺伝子変異のみによって成立する．
- Major BCR-ABL 遺伝子産物にはチロシンキナーゼ活性があり，これが造血幹細胞で恒常的に発現して増殖能が高まった病態が CML である．
- 付加的な遺伝子変異の蓄積により，細胞の不死化や分化の停止などの異常を生じることにより，慢性期から移行期や急性転化期への病態になる．

> **もっと知りたい** 慢性骨髄性白血病（CML）の TKI 耐性
>
> - TKI は CML に対して高い効果を持つが，薬剤耐性の出現がときに問題になる．
> - さまざまな薬剤耐性機序の報告があるが，臨床的には BCR-ABL 遺伝子の点突然変異がほとんどである．
> - イマチニブ耐性例には，イマチニブ増量，ニロチニブやダサチニブへの変更が有効である．
> - ただし T315I 変異例では，上記のいずれの TKI にも耐性を示す．これが疑われる例では，BCR-ABL 遺伝子変異の検索が必要である．
> - 新しい TKI であるポナチニブは T315I 変異例にも有効だと報告されている．

プラクティス 2 　42 歳男性． 　　　　　　　　　　　頻度 ★☆☆　緊急度 ★★★

出血傾向を主訴に近医を受診．高度の血小板減少と末梢血中に多数の芽球を認め，急性白血病疑いにて紹介受診．
WBC 11,400/µL（BLAST 9.5，PRO 0.5，MYELO 21.5，META 7.0，STAB 4.0，SEG 7.5，EOS 0.5，LY 41.0，MONO 8.5%），Hb 13.5 g/dL，PLT 3.2 万/µL．
骨髄は高度過形成であり，ペルオキシダーゼ陽性で分化傾向のある芽球を 42% 認めた．芽球は非特異的エステラーゼ陰性で，急性骨髄性白血病（AML）FAB M2 が強く疑われた．
すぐにライン確保，補液，アロプリノールなどを開始し，寛解導入療法の準備をした．入院翌日，白血病キメラ遺伝子の multiplex PCR の結果が判明．major BCR-ABL キメラ mRNAと WT-1 遺伝子が高度陽性だった．

Q1 鑑別診断は？

A1 Ph 染色体陽性急性白血病または CML 初発時急性転化．

- 成人急性リンパ性白血病（ALL）の約 50% は，Ph 染色体陽性（Ph-ALL）である．
- Ph-ALL の約 2/3 は minor BCR-ABL 陽性，約 1/3 が major BCR-ABL 陽性である．Minor BCR-ABL と major BCR-ABL 両者陽性の例もある．
- Ph-ALL は，しばしば骨髄系抗原陽性のいわゆる biphenotypic leukemia になる．
- 本例のようなペルオキシダーゼ陽性例は，Ph 染色体陽性 AML と診断されることもあるが，Ph 染色体陽性急性白血病で ALL と AML とを分類する臨床的意義は少ない．
- CML は慢性期で診断される例がほとんどだが，稀に初発時に急性転化の例もあり，Ph 染色体陽性急性白血病と CML 初発時急性転化とを鑑別する必要がある．

Q2 次に行う検査は？

A2 Ph 染色体の好中球 FISH．

- Ph 染色体陽性急性白血病では，白血病細胞以外の細胞は原則として正常細胞なので Ph 染色体陰性のはずである．
- 一方，一定期間慢性期が存在した未治療 CML 急性転化例では，成熟好中球の大多数も Ph 染色体クローンに置き換わっているはずである．
- したがって，成熟好中球の多数が Ph 染色体陽性であれば，CML 急性転化の診断となる．
- 本例では好中球 FISH でも major BCR-ABL が陽性であり，CML 初診時急性転化と診断した．

Q3 治療は？

A3 TKI を併用した化学療法を行い，同種造血幹細胞移植を目指す．

- Ph 染色体陽性急性白血病でも CML 初診時急性転化でも TKI は有効である．
- しかし，いずれも TKI 単独では短期間に耐性化するため，長期間の TKI 単独治療は避け，他の抗腫瘍薬を併用する．
- CML 急性転化は，化学療法単独では原則として治癒は得られず極めて予後不良である．
- そのため，TKI 併用化学療法にて腫瘍細胞を極力少なくした状態で，同種造血幹細胞移植を行うことが推奨される．

鉄則 5 Ph 染色体陽性急性白血病と CML 初発時急性転化との鑑別には，好中球 FISH．

プラクティス 2 の 教訓

Major BCR-ABL 陽性の急性白血病をみたら，CML の急性転化との鑑別が必要．

☑ 最終チェック

❶ 好塩基球増加をみたらまず何を疑う？
　➡ **骨髄増殖性腫瘍（MPN）！**

❷ MPN の病型分類には何に注目？
　➡ **増加の著しい血球！**
　　　顆粒球↑：慢性骨髄性白血病（CML）
　　　赤血球↑：真性赤血球増加症（PV）
　　　血小板↑：本態性血小板血症（ET）
　　　単球↑：慢性骨髄単球性白血病（CMML）

❸ CML の確定診断には何を証明？
　➡ **Major BCR-ABL！**

❹ 慢性期 CML に対する第一選択薬は？
　➡ **チロシンキナーゼ阻害薬！**

❺ Ph 染色体陽性急性白血病と CML 初発時急性転化とを鑑別するには？
　➡ **好中球 FISH.**

参考文献

1) Savage DG, Szydlo RM, Chase A, et al：Bone marrow transplantation for chronic myeloid leukaemia：the effects of differing criteria for defining chronic phase on probabilities of survival and relapse. Br J Haematol 99：30-35, 1997
2) Swerdlow SH, Campo E, Harris NL, et al：WHO Classification of Tumours of Haematopoietic and Lymphoid Tissues. IARC press, Lyon, 2008

〈森慎一郎〉

6 骨髄異形成症候群
―― リスク分類に基づいて対応しよう

鉄則

1. 骨髄異形成症候群（MDS）に特異性の高い血球形態異常は，環状鉄芽球，低分葉好中球，脱顆粒好中球，微小巨核球．
2. MDSは高齢者が多い．合併症に注意しよう．
3. MDSはリスク分類に基づいて治療方針を決める．
4. 血球減少が軽度で無症状の低リスク群は，無治療で経過観察が原則．
5. 適応があれば，輸血などの支持療法を行う．
6. 定期的に赤血球輸血を行う場合は，鉄キレート療法が必須．
7. 高リスク群では，同種造血幹細胞移植の適応を検討する．
8. 移植適応のない高リスク群では，アザシチジンが第一選択．

- MDSは同じ病型でも症状，経過はさまざまだ．
- リスク分類がとても大切．
- MDSの治療方針が決められるようになろう．

プラクティス1　81歳男性． 頻度★★　緊急度★★

高血圧，脂質異常，心房細動でアテノロール，アムロジピン，ピタバスタチンとワルファリンを内服中．血小板は，10年前は14.8万/μL，3年前は9.4万/μLと徐々に減少し，数日前から歯肉出血を認めるようになった．

体温36.6℃，血圧118/80 mmHg，脈拍72/分（不整），不整脈以外に身体所見に異常なし．WBC 7,800/μL（MYELO 0.5, META 0.5, STAB 2.0, SEG 44.5, EOS 1.5, LY 33.0, MONO 17.0%），Hb 8.8 g/dL，MCV 109.7 fL，PLT 2.6万/μL，Ret 2.38%，Cr 0.59 mg/dL，T-Bil 0.4 mg/dL，LDH 455 U/L，AST 20 U/L，ALT 23 U/L，PT-INR 1.48，APTT 33.7秒（基準値：25.0〜36.0秒）．

Q1 考えられる疾患は？

A1 骨髄異形成症候群（myelodysplastic syndrome；MDS）！

- 高齢者で徐々に進行する2系統以上の血球の減少をみたら，MDSの可能性を考える．
- MDSの貧血は，正球性（MCV 80〜100 fL）または軽度の大球性（MCV 100〜110 fL）．
- 本例では貧血と血小板減少の2系統の血球の減少があり，貧血はMCV 109.7 fLと軽度大球性でありMDSが示唆される．
- さらに，白血球分画で幼若好中球が出現していることからもMDSの可能性は高い．

【Q2】 他にMDSを示唆する検査値は？

【A2】 LDH高値，血清フェリチン高値など．

- MDSでは，無効造血を反映してLDHや血清フェリチンの高値が多い．
- ハプトグロビン低値，間接ビリルビン軽度高値もみられることがある．
- これらの所見があれば，MDSの可能性をより考える．
- 本例でも，LDH 455 U/Lと高値だった．

ココがpoint 骨髄異形成症候群（MDS）とは？

- MDSは，造血幹細胞に後天的に遺伝子異常が生じて発症するクローン性疾患．
- 血球減少，1系統以上の血球の異形成，無効造血，急性骨髄性白血病（AML）発症リスクの増加などの特徴があり，多様性に富む．
- 高齢者に多い．本邦の診断時年齢中央値は64歳．
- 異常クローンの増加によって正常造血抑制と無効造血を生じ，血球減少をきたす．
- 臨床症状は，血球減少の範囲と程度により多彩．
- 血球減少だけでなく血球の機能異常も合併して骨髄不全の徴候をきたす．
- 同じ病型であっても，症例によって臨床像や予後も多様．
- 通常は治療抵抗性．
- 主な直接死因は，骨髄不全（特に感染症と出血）と急性白血病への移行．

【Q3】 診断に必要な検査は？

【A3】 骨髄検査と染色体分析！

ココが point 骨髄異形成症候群（MDS）の診断と病型分類

- MDS の診断と病型分類には，血液検査だけでなく骨髄穿刺（できれば生検も）が必要．
- MDS の診断と分類には，WHO 分類第 4 版が現在用いられている（表 9）．

表 9　WHO 分類第 4 版による骨髄異形成症候群（MDS）の分類

病型	末梢血所見	骨髄所見
Refractory cytopenia with unilineage dysplasia (RCUD) 　Refractory anemia (RA) 　Refractory neutropenia (RN) 　Refractory thrombocytopenia (RT)	1～2 系統の血球減少 （3 系統の血球減少の場合は MDS-U に分類） 芽球＜1%	1 系統で 10%以上に異形成 芽球＜5% 環状鉄芽球＜赤芽球の 15%
Refractory anemia with ring sideroblasts (RARS)	貧血（＋） 芽球（－）	赤芽球の異形成のみ 環状鉄芽球≧赤芽球の 15% 芽球＜5%
Refractory cytopenia with multilineage dysplasia (RCMD)	血球減少 芽球＜1% Auer 小体（－） 単球＜1,000/μL	2 系統以上の 10%以上に異形成 芽球＜5% Auer 小体（－）
RA with excess blasts-1 (RAEB-1)	血球減少 芽球＜5% Auer 小体（－） 単球＜1,000/μL	1～3 系統の 10%以上に異形成 芽球 5～9% Auer 小体（－）
RAEB-2	血球減少 芽球 5～19% Auer 小体（±） 単球＜1,000/μL	1～3 系統の 10%以上に異形成 芽球 10～19% Auer 小体（±）
MDS-unclassified (MDS-U)	血球減少 芽球＜1%	異形成は 1～3 系統に 10%未満だが MDS と診断できる染色体異常を認める 芽球＜5%
MDS associated with isolated del (5q)	貧血 血小板数正常または増加 芽球＜1%	低分葉巨核球増加 芽球＜5% del (5q) の単独異常 Auer 小体（－）

RCUD：単一血球系統の異形成を伴う不応性血球減少症，RA：不応性貧血，RN：不応性好中球減少症，RT：不応性血小板減少症，RARS：環状鉄芽球を伴う不応性貧血，RCMD：多血球系異形成を伴う不応性血球減少症，RAEB：芽球増加を伴う不応性貧血，MDS-U：分類不能型骨髄異形成症候群，MDS associated with isolated del (5q)：染色体異常 isolated del (5q) を伴う骨髄異形成症候群
〔Bunning RD, Orazi A, Germing U, et al：Myelodysplastic syndromes/neoplasms, overview. In：Swerdlow SH, Campo E, Harris NL, et al (eds)：WHO Classification of Tumours of Haematopoietic and Lymphoid Tissues. 4th ed, IARC, Lyon, 2008, pp88-93[1]より〕

- 通常の Giemsa 染色に加えて，環状赤芽球を評価するために鉄染色も行う．
- 血球減少にもかかわらず，通常，骨髄は正形成または過形成．
- ときに低形成（低形成 MDS）のことがあり，再生不良性貧血（AA）との鑑別が問題になる．
- MDS の 10～20%では骨髄の線維化を伴い（線維化を伴う MDS），骨髄穿刺では dry-tap になる．
- 骨髄が dry-tap の場合は骨髄生検が必要．しかし，生検標本では MDS の診断に重要な芽球割合はカウント困難で，個々の細胞形態の評価も難しい．

【Q4】 MDS に特異性が高い血球形態異常は？

【A4】 環状鉄芽球，低分葉好中球，脱顆粒好中球，微小巨核球！

ココがpoint 骨髄異形成症候群（MDS）の血球形態異常（図6 参照）

- MDS では血球に多彩な形態異常がみられる．
- MDS に特異性が高い形態異常は，環状鉄芽球，低分葉好中球（Pelger 核異常）（図 6A），脱顆粒（無〜低顆粒）好中球，微小巨核球（図 6C）である．
- 特異性で劣るが，MDS にみられる有意な形態異常
  - ▶ 好中球系では，小型または大型好中球，過分葉好中球，偽 Chédiak-Higashi 顆粒，Auer 小体．
  - ▶ 赤芽球系では，核辺縁不整，核間架橋，核崩壊像（図 6B），多核赤芽球，過分葉核赤芽球，巨赤芽球様変化，細胞質空胞化，PAS 染色陽性．
  - ▶ 巨核球系では，単核〜低分葉巨核球，分離多核巨核球（図 6D）．
- 形態異常がそれぞれの系列の細胞の 10％以上にみられた場合を有意とする．

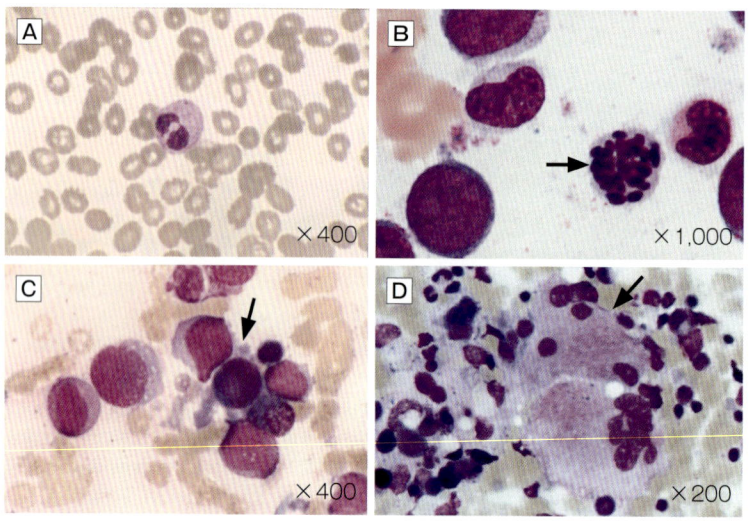

図6　骨髄異形成症候群（MDS）でみられる血球の形態異常
A：低分葉好中球（Pelger 核異常）（末梢血），B：赤芽球核崩壊像（→）（骨髄），
C：微小巨核球（→）（骨髄），D：分離多核巨核球（→）（骨髄）．
Wright-Giemsa 染色．

鉄則 ❶ 骨髄異形成症候群（MDS）に特異性の高い血球形態異常は，環状鉄芽球，低分葉好中球，脱顆粒好中球，微小巨核球．

- 本例では，骨髄は正形成で巨核球は軽度増加していた．
- 骨髄球系細胞/赤芽球系細胞（M/E）比は 3.0：1 で，骨髄の芽球割合は 2.0％だった．

- 微小巨核球，分離多核巨核球，好中球の Pelger 核異常などの形態異常を認めた．
- 骨髄細胞の染色体分析では，46, XY［20］だった．

ココが point　骨髄異形成症候群（MDS）の染色体異常（表10参照）

- MDS の 50〜60％で染色体異常がみられる．
- 染色体分析は，MDS の診断，リスク分類，治療の選択などに極めて重要．
- 血球減少があり MDS に特徴的な染色体異常があれば，形態異常がそれぞれの系列の細胞の 10％以上でなくても MDS と診断できる〔分類不能型骨髄異形成症候群（MDS-unclassified；MDS-U）〕．

表10　骨髄異形成症候群（MDS）でみられる染色体異常

染色体異常 不均衡型	頻度	染色体異常 均衡型	頻度
+8 *	10％	t(11;16) (q23;p13.3)	
-7 or del(7q)	10％	t(3;21) (q26.2;q22.1)	
-5 or del(5q)	10％	t(1;3) (p36.3;q21.2)	1％
del(20q)*	5〜8％	t(2;11) (p21;q23)	1％
-Y*	5％	inv(3) (q21;q26.2)	1％
i(17q) or t(17p)	3〜5％	t(6;9) (p23;p34)	1％
-13 or del(13q)	3％		
del(11q)	3％		
del(12p) or t(12p)	3％		
del(9q)	1〜2％		
idic(X) (p13)	1〜2％		

*の染色体異常は，形態学的基準を満たさない場合はこれらの染色体異常があっても MDS と診断できない．原因不明の血球減少が持続していて，*以外の染色体異常があれば，血球形態異常が明らかでなくても MDS の可能性を考える．
〔Bunning RD, Orazi A, Germing U, et al：Myelodysplastic syndromes/neoplasms, overview. In：Swerdlow SH, Campo E, Harris NL, et al (eds)：WHO Classification of Tumours of Haematopoietic and Lymphoid Tissues. 4th ed, IARC, Lyon, 2008, pp88-93[1] より〕

Q5 診断は？

A5 MDS，多血球系異形成を伴う不応性血球減少症（refractory cytopenia with multilineage dysplasia；RCMD）．

- 本例では，巨核球と好中球に異形成を認め（2系統の異形成），芽球が骨髄細胞の 2.0％（<5％）であり，RCMD と診断した（表9）．

Q6 ワルファリンは継続していい？

A6 No！　中止する．

ココが point　血小板減少時の抗血小板・抗凝固療法

- MDS は高齢者に多い疾患である．経皮的冠動脈形成術（percutaneous coronary intervention；PCI）などの冠動脈インターベンション後の抗血小板療法や，心房細動があり脳塞栓症予防で抗凝固・抗血小板療法を施行している例も少なくない．
- 抗凝固・抗血小板療法は，出血性素因を有する患者や出血リスクが高い患者には禁忌あるいは慎重投与になる．そのリスクとベネフィットのバランスはケースごとに考慮する必要があり，そのバランスを一律に決めることはできない．
- ただし，血小板減少症を伴い活動性の出血をきたしているような場合は，当然，中止すべきである．止血困難であれば血小板輸血，ワルファリン投与中なら新鮮凍結血漿（FFP）やビタミン K が適応になる．
- 循環器疾患に対して血小板数に応じた抗血小板療法や抗凝固療法の適応を定めたガイドラインはほとんど存在しない．しかし，出血予防のために血小板輸血を必要とするような高度な血小板減少症の場合は，その使用は極めて慎重であるべきだろう．
- Society of Thoracic Surgeons のガイドラインでは，冠動脈バイパス術後のアスピリンは，血小板数が 5 万/μL 未満なら使用しないとしている[6]．
- PCI 後の抗血小板療法については，血小板数に応じたガイドラインはない．
- 冠動脈疾患患者の貧血に対する赤血球輸血については，「Hb レベルを 7〜9 g/dL を目標値として，Hb 7 g/dL を輸血の閾値とする」とするガイドラインはある[7]．

鉄則 ❷　MDS は高齢者が多い．合併症に注意しよう．

【Q7】 MDS の治療方針を決める際に必要なことは？

【A7】 MDS のリスク分類！

- MDS の臨床像と予後は，同じ病型でも症例ごとに多様性に富む．個々に応じた治療方針が必要である．
- 現在までに得られた治療成績のデータは，主に国際予後判定システム（International Prognostic Scoring System；IPSS）に基づいてリスク分類されている[8]．
- 本例でも IPSS に基づいたリスク分類を行った（表 11）．

表11　国際予後判定システム（IPSS）

予後因子の配点	0	0.5	1	1.5	2
骨髄での芽球	<5%	5〜10%	—	11〜20%	21〜30%
核型	良好	中間	不良		
血球減少	0/1系統	2/3系統			

血球減少
　好中球減少：好中球<1,800/μL
　貧血：ヘモグロビン<10 g/dL
　血小板減少：血小板数<10万/μL

核型
　良好：正常, 20q-, -Y, 5q-
　中間：その他の異常
　不良：複雑（3個以上）, 7番染色体異常

リスク群	点数	生存期間中央値	25％白血病移行期間
Low	0	5.7年	9.4年
Intermediate（INT）-1	0.5〜1.0	3.5年	3.3年
Intermediate（INT）-2	1.5〜2.0	1.2年	1.1年
High	>2.0	0.4年	0.2年

Q8 本例のIPSSでのリスクは？

A8 Lowリスク！

- 本例では，①骨髄芽球は2.0％で0点，②核型は正常核型と良好群であり0点，③血球減少は貧血と血小板減少と2系統の血球減少であり0.5点．合計で0.5点．
→Lowリスクに分類される．

鉄則❸ MDSはリスク分類に基づいて治療方針を決める．

Q9 治療はどうする？

A9 基本的に経過観察とする．蛋白同化ホルモン（メテノロン）やビタミンK・Dの使用を考慮してもよい．

- 治療方針は，IPSSのLow/Intermediate（INT）-1を低リスク群，INT-2/Highを高リスク群と層別化して決定する（図7）．
- 本例は，IPSSではLowリスクであり低リスク群となる．

ココがpoint 骨髄異形成症候群（MDS）の新リスク分類；IPSS-R，WPSS

- IPSS がこれまで広く用いられてきたが，新たに改訂国際予後判定システム（Revised IPSS；IPSS-R）が提唱されている（表12）[9]．
- IPSS-R では，染色体異常をより細分化して重みをつけ，血球減少もより詳細にスコア化している．
- IPSS のリスク分類は 4 群だったが，IPSS-R では Very low, Low, Intermediate, High, Very high の 5 群になり，より適切なリスク分類が可能になった．
- 今後，IPSS-R によるデータが蓄積すれば，IPSS-R に基づいて治療方針が決められるだろう．
- WHO 分類と赤血球輸血の重要性をスコア化した WPSS（WHO classification-based Prognostic Scoring System）分類も提唱されている．
- WPSS は，診断時だけでなく経過中のリスクと予後評価にも有用といわれている．
- WPSS は，改訂前の WHO 分類に基づいていることに留意が必要である．

表12 改訂国際予後判定システム（IPSS-R）

予後因子の配点	0	0.5	1	1.5	2	3	4
核型	Very good		Good		Intermediate	Poor	Very poor
骨髄での芽球	≦2%		>2〜<5%		5〜10%	>10%	
ヘモグロビン値	≧10 g/dL		8〜<10 g/dL	<8 g/dL			
血小板数	≧10万/μL	5〜<10万/μL	<5万/μL				
好中球数	≧800/μL	<800/μL					

核型
  Very good：-Y，del(11q)．
  Good：正常，del(5q)，del(12p)，del(20q)，del(5q) を含む 2 つの異常．
  Intermediate：del(7q)，+8，+19，i(17q)，それ以外の 1 つまたは 2 つの異常．
  Poor：-7，inv(3)/t(3q)/del(3q)，-7/del(7q) を含む 2 つの異常，複雑核型（3 つの異常）．
  Very poor：複雑核型（3 つを超える異常）．

リスク群	点数	生存期間中央値	25%白血病移行期間
Very low	≦1.5	8.8年	Not reached
Low	>1.5〜3	5.3年	10.8年
Intermediate	>3〜4.5	3.0年	3.2年
High	>4.5〜6	1.6年	1.4年
Very high	>6	0.8年	0.73年

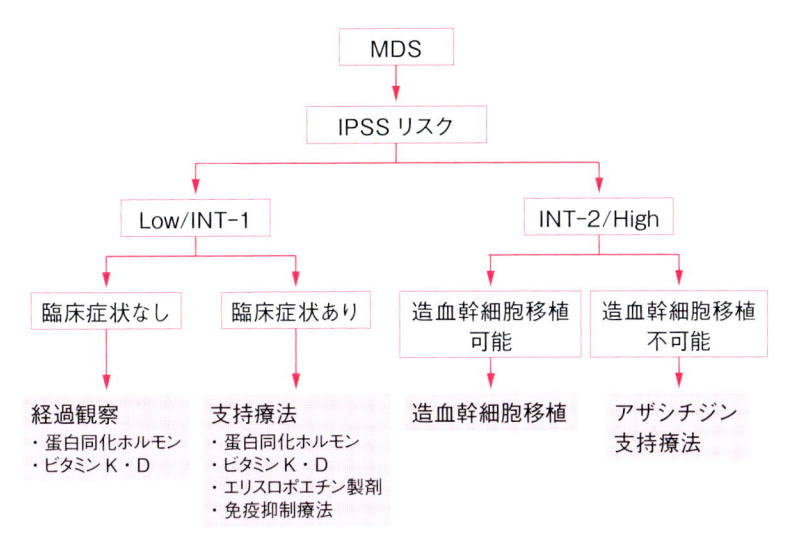

```
              MDS
               ↓
           IPSS リスク
        ┌──────┴──────┐
     Low/INT-1      INT-2/High
     ┌───┴───┐       ┌───┴───┐
  臨床症状なし 臨床症状あり  造血幹細胞移植 造血幹細胞移植
                        可能      不可能
     ↓        ↓         ↓         ↓
   経過観察   支持療法   造血幹細胞移植  アザシチジン
・蛋白同化ホルモン ・蛋白同化ホルモン           支持療法
・ビタミン K・D   ・ビタミン K・D
            ・エリスロポエチン製剤
            ・免疫抑制療法
```

図7 骨髄異形成症候群（MDS）のリスクに基づく層別化と治療方針
IPSS：International Prognostic Scoring System（国際予後判定システム），
INT：intermediate

鉄則 4 血球減少が軽度で無症状な低リスク群は，無治療で経過観察が原則．

ココが point 低リスク群 MDS の治療

- 低リスク群で血球減少が軽度で無症状なら，基本的に無治療で経過観察が可能．
- 低リスク群で貧血があり血清エリスロポエチン（EPO）濃度が 500 mU/mL 以下なら，EPO 製剤により貧血が改善する場合がある．欧米では推奨されているが，本邦では保険適用外．
- 抗胸腺細胞グロブリン（ATG）あるいはシクロスポリンによる免疫抑制療法によって，芽球の増加を伴わない MDS の約 30％に反応が得られると報告されている．しかし，これも本邦では保険適用外．
- ATG に反応する因子として，60 歳未満の若年者，シクロスポリンとの併用，骨髄低形成，HLA-DR15 の存在，輸血依存の期間が短い，発作性夜間ヘモグロビン尿症（PNH）クローンの存在，などがいわれている．
- 国際的には評価されていないが，主として本邦の経験と報告から，蛋白同化ホルモン（メテノロン，プリモボラン®）とビタミン K・D がよく試みられる．本邦での現況から考慮されてもよいと思われる．
- 同種造血幹細胞移植は，高齢者の多い MDS では適応例は少ないが，治癒を期待できる唯一の治療である．
- 移植は低リスク群には一般に適応はなく，考慮するのは病期が進行してからである．
- ただし，リスクの悪化傾向，高度の輸血依存性，繰り返す感染症，免疫抑制療法などの治療に不応性などがあれば，低リスク群でも移植の適応になりうる．

- 好中球減少があり感染症を合併した場合は，顆粒球コロニー刺激因子（granulocyte colony-stimulating factor；G-CSF）を使用する．
- 感染症非合併時での G-CSF 継続投与による感染症予防効果は確立していない．
- また芽球増加例では，G-CSF が芽球を増加させる可能性があり要注意である．
- 本邦では稀だが，5q- の染色体異常を単独で有し赤血球輸血に依存性の低リスク MDS〔染色体異常 isolated del（5q）を伴う骨髄異形成症候群；5q- 症候群：MDS associated with isolated del（5q）〕には，レナリドミド（レブラミド®）が第一選択になる．

ココがpoint　骨髄異形成症候群（MDS）に対する輸血

- MDS のリスクにかかわらず，適応があれば輸血などの支持療法は行う．
- MDS や AA による慢性貧血に対しては，一般に Hb 7 g/dL が赤血球輸血を行う閾値とされる．
- しかし，この値はあくまで１つの目安である．これより高値でも貧血症状が強くて赤血球輸血が必要な場合や，それより低値でも輸血が不要な場合もある．
- 赤血球輸血の際は，鉄キレート療法の適応を考慮する．
- 鉄キレート療法の開始基準は，１年以上の予後が期待できる下記のいずれかの場合である．
  ①総赤血球輸血量 40 単位以上
  ②連続する２回の測定で（２か月間以上）血清フェリチン値＞1,000 ng/mL
- 鉄キレート療法は，経口薬のデフェラシロクス（エクジェイド®）が第一選択．
- 鉄キレート療法によって，輸血依存性の低リスク MDS の生命予後が改善され，一部の例では造血能も改善する．
- MDS や AA では，重篤な出血を予防するために血小板数が１万/μL 以上に維持されるように，血小板輸血を計画的に行う．
- 血小板数が１万/μL 未満でも，安定して 0.5 万/μL 以上で出血症状が軽微な場合は，血小板輸血は適応にならない．
- 血小板数が 0.5 万/μL 前後あるいはそれ以下なら，血小板輸血の絶対適応になる．

- 本例では Hb 8.8 g/dL であり貧血の症状はなく，赤血球輸血の適応とならない．
- 本例での歯肉出血は，ワルファリンの中止とビタミン K の使用により消失した．他に出血症状はなく血小板は 2.6 万/μL であり，予防的な血小板輸血は適応にならない．

鉄則 5 適応があれば，輸血などの支持療法を行う．

鉄則 6 定期的に赤血球輸血を行う場合は，鉄キレート療法が必須．

> **ココがpoint　5q- 症候群**
> - 欧米に比べて本邦では非常に頻度が低いが，5番染色体長腕の単独欠失をもつ例は 5q- 症候群とされ，レナリドミドが有効である．
> - 5q- 症候群は，女性に多い，大球性貧血，血小板減少は少なく 1/3〜1/2 の例で血小板増加を認める，骨髄で単核の巨核球が増加，などの特徴がある．

プラクティス1の 教訓

高齢者で徐々に進行する2系統以上の血球減少をみたら，MDS の可能性を考え骨髄検査を行う．診断したらリスク分類に基づいて治療方針を決める．

プラクティス2　76歳男性．　頻度 ★★　緊急度 ★★

15年前から慢性腎臓病(Stage 3)と高尿酸血症があり，他院でアロプリノールの内服と定期的な血液・尿検査をしていた．1年前に WBC 5,000/μL, Hb 10.9 g/dL, MCV 106 fL, PLT 15.1万と軽度の大球性貧血が進行し，腎性貧血が疑われて EPO 製剤が開始された．しかし，その後も貧血は進行し3か月前からは労作時息切れが出現し，血小板減少も進行したため当院に紹介受診．
体温 36.4℃，血圧 122/70 mmHg，脈拍 64/分，眼瞼結膜の貧血以外に身体所見に異常なし．WBC 3,800/μL (MYELO 0.5, STAB 1.0, SEG 43.0, EOS 1.0, LY 41.5, MONO 13.0%), Hb 4.7 g/dL, MCV 109.4 fL, PLT 1.7万/μL, Ret 0.68%, Alb 4.1 g/dL, Cr 1.52 mg/dL, T-Bil 0.4 mg/dL, LDH 324 U/L, AST 23 U/L, ALT 20 U/L, PT-INR 0.89, APTT 35.5 秒（基準値：25.0〜36.0 秒）．

Q1 考えられる疾患は？

A1 MDS！

- 高齢者で徐々に進行する2系統以上の血球減少をみたら，まず MDS の可能性を考える．
- MDS の貧血は，正球性 (MCV 80〜100 fL) または軽度大球性 (MCV 100〜110 fL)．
- 本例は，腎性貧血の可能性もあるが，貧血と血小板減少の2系統の血球減少があり，軽度の大球性貧血である．さらに，白血球分画で幼若好中球（骨髄球）が出現し，好中球も 1,672/μL と減少して3系統の血球減少であり，MDS の可

- 能性が高い．
- LDH 高値も MDS を示唆する．

【Q2】 診断に必要な検査は？

【A2】 骨髄検査と染色体分析！

- 骨髄は正形成で巨核球は軽度増加．
- M/E 比は 2.62：1 で，骨髄中の芽球割合は 6.5％．3 系統の血球に異形成を認めた．

【Q3】 診断は？

【A3】 MDS，芽球増加を伴う不応性貧血 (refractory anemia with excess blasts；RAEB)-1．

- 骨髄は正形成で 3 系統の血球に異形成を認め，芽球が骨髄細胞の 6.5％（芽球 5〜9％）であり，RAEB-1 と診断した（表 9）．
- 染色体分析では 47, XX, t(1;15)(q42;q26), +8, del(20)(q11.2;q13.3)[20] だった．

【Q4】 本例のリスクは？

【A4】 Intermediate (INT)-2．

- IPSS では，骨髄芽球は 6.5％で 0.5 点，核型は複雑核型をもつ不良群で 1 点，血球減少は 3 系統の血球減少で 0.5 点．合計 2.0 点（表 11）．
  → Intermediate (INT)-2 リスクに分類される．

【Q5】 治療はどうする？

【A5】 支持療法（輸血）とアザシチジン．

- Hb 4.7 g/dL と高度の貧血を認め，赤血球輸血の適応である．

鉄則 ⑤ 適応があれば，輸血などの支持療法を行う．

- IPSS で INT-2/High の例は，高リスク群に層別化され，高リスク群として治療方針を決める（図 7）．

鉄則 ③ MDS はリスク分類に基づいて治療方針を決める．

ココが point 高リスク群 MDS の治療

- 高リスク群 MDS は，適応があれば輸血などの支持療法を行うが，支持療法だけでは予後不良である．
- 同種造血幹細胞移植が可能な場合は，積極的に早期に検討する．
- しかし，実際は高齢者が多く，適合ドナーも必要で移植可能例は少ない．
- 芽球が 10% 以上，予後不良な染色体異常がない，適合ドナーがいない，状態の良好な若年者などでは，寛解導入化学療法に反応する例があるので AML に準じた化学療法も考慮する．
- しかし，MDS は AML と比較して寛解率は低く，寛解維持期間も短い．
- 少量シタラビンなど低用量化学療法も行われるが，生存期間の改善は認められない．
- アザシチジンは，高リスク群 MDS の血液学的所見を改善して生存期間を延長する効果が確認されている[10]．
- アザシチジンは，現時点では同種造血幹細胞移植の適応のない高リスク群 MDS に対する第一選択になる．
- アザシチジンは，通常 7.5 mg/m^2 を 1 日 1 回 7 日間皮下注射または点滴静注後，21 日間休薬する 28 日間を 1 コースとする．
- 4 コース以降に反応する例もあり，4〜6 コース以上施行して治療効果判定を行う．
- 効果がみられている間は継続するのが原則だが，治癒に至ることはない．

鉄則 7 高リスク群では，同種造血幹細胞移植の適応を検討する．

8 移植適応のない高リスク群では，アザシチジンが第一選択．

もっと知りたい アザシチジン（5-azacytidine：ビダーザ®）[10]

- アザシチジンは，DNA メチル化阻害薬の 1 つである．
- DNA のシトシン残基がメチル化されると遺伝子発現が抑制されるが，MDS では多くの遺伝子がメチル化を受けて遺伝子発現が抑制されている．
- DNA メチル化阻害薬で遺伝子のメチル化が解除され，抑制されていた遺伝子の発現によって腫瘍細胞の増殖が抑制される．
- 本剤によって，血液学的・細胞遺伝学的改善効果に加えて，白血病への移行期間や生存期間の延長も認められている．
- 同種造血幹細胞移植の適応のない高リスク MDS に対しては，第一選択の治療である．
- 造血幹細胞移植前に腫瘍量減少の目的でも使用されるが，まだ推奨レベルではない．
- 低リスク群にも使用可能であり血液学的改善効果はあるが，生存期間延長は明らかではない．したがって，低リスク群への適応は今後の検討を要する．

プラクティス2の 教訓

高リスク群で同種幹細胞移植の適応がない場合は，アザシチジンが第一選択．

プラクティス3 　53歳女性． 　　　　　　　　　　頻度 ★★☆　緊急度 ★★☆

2か月前から全身倦怠感を自覚し，2週間前から労作時息切れが増悪し近医に受診．その後に当院紹介受診．
体温 36.7℃，血圧 92/50 mmHg，脈拍 92/分，眼瞼結膜の貧血以外に身体所見に異常なし．WBC 2,100/μL（MYELO 3.5，META 1.0，SEG 55.5，EOS 3.0，LY 25.5，MONO 9.5，BLAST 2.0%），Hb 6.7 g/dL，MCV 93.5 fL，PLT 5.2 万/μL，Ret 1.90%，Cr 0.53 mg/dL，T-Bil 0.8 mg/dL，LDH 243 U/L，AST 16 U/L，ALT 8 U/L，PT-INR 0.91，APTT 26.4 秒（基準値：25.0〜36.0 秒）．

【Q1】 考えられる疾患は？

【A1】 MDSまたは急性白血病．

- 月単位で進行していると考えられる汎血球減少で，白血球分画で芽球を含む幼若好中球が出現している．MDSまたは急性白血病を考える．
- 急性白血病でも早期であれば，白血球が増加しない例がある．

【Q2】 診断に必要な検査は？

【A2】 骨髄検査と染色体分析．

- 骨髄はやや過形成で巨核球数は正常範囲だった．
- M/E比は 3.12：1 で骨髄中の芽球割合は 17.8%．巨核球と好中球に異形成を認めた．
- 染色体分析では 45,XX,-7[9]．

【Q3】 診断は？

【A3】 MDS，RAEB-2．

- 巨核球と好中球に異形成を認め（2系統の異形成），芽球が骨髄細胞の 17.8%（芽球 10〜19%）であり，RAEB-2と診断した（表9）．

Q4 IPSS リスクは？

A4 High！

- IPSS では，骨髄の芽球割合は 17.8% で 1.5 点，核型は 7 番染色体のモノソミーで不良群であり 1 点，血球減少は 3 系統の血球減少あり 0.5 点．合計 3 点（表 11）．→ High リスクとなる．

Q5 治療はどうする？

A5 支持療法を開始し，造血幹細胞移植のためのドナー検索を始める．アザシチジンまたは化学療法の適応について移植専門医と相談する．

鉄則 ③ MDS はリスク分類に基づいて治療方針を決める．

- 本例は IPSS では High リスクであり，高リスク群に層別化される（図 7）．
- 53 歳と比較的若年の高リスク群 MDS であり，同種造血幹細胞移植の適応．
- すぐにドナー検索を行うが，骨髄芽球割合が 17.8% と多く，移植までの治療が必要．
- 移植前に化学療法を行うことの有用性は定まっていない．移植がすぐに可能であれば，芽球の存在は成績に関係しないとされ，状態が安定していれば化学療法は行わない．
- 芽球が多いあるいは進行性に増加するなど病態が活動性であれば，移植前に化学療法を行うことが多い．その是非については移植専門医と相談する．
- 本例では，月単位で進行していると考えられ，骨髄中芽球割合も多く，移植前の化学療法が必要と判断した．
- 移植前の化学療法としては，一般に，急性白血病に準じた化学療法が選択される．
- 移植前治療としてのアザシチジンはまだ推奨レベルではないが，有効性の報告もあり考慮してよい．ただし，アザシチジンは効果発現までに時間がかかる場合がある．
- HLA 適合血縁ドナーがいなければ，HLA 適合非血縁ドナーを検索する．
- ドナーがいない場合や他の理由で移植が適応でない場合は，アザシチジンが第一選択．

鉄則 ⑦ 高リスク群では，同種造血幹細胞移植の適応を検討する．

> **ココが point　骨髄異形成症候群（MDS）の同種造血幹細胞移植の適応**
> - 同種造血幹細胞移植は，比較的若年者に限られるが，MDS の治癒が望める唯一の治療．
> - 高リスク群では同種造血幹細胞移植の適応であり，可能な場合は速やかに行う．
> - 低リスク群では通常適応にならないが，リスクの悪化傾向，高度の輸血依存性，繰り返す感染症，免疫抑制療法などの治療に不応性などの場合は，移植の適応になる．

プラクティス 3 の　教訓

高リスク群で移植可能な場合は，同種造血幹細胞移植の適応と考えドナー検索を速やかに開始する．

✓ 最終チェック

❶ 骨髄異形成症候群（MDS）に特異性が高い血球形態異常は？
  ➡ **環状鉄芽球，低分葉好中球，脱顆粒好中球，微小巨核球．**

❷ 高齢者の MDS で注意することは？
  ➡ **合併症！**

❸ MDS の治療方針は何に基づく？
  ➡ **リスク分類！**

❹ 血球減少が軽度で無症状の低リスク群の治療方針は？
  ➡ **原則として無治療で経過観察．**

❺ 輸血などの支持療法は？
  ➡ **適応があれば行う！**

❻ 定期的に赤血球輸血を行う場合に必須のことは？
  ➡ **鉄キレート療法．**

❼ 同種造血幹細胞移植の適応は？
  ➡ **高リスク群の移植可能例と低リスク群の一部！**

❽ 移植適応のない高リスク群の第一選択は？
  ➡ **アザシチジン！**

参考文献

1) Bunning RD, Orazi A, Germing U, et al：Myelodysplastic syndromes/neoplasms, overview. In：Swerdlow SH, Campo E, Harris NL, et al (eds)：WHO Classification of Tumours of Haematopoietic and Lymphoid Tissues. 4th ed, IARC, Lyon, 2008, pp88-93
2) 市川　幹，黒川峰夫：不応性貧血（骨髄異形成症候群）．「難治性貧血の診療ガイド」編集委員会（編）：難治性貧血の診療ガイド―特発性造血障害の病態・診断・治療の最新動向．南江堂，2011，pp53-92
3) 朝長万左男，松田　晃（編），不応性貧血（骨髄異形成症候群）の形態学的診断基準作成のためのワーキンググループ：不応性貧血（骨髄異形成症候群）の形態学的異形成に基づく診断確度区分と形態診断アトラス．厚生労働科学研究費補助金難治性疾患克服研究事業　特発性造血障害に関する調査研究（平成19年度）．
4) Malcovati L, Hellström-Lindberg E, Bowen D, et al：Diagnosis and treatment of primary myelodysplastic syndromes in adults；recommendations from the European LeukemiaNet. Blood 122：2943-2964, 2013
5) Garcia-Manero G：The myelodysplastic syndromes. In：Greer JP, Arber DA, Glader B, et al (eds)：Wintrobe's Clinical Hematology. 13th ed, Lippincott Williams & Wilkins, Philadelphia, 2014, pp1673-1687
6) Ferraris VA, Ferraris SP, Moliterno DJ, et al：The Society of Thoracic Surgeons practice guideline series；aspirin and other antiplatelet agents during operative coronary revascularization (executive summary). Ann Thorac Surg 79：1454-1461, 2005
7) Qaseem A, Humphrey LL, Fitterman N, et al：Treatment of anemia in patients with heart disease；a clinical practice guideline from the American College of Physicians. Ann Intern Med 159：770-779, 2013
8) Greenberg P, Cox C, LeBeau MM, et al：International scoring system for evaluating prognosis in myelodysplastic syndromes. Blood 89：2079-2088, 1997
9) Greenberg PL, Tuechler H, Schanz J, et al：Revised international prognostic scoring system for myelodysplastic syndromes. Blood 120：2454-2465, 2012
10) Fenaux P, Mufti GJ, Hellstrom-Lindberg E, et al：Efficacy of azacitidine compared with that of conventional care regimens in the treatment of higher-risk myelodysplastic syndromes：a randomized, open-label, phase III study. Lancet Oncol 10：223-232, 2009

〔樋口敬和〕

7 好酸球増加症候群/慢性好酸球性白血病

―― 好酸球が増加するのはアレルギーだけじゃない…

鉄則

1. 軽度の好酸球増加をみたら，まずアレルギー，アトピー性疾患を考える．
2. 原因検索には，まず詳細な問診をしよう．
3. 若い女性で四肢の浮腫と好酸球増加を認めたら，好酸球性血管性浮腫を疑う．
4. 寄生虫感染症も疑って，肉，魚の生食，旅行歴（海外渡航歴）を問診しよう．
5. 高度の好酸球増加があれば，臓器障害に注意しよう．
6. 好酸球増加による臓器障害があれば，副腎皮質ステロイドを投与する．

- 好酸球増加をきたす稀な疾患は，想起しなければ診断できない．
- クローン性の好酸球増加症は，アルゴリズムに沿ってアプローチしよう．

プラクティス1 　72歳男性． 　　　　　　　　　　　　　頻度 ★★☆　緊急度 ★☆☆

近医にて高血圧と逆流性食道炎に対してカンデサルタン，アゼルニジピン，ランソプラゾール内服中．胆石症のため1か月前に腹腔鏡下胆嚢摘出術が施行され，セファゾリン（セファメジン®）の静脈内投与を受けた．術前は WBC 7,000/μL，好酸球 4.0%だったが，術後10日目には WBC 7,600/μL，好酸球 20.5%と好酸球増加があり，その後も好酸球増加が持続した．自覚症状は特にない．皮膚を含め身体所見に異常なし．

術後15日目の検査：WBC 8,300/μL (SEG 47.0, EOS 25.5, LY 24.0, MONO 3.5%), Hb 13.3 g/dL, PLT 19.5万/μL, TP 7.1 g/dL, Alb 4.2 g/dL, Cr 0.82 mg/dL, AST 18 U/L, ALT 12 U/L, LDH 138 U/L.

【Q1】 好酸球増加症へのアプローチでまず重要なことは？

【A1】 詳細な問診！

ココが point 好酸球増加症へのアプローチ

- 一般に，末梢血の好酸球数＞500/μL を好酸球増加とする．
- 好酸球増加の原因は，全世界的には寄生虫感染が最も多いが，先進国ではアレルギー性またはアトピー性疾患が多い．
- 好酸球増加症の診断では，まず詳細な病歴聴取が重要．
- アレルギー，アトピー性疾患の頻度が最も多いことを念頭に，詳細な問診を行う．
- 既往歴，特にアレルギー歴，薬剤の使用，家族のアレルギー歴，最近の環境の変化，肉，魚の生食，旅行歴（海外渡航歴）などを確認する．

表13　好酸球増加をきたす後天性疾患

（Ⅰ）二次性
- （A）感染症（大部分は寄生虫）
- （B）薬剤（抗痙攣薬，抗菌薬，抗リウマチ薬，アロプリノール，食物アレルギーなど）
- （C）肺好酸球増加症（Loeffler 症候群，アレルギー性気管支肺アスペルギルス症，気管支拡張症，囊胞性線維症など）
- （D）自己免疫性/炎症性/中毒性などその他の原因
    - （ⅰ）アレルギー/過敏性疾患（気管支喘息，アレルギー性鼻炎，アトピー性皮膚炎，好酸球性血管性浮腫，蕁麻疹など）
    - （ⅱ）好酸球増加-筋痛症候群，油中毒
    - （ⅲ）好酸球性筋膜炎，木村病など
    - （ⅳ）膠原病（Churg-Strauss 症候群，Wegener 肉芽腫症，関節リウマチ，結節性動脈炎，全身性強皮症など）
    - （ⅴ）サルコイドーシス，好酸球性胃腸炎，炎症性腸疾患，慢性膵炎
- （E）悪性腫瘍（転移がん，Hodgkin リンパ腫など）
- （F）内分泌疾患（Addison 病など）

（Ⅱ）クローン性
- （A）急性白血病
- （B）慢性骨髄疾患
    - （ⅰ）分子生物学的分類
        - （1）BCR-ABL 慢性骨髄性白血病
        - （2）好酸球増加および *PDGFRA*，*PDGFRB* や *FGFR1* 異常を伴う骨髄系およびリンパ系腫瘍
    - （ⅱ）病理学的分類
        - （1）骨髄異形成症候群
        - （2）骨髄増殖性腫瘍
            - （a）古典的骨髄増殖性腫瘍（真性赤血球増加症など）
            - （b）非定型的骨髄増殖性腫瘍
                - ・慢性好酸球性白血病
                - ・肥満細胞性疾患
                - ・慢性骨髄単球性白血病
                - ・分類不能の慢性骨髄増殖性腫瘍

（Ⅲ）好酸球増加症候群を含む原因不明のもの

(Tefferi A, Patnaik MM, Pardanani A : Eosinophilia ; secondary, clonal and idiopathic. Br J Haematol 133 : 468-492, 2006[2])より改変)

> **鉄則 ①** 軽度の好酸球増加をみたら，まずアレルギー，アトピー性疾患を考える．
>
> **鉄則 ②** 原因検索には，まず詳細な問診をしよう．

【Q2】 疑われる疾患は？

【A2】 薬剤アレルギー！

- 好酸球増加がみられる前にセファゾリンが投与されており，この薬剤に対するアレルギー性の好酸球増加症をまず疑う．
- アレルギー，アトピー性疾患の場合，好酸球増加は 500〜1,500/μL の軽度増加が多い．

【Q3】 追加検査は？

【A3】 血清 IgE！

- 血清 IgE レベルは 33 IU/mL（基準値：0〜170 IU/mL）であった．
- アレルギー，アトピー性疾患で IgE の高値を伴うことがあり，疑わしいときは検査する．しかし，本例のように必ずしも高値になるとは限らない．

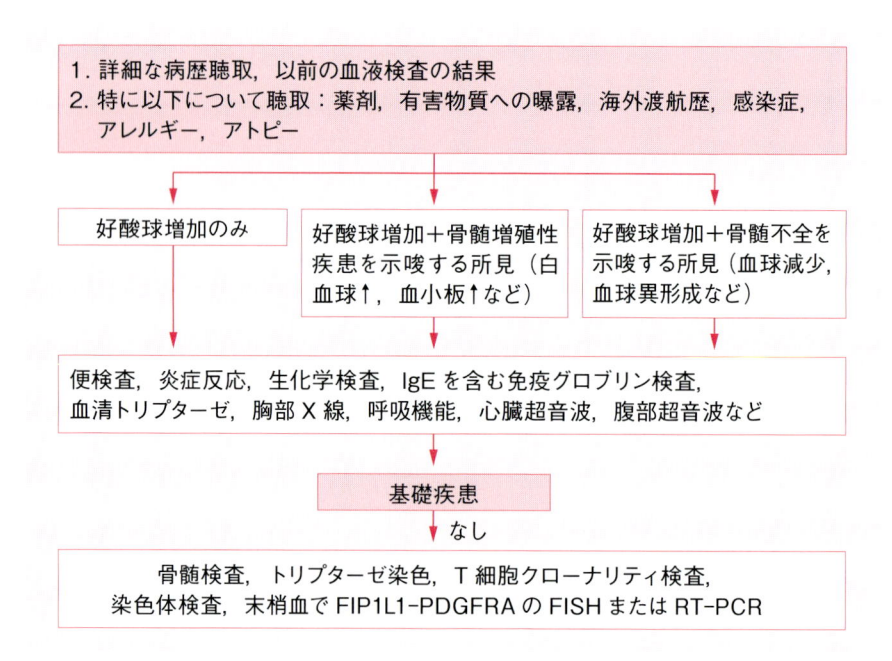

```
1. 詳細な病歴聴取，以前の血液検査の結果
2. 特に以下について聴取：薬剤，有害物質への曝露，海外渡航歴，感染症，
   アレルギー，アトピー
```

| 好酸球増加のみ | 好酸球増加＋骨髄増殖性疾患を示唆する所見（白血球↑，血小板↑など） | 好酸球増加＋骨髄不全を示唆する所見（血球減少，血球異形成など） |

便検査，炎症反応，生化学検査，IgE を含む免疫グロブリン検査，血清トリプターゼ，胸部 X 線，呼吸機能，心臓超音波，腹部超音波など

↓ 基礎疾患
なし

骨髄検査，トリプターゼ染色，T 細胞クローナリティ検査，染色体検査，末梢血で FIP1L1-PDGFRA の FISH または RT-PCR

図8 好酸球増加へのアプローチ

【Q4】 経過観察でよい？

【A4】 Yes！ しかし，他に好酸球増加をきたす原因がないか検討する．

- アレルギー，アトピー性疾患が明らかで，好酸球増加が軽度なら経過観察でよい．
- しかし，好酸球増加をきたす他の原因が同時に存在していないかを検討する．

プラクティス1の 教訓

軽度の好酸球増加症はアレルギー性疾患が原因として多い．問診が重要！

プラクティス2　31歳女性． 頻度 ★☆☆　緊急度 ★☆☆

前日から肘関節付近に発疹が出現．今朝からは靴も履けないほど足がむくんだため来院．両側肘関節屈側の発疹と両下腿の浮腫を認める．他の身体所見に異常なし．
WBC 14,300/μL（SEG 44.0，STAB 1.5，EOS 39.5，LY 9.5，MONO 5.5%），Hb 14.2 g/dL，PLT 23.5万/μL，TP 6.9 g/dL，Alb 4.4 g/dL，Cr 0.63 mg/dL，AST 15 U/L，ALT 10 U/L，LDH 147 U/L，胸部X線異常なし．

Q1　考えられる疾患は？

A1　好酸球性血管性浮腫！

鉄則 3　若い女性で四肢の浮腫と好酸球増加を認めたら，好酸球性血管性浮腫を疑う．

ココがpoint　好酸球性血管性浮腫
- 好酸球性血管性浮腫は，Gleichらにより最初に記載された．
- 血管性浮腫，好酸球増加，蕁麻疹，体重増加を繰り返す原因不明の疾患で，臓器障害を伴わない．
- 無治療で自然寛解することが多いが，副腎皮質ステロイドが有効である．
- 本邦では，20〜30歳代の若い女性に好発し，浮腫は四肢に限局し，再発しない場合が多い[1]．

Q2　治療は？

A2　副腎皮質ステロイド．

- 数か月で自然寛解することが多いが，浮腫が強い場合は少量の副腎皮質ステロイドで治療．
- 本例もプレドニゾロン（プレドニン®）20 mg/日を経口投与し，浮腫も好酸球増加も速やかに改善した．

プラクティス2の 教訓

好酸球増加をきたす原因は多様！ 鑑別診断のリストを確認する！

プラクティス3　　56歳男性． 　　　　　　　　　　　　　　　　頻度 ★☆☆　緊急度 ★★☆

健診の胸部X線にて左下肺野の多発結節影と好酸球増加を指摘され，紹介受診．常用薬や最近の薬剤使用歴なく，環境の変化も特にない．
体温 36.7℃，SpO$_2$ 98%（室内気），身体所見に異常なし．
WBC 6,600/μL（SEG 40.5，EOS 22.5，BASO 1.0，LY 28.5，MONO 7.5%），Hb 14.5 g/dL，PLT 16.3万/μL，TP 7.3 g/dL，AST 23 U/L，ALT 51 U/L，LDH 189 U/L，ALP 186 U/L，BUN 10.7 mg/dL，Cr 0.81 mg/dL，CRP 0.10 mg/dL．

【Q1】 鑑別診断は？

【A1】 感染症，肺好酸球増加症，Wegener肉芽腫症，Hodgkinリンパ腫（HL）など．

- 肺に陰影を伴い好酸球増加を認める疾患としては，上記の疾患が鑑別に挙がる．
- 肺の結節影の性状からは，肺好酸球増加症はやや可能性が低いと考えられた．
- 表在リンパ節は触知せず，胸部X線で縦隔や肺門のリンパ節腫大はなく，健診の腹部エコーでも異常がなかったことから，HLの可能性も低いと考えた．

【Q2】 次に行うことは？

【A2】 詳細な問診と追加検査．

- アレルギー歴，薬剤の使用について再度聴取し，最近の環境の変化についても確認．
- 寄生虫感染症の可能性について，肉，魚の生食，旅行歴（海外渡航歴）を聴取する．
- 追加検査として，IgE，P-ANCA，C-ANCAとβ-D-グルカンをオーダーした．
- 再度よく問診したところ，健診の1週間前まで韓国に旅行しウシのレバーを生食していた！
- IgEは1,100 IU/mLと高値で，P-ANCA＜1.0 IU/mL，C-ANCA＜1.0 IU/mL，β-D-グルカン 2.9 pg/mLといずれも陰性であった．
- 抗寄生虫抗体スクリーニングで抗イヌ回虫抗体が陽性で，専門機関にも依頼し，イヌ回虫症と診断した．

- アルベンダゾール（エスカゾール®）で治療し，肺の結節影は消失し，好酸球増加も軽快した．

鉄則 ④ 寄生虫感染症も疑って，肉，魚の生食，旅行歴（海外渡航歴）を問診しよう．

表14　主な寄生虫疾患と感染源

	寄生虫	感染源
線虫	イヌ回虫	イヌの糞便
	ブタ回虫	ウシのレバー，ニワトリの生食
	鞭虫	生野菜
	イヌ糸状虫	蚊を介する経皮感染
	アニサキス	サバ，アジ，イワシ，ニシンなどの生食
	旋毛虫	ブタ，イノシシ，クマの生食
	旋尾虫 type X	ホタルイカの生食
	広東住血線虫	アフリカマイマイ，ナメクジ（経口摂取）
	ドロレス顎口虫	ヤマメ，マムシ，イノシシなどの生食
	ブラジル鉤虫（輸入感染症）	タイ旅行後
	糞線虫	経皮感染
条虫	無鉤条虫症（輸入感染症）	アフリカ旅行後（牛肉など）
	有鉤条虫	中国出身者（ブタ肉など）
	マンソン孤虫症（輸入感染症）	セネガル滞在歴（ヘビ，ブタ，ニワトリなど）
	エキノコッカス	イヌ，オオカミ，キツネとの接触
吸虫	宮崎肺吸虫症	サワガニ
	ウエステルマン肺吸虫	サワガニ，モクズガニ，イノシシ，クマなどの生食
	肝蛭	生野菜
	日本住血吸虫症（輸入感染症）	経皮感染，国内での感染はなし
	ビルハルツ住血吸虫（輸入感染症）	海外渡航歴
	マンソン住血吸虫（輸入感染症）	アフリカ・中南米・東アジア渡航歴

（花田修一：好酸球増多を主徴とした場合に考えるべき寄生虫疾患．血液・腫瘍科58：175-181, 2009[3]）より改変）

プラクティス3の 教訓

日本でも寄生虫感染患者はいる！　問診はもれなく確実に！

プラクティス4　32歳女性．　　頻度 ★★　緊急度 ★★

2週間前から腹痛，下痢が出現し，近医にて上部消化管内視鏡を施行し急性胃粘膜病変（acute gastric mucosal lesion；AGML）と診断され，プロトンポンプ阻害薬（PPI）と整腸薬を処方された．しかし症状が改善しないため外来受診．WBC 36,000/μL，好酸球63.0％と好酸球増加を認め，腹部エコーで腸管壁の浮腫を認め入院．心・肺に異常所見なし．心窩部と左下腹部に圧痛を認め腸音は亢進．

WBC 36,000/μL（SEG 24.0，EOS 63.0，LY 11.5，MONO 1.5％），Hb 11.5g/dL，PLT 22.3万/μL，AST 32 U/L，ALT 30 U/L，LDH 230 U/L，ALP 201 U/L，Cr 0.70 mg/dL，CRP 1.20 mg/dL．

【Q1】 考えられる疾患は？

【A1】 好酸球性胃腸炎！

- 入院後，上部消化管内視鏡を再検し，粘膜の浮腫と発赤，びらんを認め，生検を施行．
- 生検組織の診断には数日を要するが，末梢血の好酸球増加と内視鏡所見から好酸球性胃腸炎と診断した．
- 後日，生検で好酸球主体の炎症細胞浸潤を認め，上記の診断が確認された．

鉄則 5 高度の好酸球増加があれば，臓器障害に注意しよう．

> **ココがpoint　高度の好酸球増加症への対応**
> - 好酸球数が 2,000/μL を超えると，臓器障害が認められることがある．
> - 肝脾腫，器質的心雑音，心不全の徴候，神経症状，消化器症状，肺線維症，発熱，体重減少，貧血などについて評価が必要．
> - 好酸球性心筋炎（eosinophilic myocarditis）を合併して心不全，胸痛，動悸，発熱などの症状がある場合は，入院管理してステロイドを使用する．
> - 好酸球浸潤による全身症状や臓器障害による症状が強い場合は，緊急対応が必要．

【Q2】 対応は？

【A2】 副腎皮質ステロイドと対症療法！

鉄則 6 好酸球増加による臓器障害があれば，副腎皮質ステロイドを投与する．

- 腹部症状が強かったため，プレドニゾロン 40 mg/日の内服を開始し，PPI，抗コリン薬，腸運動抑制薬なども併用した．
- 投与開始の翌日には，症状は改善傾向になった．

【Q3】 好酸球増加に対する基本的なアプローチは？

【A3】 まずは詳細な問診！

- 本例では，特に既往歴はなく，アレルギー歴，薬剤使用歴もなく，最近の環境の変化もない．
- 肉，魚の生食，旅行歴（海外渡航歴）などもなかった．
- 入院時の胸部 X 線も異常なかった．
- IgE 120 IU/mL で，抗核抗体も陰性だった．

【Q4】 次に行う検査は？

【A4】 好酸球増加を伴う骨髄増殖性腫瘍（myeloproliferative neoplasms；MPN）を考え，アルゴリズムに沿って検査する（図9）[4, 5].

- 本例は臓器障害を伴う高度の好酸球増加症であり，反応性の好酸球増加よりもMPN を疑った．
- 末梢血で *FIP1L1-PDGFRA* 融合遺伝子を FISH で提出し，骨髄検査を行った．
- 骨髄では好酸球の増加以外には明らかな異常はなく，骨髄芽球の増加もなかった．
- 末梢血で施行した *FIP1L1-PDGFRA* 融合遺伝子検査では陰性であった．
- 骨髄の染色体分析も正常核型だった．

HES：好酸球増加症候群（hypereosinophilic syndrome）
CEL：慢性好酸球性白血病（chronic eosinophilic leukemia）

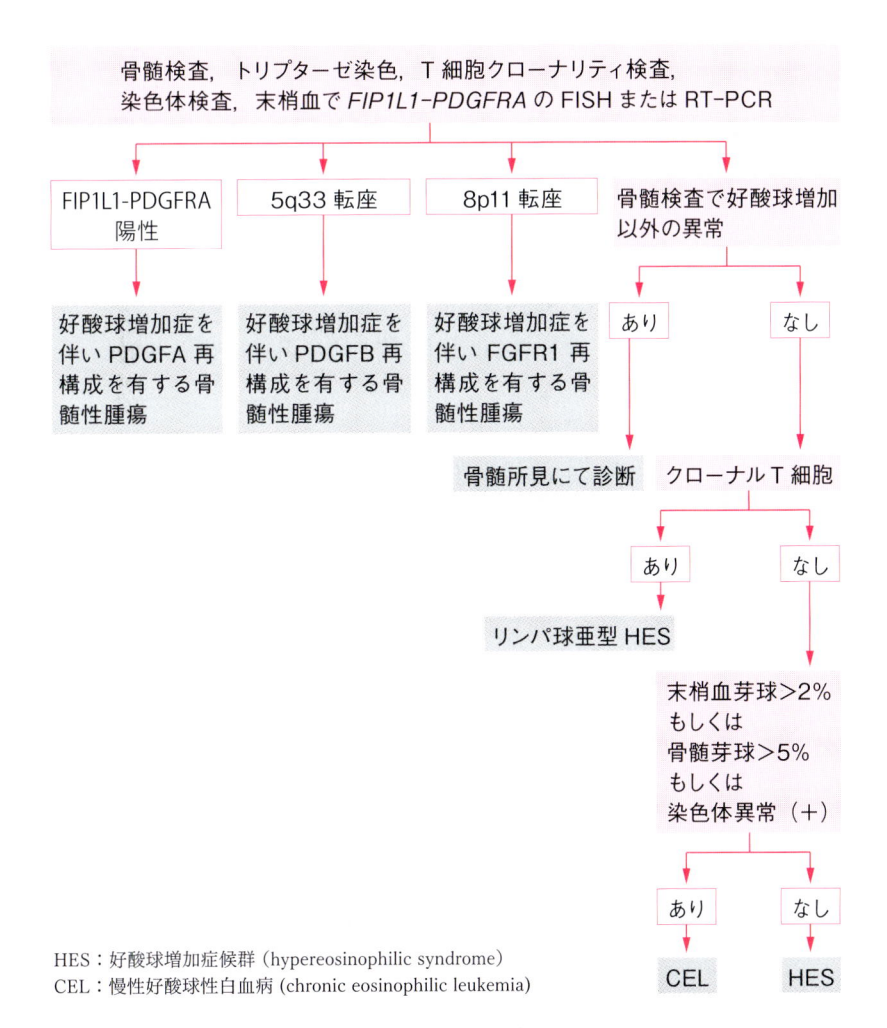

図9　好酸球増加をきたす骨髄増殖性腫瘍（MPN）のアプローチ
(Gleich GJ, Leiferman KM：The hypereosinophilic syndromes；current concepts and treatments. Br J Haematol 145：271-285, 2009[6]より改変)

【Q5】診断は？

【A5】好酸球増加症候群（hypereosinophilic syndrome；HES）．

- アルゴリズムに従ってHESと診断した．

【Q6】他に確認することは？

【A6】クローナルなT細胞の有無．

- 末梢血でT細胞受容体遺伝子β鎖Cβ1の再構成をサザンブロットで検索したが，再構成バンドは認めなかった．
- その後，ステロイドに反応して症状はさらに軽快し，好酸球数も減少した．
- ステロイドを減量して維持量にしても増悪なく経過した．

もっと知りたい　好酸球増加症候群（HES）の診断について

- HESの診断基準は，1975年にChusidらにより作成された（Chusid MJ, et al. Medicine 54：1-27, 1975）．
- この基準によればHESは，①1,500/μL以上の好酸球増加が6か月以上持続し（または，好酸球増加に関連した症状で6か月以内に死亡），②寄生虫，アレルギーその他の好酸球増加をきたす基礎疾患がなく，③好酸球浸潤による臓器障害の症候を呈する病態とされた．
- しかし，実際の臨床では，臓器障害の症状のある状態で6か月も好酸球の推移をみたり，死亡を待つことなどはあり得ない．診断基準として実際的とはいえない．
- HESの疾患概念は今日までに大きな変遷があり，好酸球増加症の診断にも混乱があった．
- HESと慢性好酸球性白血病（chronic eosinophilic leukemia；CEL）の区別も不確かだった．
- 2008年改定のWHO分類で，CELは遺伝子異常に基づく独立した疾患単位になった．
- *FIP1L1-PDGFRA*融合遺伝子，5q33転座（*PDGFRB*遺伝子再構成），8p11転座（*FGFR1*遺伝子再構成）を有するものを，独立した慢性MPNの疾患単位とした．
- これらの遺伝子異常がなく，骨髄検査で好酸球増加以外に異常がなく，クローナルなT細胞の増殖もなく，末梢血芽球>2%もしくは骨髄中芽球>5%もしくは染色体異常があれば，CELと診断される．
- それ以外の場合は，HESと診断することになった．

プラクティス4の　教訓

高度の好酸球増加を認めたら，原因究明と同時に臓器障害についても評価する．症状が高度のときは緊急対応が必要．

✓ 最終チェック

① 軽度の好酸球増加をみたらまず何を考える？
　➡ アレルギー，アトピー性疾患！

② 好酸球増加の原因検索でまず重要なことは？
　➡ 詳細な問診！

③ 若い女性で四肢の浮腫と好酸球増加を認めたら何を疑う？
　➡ 好酸球性血管性浮腫！

④ 寄生虫感染症を疑うときの問診事項は？
　➡ 肉，魚の生食，旅行歴（海外渡航歴）！

⑤ 高度な好酸球増加で注意することは？
　➡ 臓器障害の合併！

⑥ 好酸球増加による臓器障害があれば治療は？
　➡ 副腎皮質ステロイド！

参考文献

1) Chikama R, Hosokawa M, Miyazawa T, et al：Nonepisodic angioedema associated with eosinophilia；report of 4 cases and review of 33 young female patients reported in Japan. Dermatology 197：321-325, 1998

2) Tefferi A, Patnaik MM, Pardanani A：Eosinophilia；secondary, clonal and idiopathic. Br J Haematol 133：468-492, 2006

3) 花田修一：好酸球増多を主徴とした場合に考えるべき寄生虫疾患．血液・腫瘍科 58：175-181, 2009

4) Bain BJ, Gilliland DG, Horny HP, et al：Myeloid and lymphoid neoplasms with eosinophilia and abnormalities of *FDGFA*, *PDGFB* or *FGFR1*. In：Swerdlow SH, Campo E, Harris NL et al (eds)：WHO classification of tumours of haematopoietic and lymphoid tissues. IARC, Lyon, 2008, pp68-73

5) Tefferi A, Vardiman JW：Classification and diagnosis of myeloproliferative neoplasms；The 2008 World Health Organization criteria and point-of-care diagnostic algorithms. Leukemia 22：14-22, 2008

6) Gleich GJ, Leiferman KM：The hypereosinophilic syndromes；current concepts and treatments. Br J Haematol 145：271-285, 2009

〈樋口敬和〉

8 非 Hodgkin リンパ腫
――多彩な病型に惑わされない！

鉄則

1. 非 Hodgkin リンパ腫（NHL）の病理分類は，頻度の高いものと緊急性のあるものから覚えよう．
2. WHO 病理分類，Ann Arbor 病期分類，予後分類（IPI など）は必須．
3. 造血器腫瘍診療ガイドラインや NCCN ガイドラインなどで標準的治療を学ぼう．
4. 「びまん性大細胞型 B 細胞リンパ腫（DLBCL）の初回標準治療＝R-CHOP」とは限らない．
5. DLBCL に対する自家末梢血幹細胞移植併用大量化学療法の適応は，化学療法感受性の再発例．
6. 限局期濾胞性リンパ腫（FL）は局所放射線照射で長期寛解するが，進行期は治癒しない．
7. 第一寛解期の FL に自家末梢血幹細胞移植をしてはいけない．
8. FL の造血幹細胞移植のコンサルテーションは，遅すぎるより早すぎるほうがよい．

- NHL はとても多彩な疾患だ．
- 病理分類，病期分類，予後分類に応じて的確な治療ができるようになろう．

プラクティス 1 　48 歳男性．頸部・鼠径リンパ節腫脹．　頻度 ★★★　緊急度 ★★☆

1 か月前より頸部リンパ節腫大を自覚し，次第に増大するため来院．受診時は鼠径部のリンパ節腫脹もあり．PS 0，B 症状なし，血算正常，HIV 陰性，LDH 正常．リンパ節生検にて，びまん性大細胞型 B 細胞リンパ腫（diffuse large B cell lymphoma；DLBCL）と診断．CT，PET-CT にて両側頸部，鼠径部，傍大動脈リンパ節腫大を認め，最大長径は 3.5 cm だった．骨髄の穿刺と生検に異常なく，消化管内視鏡検査でも病変を認めなかった．

【Q1】 治療計画を立てるのに必要な情報は？

【A1】 病理診断：DLBCL．臨床病期：Stage ⅢA（Ann Arbor 分類/Cotswolds 修正）．予後分類：IPI Low，AA-IPI Low-intermediate．

- 非 Hodgkin リンパ腫（non-Hodgkin lymphoma；NHL）の病期分類は，Hodgkin リンパ腫（HL）と同様に Ann Arbor 分類を用いる．
- 本例では横隔膜をはさんだ上下に病変が存在し，bulky 病変や節外病変を認めず，B 症状もみられないので，病期は Stage ⅢA となる．

鉄則 ① 非 Hodgkin リンパ腫（NHL）の病理分類は，頻度の高いものと緊急性のあるものから覚えよう．

ココが point：非 Hodgkin リンパ腫（NHL）の組織型に応じた診療

- 悪性リンパ腫の診療の第一歩は適切な病理組織検体を得て，組織診断を確定すること．
- 組織型の分類は WHO 分類が用いられるが，NHL の組織型は多岐にわたり，組織型によって治療方針も異なる．
- NHL は悪性度によって，インドレント，中等度アグレッシブ，アグレッシブ，高度アグレッシブに分類される．
- DLBCL は全悪性リンパ腫の 30〜40％を占め，アグレッシブリンパ腫の 80％以上を占める．
- つまり，DLBCL に精通すれば，アグレッシブリンパ腫の 8 割には対応できることになる．
- 一方，Burkitt リンパ腫やリンパ芽球性リンパ腫などは，急速に進行する高度アグレッシブリンパ腫である．
- これらは，早期診断，早期治療，特に腫瘍崩壊症候群（TLS）などのマネジメントが必要な medical emergency の疾患．
- 治療により治癒が期待できる疾患でもあり，いつ患者が来ても慌てないように備えておく必要がある．
- 稀な組織型の NHL をみた場合は，治療経験の豊富な医師に相談するのもよい方法だが，同時に自ら文献などを調べて勉強することも重要．このときの知識が一生ものになる．

鉄則 ② WHO 病理分類，Ann Arbor 病期分類，予後分類（IPI など）は必須．

非 Hodgkin リンパ腫 (NHL) の病期分類

- 悪性リンパ腫の治療方針を決めるには，病理分類，病期分類，予後分類の3つが必須．
- NHL の症例をプレゼンするときは，いつもこの3つがすらすらと言えるようにしよう．
- NHL の病期分類は，Ann Arbor 分類の Cotswolds 修正基準を用いる．

表15 悪性リンパ腫の病期分類 (Ann Arbor 分類の Cotswolds 修正基準)

Stage	病変部位
I	1リンパ節領域のみ
II	横隔膜の片側の複数のリンパ節領域
III	横隔膜の両側にわたる複数のリンパ節領域
IV	複数のリンパ節外病変，または孤立性節外病変＋リンパ節病変

上記の I-IV の病期に，必要に応じて下記の記号を付加する．
X：bulky 病変（最大径 10 cm 以上，または P→A 立位で撮影された胸部単純X線写真上 Th5-6 レベルの胸郭径の 1/3 以上の幅を有する縦隔腫瘤）．
E：節外への進展，または孤立性節外病変．
A/B：B症状（他に原因が特定できない，6か月間に 10％以上の体重減少，1か月以上持続する発熱，夜間盗汗）なし/あり．

もっと知りたい リンパ節領域の定義

- リンパ節領域の定義は，Ann Arbor 分類の原典には明確な記載がない．
- 一般的なリンパ節領域の定義は，American Joint Committee on Cancer (AJCC) のマニュアルにある Kaplan のリンパ節領域を修正したものが用いられている．
- これによれば，①頸部（鎖骨上，後頸部，耳前を含む），②腋窩，③鎖骨下，④縦隔，⑤肺門，⑥傍大動脈（肝門部を含む），⑦腸間膜，⑧骨盤，⑨鼠径部（大腿を含む）の9領域に分けている．
- 縦隔・傍大動脈・腸間膜以外は，左右をそれぞれ1つのリンパ節領域として数える（例えば，両側腋窩に病変があれば2つのリンパ節領域と数える）．

非 Hodgkin リンパ腫 (NHL) の予後分類 (表16, 17)

- アグレッシブリンパ腫の予後分類は，アントラサイクリン系薬剤を含む多剤併用化学療法の治療成績から作成された International Prognostic Index (IPI)（表16 参照）を用いる．
- 60歳以下のアグレッシブリンパ腫では，治療強化の適応などを考慮して age adjusted IPI (AA-IPI)（表17 参照）を用いる．
- インドレントリンパ腫の濾胞性リンパ腫 (follicular lymphoma；FL) でも高リスク群では IPI が有用．しかし，FL の多くは Low か Low-intermediate

- であり，高リスク群は 10〜15％に過ぎない．
- そこで，FL に特化した予後分類として Follicular Lymphoma International Prognostic Index (FLIPI) が用いられている．
- 同様に，PTCL-u に特化した Prognosis Index for PTCL-u (PIT)，リツキシマブ使用例の DLBCL に特化した R-IPI も提唱されている．しかし，それらの意義はまだ十分に検証されていない．

表16 IPI

予後因子	リスク要因
年齢	61 歳以上
血清 LDH 値	施設基準値以上
Performance status	2 以上（軽作業不可）
Ann Arbor 病期	Ⅲ以上
節外病変数	2 以上

リスク要因の数によって，下記のように分類（5 年生存率）
0-1：Low (73%)
2：Low-intermediate (51%)
3：High-intermediate (43%)
4-5：High (26%)

表17 AA-IPI（60 歳以下の患者に適用）

予後因子	リスク要因
Ann Arbor 病期	Ⅲ以上
血清 LDH 値	施設基準値以上
Performance status	2 以上

リスク要因の数によって，下記のように分類（5 年生存率）
0：Low (83%)
1：Low-intermediate (69%)
2：High-intermediate (46%)
3：High (32%)

- 本例では，リスク要因は Stage Ⅲ 以上の 1 つだけであり，IPI では Low, AA-IPI では Low-intermediate になる．

【Q2】 本例に対する標準的治療は？

【A2】 R-CHOP 療法 6〜8 コース．

ココが point 非 Hodgkin リンパ腫（NHL）の標準的治療

- NHL の標準的治療は，病理分類，病期，予後分類に基づいて決定するが，その組み合わせは膨大であり，さらに新たなエビデンスの蓄積によって時代とともに変化する．
- したがって，最新のエビデンスと専門家のコンセンサスがあり，頻繁に up-date されているガイドラインが望まれる．
- このような条件を満たすガイドラインとして，2013 年版造血器腫瘍診療ガイドラインや National Comprehensive Cancer Network (NCCN) などが推奨される[1,2]．
- 本例の標準的治療は，NCCN ガイドラインによれば，初回治療は R-CHOP 療法 6 コースであり，High リスク群ではないので初回寛解期の大量化学療法（自家末梢血幹細胞移植併用）は適応にならない．

鉄則 ❸ 造血器腫瘍診療ガイドラインや NCCN ガイドラインなどで標準的治療を学ぼう．

Q3 治療開始時にさらに必要な検査は？

A3 腫瘍細胞の CD20 の発現，HBs 抗原（陰性であれば HBs 抗体，HBc 抗体も），HCV 抗体，腫瘍マーカー（可溶性 IL-2 受容体，血清 β_2 ミクログロブリン）．

> **ココが point　非 Hodgkin リンパ腫（NHL）の治療前の検査**
> - ヒト化抗 CD20 抗体のリツキシマブを使うには，腫瘍細胞の CD20 抗原発現を確認する必要がある．もっとも，初発 DLBCL の 99％は CD20 陽性である．
> - HBV キャリアでは，化学療法によるウイルス再活性化のリスクが高い．そのため，「免疫抑制・化学療法により発症する B 型肝炎対策ガイドライン」に準じた対応が必要．
> - 特にリツキシマブの使用例では，HBs 抗体陽性→陰性への reverse seroconversion を生じて再活性化する危険がある．
> - またリツキシマブの使用によって HBs 抗体や HBc 抗体が陰性化して血清診断が困難となる可能性もある．治療前の評価が重要である．
> - 可溶性 IL-2 受容体や血清 β_2 ミクログロブリンは，悪性リンパ腫の腫瘍マーカーとして知られているが，その特異性は高くなく，治療効果判定にもそれほど有用ではない．
> - しかし，治療前に高値であれば治療効果の評価にある程度利用できるので，治療前に評価しておく．

プラクティス 1 の　教訓

NHL の標準的治療を決定するには，最低限，病理分類，病期，予後分類が必要．

プラクティス 2　60 歳男性．脳腫瘍（DLBCL）．　頻度 ★☆☆　緊急度 ★★☆

進行性の認知障害を認め，頭部 CT で前頭葉に 5 cm 大の腫瘤病変がみつかり，脳外科を紹介受診．開頭生検で DLBCL と診断された．全身造影 CT，骨髄検査，眼科的検査などで，中枢神経以外に病変はない．LDH 正常，HIV（−），PS 2，B 症状なし．

Q1 診断は？

A1 中枢神経系原発びまん性大細胞型 B 細胞リンパ腫（primary DLBCL of the central nervous system；CNS DLBCL）.

ココが point 中枢神経系原発びまん性大細胞型 B 細胞リンパ腫（CNS DLBCL）とは

- CNS DLBCL とは，WHO 分類 2008 によれば，①眼球を含む中枢神経に原発する DLBCL で，硬膜原発リンパ腫，血管内リンパ腫および中枢神経以外のリンパ腫の二次的な中枢神経浸潤を除いたもの，さらに②臓器移植後や AIDS などに発生した免疫不全関連リンパ腫は除外されるもの，と定義される.
- WHO 分類では独立した疾患概念になっているが，病理組織所見はあくまでも DLBCL であり，中枢神経が原発であることは臨床所見による判断が必要になる.

Q2 標準治療は？

A2 メトトレキサート（MTX）大量療法±全脳照射.

ココが point 中枢神経系原発びまん性大細胞型 B 細胞リンパ腫（CNS DLBCL）の治療

- 中枢神経系には血液脳関門（brain-blood barrier；BBB）が存在するので，通常の DLBCL に使用される R-CHOP では十分な効果が得られない.
- リツキシマブも BBB を通過しないので，日常診療では使用されない．臨床試験では，腫瘍によって破壊された BBB の通過を期待して使用されることはある.
- 放射線療法単独でも高い効果があるが，再発率が高く長期生存は期待できない.
- NCCN のガイドラインの標準治療は，高用量（$3〜3.5\,g/m^2$）の MTX を含む化学療法と症例を選んで全脳照射を追加するものである.
- 高用量 MTX と全脳照射の併用で最も高い治療効果が得られるが，60 歳以上の高齢者では神経毒性が高度になる．そのため，化学療法単独による臨床研究も行われている.
- 髄液検査で髄膜浸潤が明らかであれば，髄注や脊髄放射線照射の併用も考慮する.

鉄則 4 「DLBCL の初回標準治療＝R-CHOP」とは限らない．

ココが point　R-CHOP が初回標準治療にならないびまん性大細胞型 B 細胞リンパ腫（DLBCL）

- DLBCL であっても，治療方法を別個に考える必要のある特殊な病型がある．
  - ▶ CNS DLBCL：高用量 MTX を中心とした化学療法．
  - ▶ 精巣原発 DLBCL：R-CHOP 療法に対側精巣照射，中枢神経浸潤対策を追加する．
  - ▶ 縦隔原発大細胞型 B 細胞リンパ腫：CHOP 療法よりも多数の薬剤を使用する MACOP-B などの第三世代化学療法やリツキシマブ併用 dose-adjusted EPOCH 療法など．
  - ▶ CD5 陽性 DLBCL：予後不良かつ中枢神経再発が高率であり，臨床試験の対象となりうる．

プラクティス 3　45 歳男性．NHL で治療中．
頻度 ★★★　緊急度 ★☆☆

DLBCL, Stage Ⅲ, IPI-High の診断．R-CHOP 療法を 4 コース施行した時点で再評価したところ，完全寛解（complete response；CR）になり PET 検査でも陰性だった．

【Q1】 今後の治療は？

【A1】 R-CHOP 療法を継続．合計 6〜8 コース実施する．

ココが point　リスクの高い非 Hodgkin リンパ腫（NHL）の治療

- IPI-High，High-intermediate の 5 年生存率は 50％未満であり，標準的治療の R-CHOP 療法も十分な治療効果とはいえない．よりすぐれた治療法の開発が必要である．
- 治療成績を向上させるには，抗腫瘍薬の増量や投与間隔の短縮など治療強度を上げる試みが考えられる．
- 本例のような比較的若年者では，初回治療の一部に自家末梢血幹細胞移植併用の大量化学療法を試みることも，臨床試験の枠組みのなかでは正当化されうる．
- しかし，現時点ではハイリスク DLBCL に対する治療強度の増加や初回寛解時の大量化学療法は，標準的治療としては確立していない．

【Q2】 もし初回治療後に再発すれば，治療は？

【A2】 初回治療の薬剤と交差耐性の少ない薬剤を用いた救援化学療法．部分奏効（partial response；PR）以上の効果があれば，自家末梢血幹細胞移植併用大量化学療法．

ココが point　R-CHOP 療法後の再発に対する治療

- 初回化学療法で R-CHOP 療法を 6〜8 コース施行した場合は，アントラサイクリン系薬剤の累積投与量が心毒性で問題になり，アントラサイクリンを含まないレジメンを考慮する．
- 一方，初発時限局期で R-CHOP 療法が 3〜4 コースに留まる場合は，アントラサイクリンを含むレジメンも使用可能である．
- その後の自家移植の適応（年齢，臓器障害の程度による）も考えた上で，救援化学療法のレジメンを選択する．
- DLBCL の再発後の化学療法で部分奏効以上の効果があれば，自家末梢血幹細胞移植併用大量化学療法の適応になる．
- 自家移植が考慮される場合は，化学療法後の自家末梢血幹細胞採取に適した，幹細胞動員効率のよいレジメンを選択する．
- 本邦では DHAP（デキサメタゾン，シスプラチン，シタラビン），ESHAP（エトポシド，メチルプレドニゾロン，シタラビン，シスプラチン），ICE（イホスファミド，カルボプラチン，エトポシド）にリツキシマブなどのレジメンが頻用される．

鉄則 5 DLBCL に対する自家末梢血幹細胞移植併用大量化学療法の適応は，化学療法感受性の再発例．

プラクティス 4　53 歳女性．限局期の FL．　頻度 ★　緊急度 ★

1 年前より徐々に増大する右頸部リンパ節腫大があり，近医より紹介受診．生検にて FL grade 1-2 の診断．B 症状なし，PS 0，LDH 正常，血算に異常なし，骨髄生検でリンパ腫浸潤なし．全身造影 CT と PET-CT で，右頸部に限局した病的リンパ節腫大あり．

【Q1】 治療は？

【A1】 局所放射線療法（±リツキシマブ±化学療法）．

ココが point 限局期の濾胞性リンパ腫（FL）の治療

- FL には組織学的 grade 分類があり，grade 3 は DLBCL に準じる．
- FL の約 70％ は進行期（Stage Ⅲ，Ⅳ）であり，初回治療として R-CHOP 療法などリツキシマブ併用化学療法が一般に選択される．
- 本例のような限局期例では，30 Gy の局所放射線照射によって 30〜50％ の確率で 10 年無再発生存が期待できる．
- 進行期例では，初回治療が奏効しても数年から十数年の経過で再発がみられ，原則として治癒は得られない．
- 診断時に限局期の FL で，何らかの理由で無治療経過観察（watchful waiting）が選択された 43 例の後方視的検討では，10 年予測生存率が 85％ と報告されている．
- したがって，年齢，合併症，照射野の広さ，本人の希望などの個別的な要因を考慮して，限局期 FL の一部では watchful waiting を選択するのも妥当性がある．

鉄則 6 限局期濾胞性リンパ腫（FL）は局所放射線照射で長期寛解するが，進行期は治癒しない．

プラクティス 5

57 歳男性．
健診の腹部エコーで腹部腫瘤を指摘され紹介受診．

頻度 ★★☆　緊急度 ★☆☆

頸部，鼠径部にもリンパ節腫大あり，生検にて FL grade 2 の診断．B 症状なし，PS 0，LDH 正常，骨髄生検でリンパ腫の浸潤あり．全身造影 CT で両側頸部，腋窩，縦隔，傍大動脈，鼠径リンパ節腫脹あり．内視鏡検査で病変なし．腫瘤の最大長径は 4 cm だった．

【Q1】 治療の選択肢は？

【A1】 R-CHOP 療法，R-CVP 療法，リツキシマブ単剤，watchful waiting，BR（ベンダムスチン＋リツキシマブ）療法など．

ココが point 進行期の濾胞性リンパ腫（FL）の治療

- 未治療進行期 FL には，現状ではリツキシマブ併用化学療法（R-CHOP や R-CVP）が一般に選択される．
- しかし，初回治療が奏効しても治癒は得られないので，施設の方針，患者の希望，年齢や併存疾患などによって治療法を選択する．
- 進行期でも腫瘍量が少なければ（B 症状なし，7 cm 以上の病変なし，3 領域以上の 3 cm を超える節性病変なし，症状のある脾腫なし，圧迫症状なし，胸腹水の貯留なしなど），watchful waiting やリツキシマブ単剤も妥当な選択

- 肢になる.
- BR療法はR-CHOPと比較して短期毒性が軽度で無増悪生存期間に優れ，欧米のガイドラインではfirst line治療になっているが，本邦では未治療例には承認されていない．
- 同様にフルダラビンやcladribineなどのプリン誘導体も，未治療例には未承認である．

Q2 初回治療が奏効した場合，その後の治療は？

A2 無治療経過観察またはリツキシマブの維持療法．

ココがpoint 濾胞性リンパ腫（FL）の維持療法

- 繰り返しになるが，FLでは初回治療が奏効しても治癒が得られる訳ではない．
- したがって，PR以上の効果が得られれば（無症状ならSDでも），再増悪するまで経過観察するのが基本である．むやみに深追いすべきではない．
- FLの第一寛解期での自家末梢血幹細胞移植併用大量化学療法は，ランダム化比較試験で生存期間の延長は認められなかった．したがって適応にならない．
- 高腫瘍量の初発進行期FLに対し，リツキシマブ併用化学療法によってPR以上の効果があった例では，リツキシマブによる維持療法（375 mg/m^{2}を8週間ごとに2年間投与）によって無増悪生存期間の延長が認められた．
- しかしリツキシマブ維持療法は，2013年11月時点の本邦では未承認であり，全生存期間の延長も不明であり，軽症の感染症が増加することも報告されている．

鉄則 7 第一寛解期のFLに自家末梢血幹細胞移植をしてはいけない．

- 本例は，R-CHOPを6コース実施し完全寛解となっていたが，2年後に頸部リンパ節腫大が再度出現した．

Q3 どう対応する？

A3 生検により再発の診断確定，re-staging，治療選択（①経過観察，②救援化学療法，③RI標識抗体療法，④局所放射線療法のいずれか），造血幹細胞移植（自家，同種）の適応を検討．

ココが point　進行期FLの初回治療後再発に対する治療

- 進行期FLの初回治療後の再発/再燃はほぼ不可避であり，慌てず落ち着いて対応する．
- 再生検は，単なる再発の確認だけでなく，組織学的形質転換の有無やリツキシマブ治療に必要なCD20抗原の発現低下や消失も明らかにできる．体表からアプローチ可能な病変があれば，できる限り生検する．
- 再発しても，無症状で低腫瘍量であれば，経過観察も妥当な選択肢である．しかしその場合，多くは1年以内に治療が必要となるので，その準備をしておく．
- 救援化学療法としては，first-line療法で使用しなかったレジメンやフルダラビンなどのプリン誘導体を使用するレジメンが考えられる．
- 初回治療としてアントラサイクリン系薬剤を用いなかった，あるいは使用量が少なかった場合は，アントラサイクリンを含むレジメンが奏効する可能性もある．
- インドレントB細胞リンパ腫（マントル細胞リンパ腫を含む）の再発例に対して，ベンダムスチン＋リツキシマブ（BR療法）とフルダラビン＋リツキシマブ（FR療法）を比較した試験では，BR療法が奏効率，無増悪生存率のいずれにおいても優れていた．ベンダムスチン未使用例では有力な治療選択肢になる．
- 救援化学療法が奏効した再発FLに対して，自家造血幹細胞移植併用の大量化学療法と通常の化学療法の継続を比較した試験では，移植群で全生存期間が延長している．
- したがって，救援化学療法の奏効した再発FLは自家移植も選択肢となりうる．しかし，二次がんが増加する可能性があり，新規治療薬の出現によってFLの治療成績全体も向上しているので，個別の判断が必要である．

もっと知りたい　濾胞性リンパ腫（FL）に対する同種移植

- FLに対する同種移植の抗腫瘍効果は強力であり，治癒の可能性も期待されている．
- しかし同種移植による治療関連死亡率も高いため，臨床試験として行われる場合を除き，他の治療が奏効している間は選択しづらい．
- 自家移植にはあらかじめ自家造血幹細胞の採取と保存が必要なので，自家移植が考慮される例では，治療内容もあらかじめよく考えておく必要がある．
- 一方，同種移植ではHLA一致ドナーが必要なので，同種移植が考慮される例ではドナーのavailabilityなどについてあらかじめよく考えておく．
- いずれにしろ，すぐに適応がなくても，将来，造血幹細胞移植の適応となりうる例では，早い段階から移植施設にコンサルトしておくのが望ましい．

鉄則 ❽ FL の造血幹細胞移植のコンサルテーションは，遅すぎるより早すぎるほうがよい．

✓ 最終チェック

❶ 非 Hodgkin リンパ腫（NHL）の病理分類は多彩．どこから覚える？
→ 頻度の高いもの〔びまん性大細胞型 B 細胞リンパ腫（DLBCL）と限局期濾胞性リンパ腫（FL）〕と緊急性のあるもの！

❷ NHL をみたら確認すべき 3 つは？
→ WHO 病理分類，病期分類，予後分類！

❸ 標準的治療は何によって学ぶ？
→ 信頼のおける国内外のガイドライン！

❹ 「DLBCL の初回標準治療＝R-CHOP」？
→ No！　中枢神経原発，精巣原発など R-CHOP 以外の治療が必要な病型がある！

❺ DLBCL に対する自家末梢血幹細胞移植併用大量化学療法の適応は？
→ 化学療法感受性の再発例！

❻ 初発限局期 FL に推奨される治療は？
→ 局所放射線療法！

❼ 第一寛解期の FL に対する自家移植の適応は？
→ No！　第一寛解期では適応にならない！

❽ FL の造血幹細胞移植のコンサルテーションは？
→ 一般的には第一再発/再燃期以降だが，遅すぎるよりも早すぎるほうがよい！

参考文献
1) 日本血液学会（編）：造血器腫瘍診療ガイドライン 2013 年版．金原出版，2013
2) National Comprehensive Cancer Network：Non-Hodgkin's Lymphoma. http://www.nccn.org/

（森慎一郎）

9 Hodgkin リンパ腫
── 病期診断が大切だ

鉄則

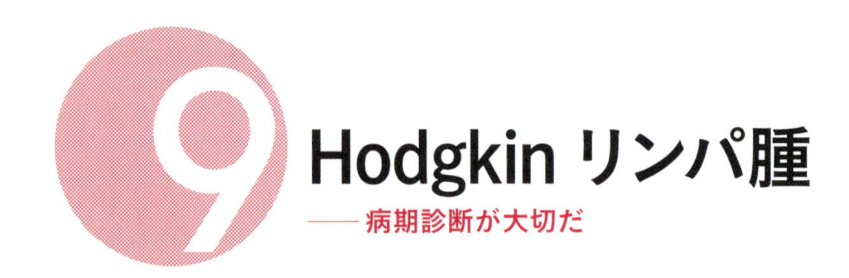

1. Hodgkin リンパ腫（HL）は，正確な病期診断が極めて重要．
2. 古典的 HL の標準的治療は，ABVD 療法±病変部放射線照射．
3. 結節性リンパ球優位型 HL は，古典的 HL とは異なる疾患で治療方針も異なる．

- 正しい病期診断が正しい治療への第一歩．

プラクティス 1　　30 歳男性．頸部リンパ節腫脹．　頻度 ★★☆　緊急度 ★★☆

3 か月前より左頸部リンパ節腫脹あり来院．軽度の疼痛があって飲酒時に増悪するという．同部位の摘出生検にて古典的 Hodgkin リンパ腫（混合細胞型）と診断した．CT と PET-CT では，病変は左頸部に限局して複数存在し，最大径は 4.5 cm だった．骨髄穿刺・生検にてリンパ腫の浸潤は認めなかった．
WBC 6,200/μL（分画正常），PLT 30.6 万/μL，Alb 4.5 g/dL，LDH 正常範囲．

Q1 本例の病期は？

A1 臨床病期：Stage ⅠA（Ann Arbor 分類/Cotswolds 修正）．

- Hodgkin リンパ腫（Hodgkin lymphoma；HL）の病期診断は，Ann Arbor 分類が用いられる（76 頁表 15 参照）．
- 病期により治療方針が大きく異なることから，正確な病期診断が極めて重要である．
- 本例では，病変が 1 リンパ節領域に限局して bulky 病変や節外病変を認めず，B 症状もないことから，Stage ⅠA となる．
- 予後分類では，favorable 群となる（表 18，19 参照）．

表18　限局期（I, II期）Hodgkinリンパ腫（HL）の予後不良因子

	EORTC	NCI	NCCN
年齢	50歳以上	40歳以上	予後因子に含まず
組織型	予後因子に含まず	MC, LD	予後因子に含まず
赤沈	B症状なく，50 mm以上または B症状あり，30 mm以上	B症状なく，50 mm以上または B症状あり	B症状なく，50 mm以上または B症状あり
縦隔腫瘤	最大幅が胸郭の1/3を超える	最大幅がT5-6レベルの胸郭幅の1/3を超える，または10 cm以上	最大幅がT5-6レベルの胸郭幅の1/3を超える
リンパ節病変数	4個以上	4個以上	4個以上
Bulky病変	予後因子に含まず	予後因子に含まず	10 cm以上

各研究グループが独自の予後分類を使用し，その内容は若干異なっている．
EORTC：European Organization for Research and Treatment of Cancer，NCI：National Cancer Institute，NCCN：National Comprehensive Cancer Network，MC：Mixed Cellularity，LD：Lymphocyte Predominance.

表19　進行期Hodgkinリンパ腫（HL）の国際予後スコア（International Prognostic Score；IPS）

予後因子	予後不良因子（各1点）
血性アルブミン値	<4 g/dL
ヘモグロビン値	<10.5 g/dL
性別	男性
病期	IV期
年齢	≧45歳
白血球数	≧15,000/μL
リンパ球数（または割合）	<600/μL または<8%

それぞれの予後不良因子を1点とし，0〜2点は予後良好，3点以上は予後不良と判定．
（Hasenclever D, Diehl V：A prognostic score for advanced Hodgkin's disease；International Prognostic Factors Project on Advanced Hodgkin's Disease. N Engl J Med 339：1506-1514, 1998[1]）より）

鉄則1　Hodgkinリンパ腫（HL）は，正確な病期診断が極めて重要．

- HLは，一般的に頸部〜鎖骨部〜縦隔に好発して連続的に進展するのが特徴．
- 例えば頸部に病変があって胸部〜縦隔に病変がなく腹部に病変がある，ということは極めて稀．節外病変も稀．
- したがって，このような「稀な」事象に遭遇した場合は，HLという診断そのものの再確認や，病変が疑われる部位の生検による確認などが必要になる．

Q2　本例に対する標準的治療は？

A2　ABVD療法4コース＋病変部照射（involved field irradiation；IFRT）30〜40 Gy.

- HLに対する標準的化学療法は，ABVD療法である．
- ABVD療法とは，ドキソルビシン25 mg/m^2，ブレオマイシン10 mg/m^2，ビンブラスチン6 mg/m^2，ダカルバジン375 mg/m^{2}を1日目と15日目に点滴静注

するのを 1 コースとして，これを 28 日ごとに繰り返すレジメン．
- 本例でも ABVD 療法 4 コースと病変部照射を施行した．

ココが point　Hodgkin リンパ腫（HL）の治療

- わが国ではダカルバジンを 250 mg/m^2 に減量した ABVd 療法を行う施設も多い．ただし，ABVd 療法は世界で標準的治療とされている ABVD 療法とは厳密には異なる治療である．
- ABVD 療法は，以前に頻用された MOPP 療法と比較して，同等の治療効果があって二次発がんや二次不妊などの晩期毒性が圧倒的に少ない．そのために，古典的 HL に対する現時点の標準的レジメンとみなされている．
- 限局早期例では ABVD 療法 4 コース＋病変部照射（30〜40 Gy）を行い，それ以外では ABVD 療法 6〜8 コース後に残存病変があれば放射線療法を追加するのが，標準的治療である．
- ABVD 療法 2〜4 コース実施ごとに PET-CT を評価し，PET-negative が確認された時点で ABVD 療法 2〜4 コースを追加して治療を終了する方法も提唱されている．
- 従来は限局期例に対して，マントル照射野や逆 Y 字照射野などの広範囲放射線単独で治療されていた．しかし，二次発がんなどの問題から，化学療法を併用して照射野を縮小するのが現時点での標準的治療になっている．
- 欧米では早期予後良好群にはさらなる治療減弱の試みがなされ，進行期・予後不良例には治療強度を高めたレジメン（BEACOPP 療法など）の臨床試験が実施され，良好な成績が報告されている．
- また，ABVD 療法よりも治療密度を強化しながら累積薬剤投与量を減じた，Stanford V レジメンなどの治療も試みられている．
- これらのレジメンは日本人の治療実績は少ない．またわが国の HL の発症率は欧米と比較して非常に低く，日本人の HL が欧米と同じといってよいかも不明である．したがって，これらの新しいレジメンは，臨床試験のセッティングで実施されるべきである．
- 最近，再発または難治性 HL に対して，抗 CD30 抗体と微小管阻害薬の複合体であるブレンツキシマブ ベドチン（アドセトリス®）がわが国でも使用可能となった．この薬剤が初回治療に使用されるようになると，将来的には標準的治療も変わる可能性がある．

鉄則 ❷　古典的 HL の標準的治療は，ABVD 療法±病変部放射線照射．

プラクティス 1 の　教訓

HL は NHL 以上に正確な病期診断が大切．

もっと知りたい **Hodgkin リンパ腫(HL)治療における PET-CT**

- 診断時の PET-CT
  - CT, MRI などの画像診断の進歩により，以前行われていた病期確定のための試験開腹やリンパ管造影はほとんど行われなくなった．
  - 一方，診断時に PET-CT を行うことで，CT 単独で決定された病期がより進行した病期に修正される，いわゆる up-staging 例は 15〜25%に及ぶ[2]．このうち限局期から進行期へと up-staging される例が 10〜15%存在している．
  - 治療効果の判定やフォローアップ目的に PET-CT を行う予定があれば，診断時に腫瘍が FDG-avid であることを確認しておく意義もある．
- 治療開始後早期の PET-CT
  - ABVD 療法 2〜4 コース後の PET-CT（interim PET）は，治療効果の予測因子として有用だという報告が複数ある．
  - そのため，interim PET の結果に基づいて治療計画を変更する治療戦略も提唱されている．
  - しかし，最終的な有用性は長期フォローアップによる無病生存期間や，晩期毒性も含めた評価が必要であり，現時点ではまだ標準的な方法とはいえない．
- 治療終了後の PET-CT
  - HL による腫瘤は，真の腫瘍細胞である Hodgkin RS 細胞だけで形成されている訳ではなく，多くの反応性細胞やさまざまな程度の線維化組織を伴っている．
  - そのため，治療開始後の腫瘤縮小が極めて緩徐だったり，治療終了時点でも腫瘤性病変が残存する例も少なくない．
  - 現在の HL の治療効果判定基準によれば，残存腫瘤を認めても PET 陰性であれば完全奏効と判定してよいとされる．すなわち，PET の陰性的中率は高い．
  - PET 陰性の残存腫瘤例を難反応性・非寛解と判断して，より強力な治療を行うことは避けなければならない．
  - 一方，治療終了時点で PET 陽性例の陽性的中率は必ずしも高くない．したがって，治療終了後 PET 陽性という理由だけで二次治療を行うべきではない．
  - 残存腫瘍が強く疑われる例では，その部位の再生検による確認が望ましい．
  - PET-CT による治療効果の判定基準を**表 20** に示す．

表20　PET-CTによる治療効果の判定基準（Deauville基準）

点数	PET-CTの結果
1	背景と比較して優位なuptakeなし
2	縦隔と比較して同等もしくは弱いuptake
3	縦隔よりも強いが，肝臓と同等もしくは弱いuptake
4	肝臓のどの部位と比較しても中等度以上強いuptake
5	肝臓のどの部位と比較しても著明に高度のuptake
X	新規部位のuptakeであり，リンパ腫との関連が低いと思われるuptake

(Barrington SF, Qian W, Somer EJ, et al：Concordance between four European centres of PET reporting criteria designed for use in multicentre trials in Hodgkin lymphoma. Eur J Nucl Med Mol Imaging 37：1824-1833, 2010[3]）より）

プラクティス2　35歳男性.　　　頻度 ★☆☆　緊急度 ★☆☆

入浴時に右腋窩の腫瘤に気づき受診.
腫瘤の摘出生検により，結節性リンパ球優位型Hodgkinリンパ腫（nodular lymphocyte predominant Hodgkin lymphoma；NLPHL）と診断．精査の結果，病変は腋窩に限局した孤立性であり，Stage I，予後良好群と診断した．

【Q1】標準的治療は？

【A1】局所放射線療法または無治療経過観察.

- WHO分類におけるHLは，NLPHLと古典的HLの2つの亜型に分けられる．
- つまり，NLPHLは臨床病理学的に古典的HLとは別の疾患である．
- NLPHLはHLの中の約5％を占める稀な病態であり，35歳をピークとした男性に多く，大多数が限局期である．
- 限局期で発見される例が多いことから推測されるように，通常，進行は緩徐であり緩徐進行性NHLに似た経過をたどる．
- 古典的HLに対する化学療法や局所放射線療法の反応は良好であり，治療を行った場合の完全寛解率は限局期では95％以上，10年生存率も90％近い．
- 本例のようなI期で，診断のために病変部が完全切除された例では，無治療で経過観察しても5年生存率が100％だったという報告もある．
- 本例でも無治療で経過観察することとした．
- 治療に伴う長期的影響や，患者の社会的状況，合併症などを考慮し，無治療経過観察として増悪がみられた時点で治療を行うという選択肢もある．
- NLPHLの腫瘍細胞はCD20を高発現しているため，リツキシマブも有効である[4]．したがって，古典的HLとは異なり，リツキシマブ単剤やリツキシマブ併用化学療法の選択肢もある．

鉄則 ❸ 結節性リンパ球優位型 HL は，古典的 HL とは異なる疾患で治療方針も異なる．

プラクティス2の　教訓

NLPHL に対しては，無治療経過観察やリツキシマブの選択肢がある．

✓ 最終チェック

❶ Hodgkin リンパ腫（HL）の治療方針を決めるのに，最も重要な診断は？
　➡ **正確な臨床病期！**

❷ 古典的 HL の標準的治療は？
　➡ **ABVD 療法 ± 病変部放射線照射！**

❸ 結節性リンパ球優位型 HL を，古典的 HL と分ける臨床上の意義は？
　➡ **治療方針が異なる！**

参考文献

1) Hasenclever D, Diehl V：A prognostic score for advanced Hodgkin's disease；International Prognostic Factors Project on Advanced Hodgkin's Disease. N Engl J Med 339：1506-1514, 1998
2) Isasi CR, Lu P, Blaufox MD：A metaanalysis of 18F-2-deoxy-2-fluoro-D-glucose positron emission tomography in the staging and restaging of patients with lymphoma. Cancer 104：1066-1074, 2005
3) Barrington SF, Qian W, Somer EJ, et al：Concordance between four European centres of PET reporting criteria designed for use in multicentre trials in Hodgkin lymphoma. Eur J Nucl Med Mol Imaging 37：1824-1833, 2010
4) Azim HA Jr, Pruneri G, Cocorocchio E, et al：Rituximab in lymphocyte-predominant Hodgkin disease. Oncology 76：26-29, 2009

〈森慎一郎〉

10 成人T細胞白血病/リンパ腫
── ユニークな腫瘍を理解しよう

鉄則

1. 成人T細胞白血病/リンパ腫（ATLL）を疑えば，出身地，白血病・リンパ腫の家族歴に注目する．
2. ATLLは，臨床症状とHTLV-1抗体陽性だけでは確定診断できない．
3. アグレッシブ型（急性型，リンパ腫型）かインドレント型（慢性型，くすぶり型）かを見極める．
4. 未治療ATLLの初期化学療法は，改変LSG-15．
5. 全身状態良好な若年者のATLLでは，同種造血幹細胞移植の適応がある．
6. HTLV-1抗体陽性者には適切な説明とフォローアップが必要．

- 成人T細胞白血病/リンパ腫（adult T-cell leukemia/lymphoma；ATLL）の発症率は地域差が大きいが，本邦では非常に重要な血液腫瘍．
- ATLLの4病型の診断，改変LSG-15療法，抗CCR4抗体，同種造血幹細胞移植の適応の理解を深めよう．

プラクティス1 　58歳男性．皮膚悪性リンパ腫疑い．　頻度 ★☆☆　緊急度 ★★☆

生来健康．2か月前より右上腕に1 cm大のやや膨隆した不整形の紅斑が出現．痛みや痒みはない．2週間前には皮疹は隆起し2 cm大に増大し，両前腕や両下腿にも同様の隆起疹が出現し，発疹周囲には発赤も伴うようになった．近医の皮膚科に受診し，皮膚悪性リンパ腫が疑われ，当院に紹介入院となった．発熱，盗汗，体重減少などはない．

【Q1】 注目すべき病歴は？

【A1】 薬剤の使用，出身地，白血病・リンパ腫の家族歴！

- 皮膚病変は進行性に悪化しているが炎症性は否定的である．薬疹の可能性もある．

- 薬剤使用がないか，代替医療，サプリメント，健康食品を含めて確認したが，使用していなかった．
- 炎症性でなく進行性に悪化する皮膚病変として，皮膚の悪性腫瘍が考えやすい．
- 増殖速度の比較的早い腫瘍性病変であり，特に皮膚悪性リンパ腫（皮膚原発または皮膚浸潤を伴う悪性リンパ腫）が疑われる．
- 本邦では ATLL が見逃せない．
- ATLL の場合，出身地や白血病・リンパ腫の家族歴がとても重要である．
- 本人の出生地は東京だが，母の出身地が福岡県ということだった．両親や兄弟に血液疾患はなかったが，母方の叔母が白血病で亡くなっていた．
- 悪性リンパ腫の B 症状である発熱，盗汗，体重減少は認めなかった．

鉄則 1 成人 T 細胞白血病/リンパ腫（ATLL）を疑えば，出身地，白血病・リンパ腫の家族歴に注目する．

ココが point：HTLV-1 と成人 T 細胞白血病/リンパ腫（ATLL）

- ATLL は，ヒト T リンパ球向性ウイルス 1 型（human T-lymphotropic virus type 1；HTLV-1）によって引き起こされる白血病/リンパ腫．
- HTLV-1 関連脊髄症（HAM/TSP），HTLV-1 ぶどう膜炎（HU）も，HTLV-1 が原因になる．
- HTLV-1 に一度感染すると，ウイルスの遺伝子がヒトの染色体に組み込まれる．
- HTLV-1 キャリアは，本邦では 100〜120 万人，世界では 1000 万〜2000 万人と推定される．
- 本邦以外にも中央アフリカ，中近東，ジャマイカなどの西インド諸島，南米に多い．
- 国内では，九州・沖縄を中心とした西南日本に多い．紀伊半島，三陸海岸，北海道にも好発地域がある．
- キャリアの分布は，都市への人口流出や地域的な HTLV-1 感染対策により好発地域では減少し，関東では 1990 年 10.8％ から 2007 年 17.7％ と増加している．
- ATLL はキャリアから一定の割合で発症するので，ATLL 患者の分布は HTLV-1 キャリアの分布と一致している．したがって，ATLL を疑うときは出身地の確認が重要．
- 2006〜2007 年の調査では，HTLV-1 キャリアからの ATLL の生涯発症率は，2〜7％（30 歳以上の男性で 4〜7％，女性で 2〜3％）と推定されている．
- 年間約 1,150 人が発症し，発症年齢中央値は 67 歳で，男性にやや多い．
- 1980 年頃は年間約 700 例の発症で発症年齢中央値が 52.7 歳だったので，発症数は増加し高齢化している．

> **もっと知りたい** **JSPFAD（Joint Study of Predisposing Factors for ATL Development）**
> - 現在，JSPFAD により ATLL 発症の高危険群を同定するために，キャリアのフォローアップ研究がなされている．
> - HTLV-1 キャリアを対象に年 1 回程度の定期的な検査により，重篤な疾患の前兆をつかんで将来的な治療や発症予防に結びつける研究である．
> - 2002 年から 2008 年の中央値 1 年間のフォローアップ期間において，1,218 名の HTLV-1 キャリアから 14 名（1.1%）の ATLL が発症した．
> - 危険因子は，高ウイルス量（ウイルスロード 4% 以上），高齢，家族歴，他疾患の治療中，だった[1]．
> - 家族歴は，キャリアの家族内集積だけでなく，ATLL 発症の危険因子としても重要である．

【Q2】 皮疹以外に身体診察で注目すべき所見は？

【A2】 リンパ節腫脹，肝脾腫！

- 身体診察では，右深頸部と鎖骨上に 2 cm 大の圧痛のない弾性硬のリンパ節を触知した．
- 肝臓，脾臓は触知しなかった．その他の腫瘤もなかった．

【Q3】 注目すべき血液検査所見は？

【A3】 血算，血清 Ca，LDH，可溶性 IL-2 受容体，HTLV-1 抗体！

- ATLL とすれば，白血球分画を含めた血算，血清 Ca，LDH が重要である．
- HTLV-1 抗体は最も重要であり，腫瘍マーカーの可溶性 IL-2 受容体（sIL-2R）も必要．
- 末梢血にリンパ球増加や異常細胞は認めなかった．血清 Ca は正常，LDH 291 U/L（基準値：118〜223 U/L）と軽度増加．凝固・他の生化学検査に異常はなかった．
- HTLV-1 抗体はやはり陽性であり，sIL-2R 728 U/mL（基準値：124〜466 U/mL）と増加していた．
- 母親の出身地，家族歴，抗 HTLV-1 抗体陽性から，ATLL の可能性が高くなった．
- リンパ球増加や異常細胞は認めないので，リンパ腫型や皮膚型の病型が疑われる．
- リンパ腫型とすれば病期診断のために，CT，PET-CT，骨髄検査なども必要になる．

ココがpoint 成人T細胞白血病/リンパ腫（ATLL）の臨床診断

- ATLLの主な臨床症状として，リンパ節腫脹（60%），肝脾腫（20%），皮膚病変（39%），高カルシウム血症，免疫不全によるさまざまな感染症の症状が挙げられる．
- 消化管浸潤による下痢・腹痛や，中枢神経浸潤による頭痛・神経症状などもある．
- 免疫不全は，生体内の免疫調節に中心的な役割を担っているTregが腫瘍化するために生じると考えられており，ニューモシスチス肺炎，サイトメガロウイルス肺炎，クリプトコッカス髄膜炎などの日和見感染症を発症しやすい．
- 典型的な検査所見として，末梢血の白血球増加や異常リンパ球増加がある．
- 特に核が花弁状に分葉した異常リンパ球（flower cell；花弁細胞）が特徴的である．
- 慢性型やくすぶり型の際に出現する異常リンパ球は，花弁細胞より異型は弱い．
- LDH高値，高カルシウム血症がしばしばみられ，血清アルブミン低値やBUN，Cr，AST，ALTの高値などもみられる．

ココがpoint 成人T細胞白血病/リンパ腫（ATLL）の皮疹

- ATLLの特異的な皮疹には，腫瘤，小結節，浸潤性紅斑，丘疹がある．
- 腫瘤，小結節は限局性から全身性に分布し，浸潤性紅斑，丘疹はほぼ全身性に分布する．
- 異常リンパ球の浸潤の深さによって，紅斑（表皮内から乳頭層），丘疹（表皮内から真皮），腫瘤（表皮内から皮下組織），結節（真皮全層）になる．

ココがpoint HTLV-1抗体検査

- HTLV-1抗体検査にもさまざまな種類がある．
- 妊婦健診では，スクリーニング検査としてPA法（ゼラチン凝集法），ELISA法（酵素抗体法）による抗HTLV-1抗体検査を行い，陽性の場合にはIF法（蛍光抗体法），WB法（ウェスタンブロット法）などで確認する．
- 判定保留の場合には，核酸検査法としてPCR法で検討する．

Q4 ATLLの診断を確定する検査は？

A4 皮膚病変の生検！

- リンパ腫型のATLLが疑われるが，臨床症状とHTLV-1抗体陽性だけでは確定できない．

- 確定診断のためには，病変部位の生検が必須である．
- 生検部位の第一選択は皮膚病変（隆起疹）である．皮膚病変の生検が困難な場合や皮膚生検で確定診断がつかない場合は，表在リンパ節生検を行う．
- リンパ系悪性腫瘍を疑う場合，病理診断ではヘマトキシリン・エオジン（HE）染色だけでなく免疫染色も行う．
- 腫瘍細胞が存在する検体では，フローサイトメトリー，染色体，FISH 検査が重要である．
- そのためには，十分量の生検検体を採取し，すべてをホルマリン固定しないで生検体として処理することが必要になる．

鉄則❷　ATLL は，臨床症状と HTLV-1 抗体陽性だけでは確定診断できない．

ココが point　成人 T 細胞白血病/リンパ腫（ATLL）の病理組織診断

- ATLL の診断の第一歩は適切な病理組織検体を得て，組織診断を確定することである．病理分類には WHO 分類第 4 版が用いられる．
- ATLL の多くは多形性の形態を示す末梢性 T 細胞性腫瘍と定義されるが，厳密には，HTLV-1 プロウイルスの DNA の腫瘍細胞内への単クローン性取り込みが証明されるものである．
- したがって，ATLL の確定診断のためには，腫瘍細胞が存在する生検検体を用いた HTLV-1 ゲノムのサザンブロット検査が必須になる．
- 日常臨床においては，HTLV-1 ゲノムのサザンブロットに必要な十分量の検体が得られないこともあり，末梢性 T 細胞性腫瘍を細胞または組織学的に認め HTLV-1 抗体陽性であれば，ATLL と診断している[2]．
- しかし，HTLV-1 抗体陽性であっても，腫瘍細胞中に HTLV-1 の単クローン性組み込みを認めない，ATLL ではない成熟型 T 細胞リンパ腫の場合もある．そのため，臨床像（細胞形態，病理組織像，細胞表面マーカー）が ATLL に典型的でない場合は，HTLV-1 ゲノムのサザンブロット検査が診断上は重要である．

ココが point　成人 T 細胞白血病/リンパ腫（ATLL）のリンパ節の病理組織診断

- ATLL の典型的なリンパ節では，本来のリンパ節構造は失われ，異常リンパ球のびまん性の浸潤増殖がみられる．
- 異常リンパ球は大小不同が強く，核異型が強い切れ込みのある不規則な核型を示す．これらに混じて切れ込みが強く脳回様，または高度に分葉した核を有する巨細胞もみられる．
- リンパ腫型（pleomorphic）以外に，未分化大細胞リンパ腫様，小細胞型リンパ腫様，Hodgkin リンパ腫様のものもある．

> **ココがpoint　成人T細胞白血病/リンパ腫（ATLL）の表面抗原検査**
> - フローサイトメトリーや免疫染色の表面抗原検査では，ATLL細胞の多くが，CD4陽性，CD25陽性，CD8陰性の活性化ヘルパーT細胞2型または制御性T細胞（Treg）形質を示す．
> - その他，CD2陽性，CD3陽性（減弱），CD5陽性，HLA-DR陽性である．
> - 多くのケモカイン受容体を有し，約90％の例でケモカイン受容体4（CCR4）が陽性である．
> - CCR4陽性のATLL細胞が皮膚浸潤と関連することが報告されている．
> - ATLL細胞では，Tregのマスター遺伝子である*FOXP3*が陽性のことが多く，ATLL細胞の起源はTregが主体と考えられている．

- 本例の皮膚病変の生検が行われ，病理学的にATLLと診断された．
- CTでは肝脾腫と腹腔内リンパ節の腫脹，少量の腹水を認めた．
- 骨髄検査では，明らかな異常細胞の浸潤は認めなかった．

Q5 ATLLの臨床病型は？

A5 リンパ腫型！

- ATLLの白血化はないと診断され，リンパ節腫大と皮膚病変の存在からリンパ腫型と考えられる．

> **ココがpoint　成人T細胞白血病/リンパ腫（ATLL）の臨床病型分類**
> - ATLLでは，臨床病型分類が提唱されている（表21参照）．

表21　成人T細胞白血病/リンパ腫（ATLL）の臨床病型分類

		急性型	リンパ腫型	慢性型	くすぶり型
リンパ球数（/μL）		*	4,000未満	4,000以上*2	4,000未満
異常リンパ球		有*3	1％以下	有*3	5％以上
花弁細胞		有	無	ときどき	ときどき
LDH		*	*	正常の2倍以下	正常の1.5倍以下
補正カルシウム値（mEq/L）		*	*	5.5未満	5.5未満
組織学的に腫瘍病変が確認されたリンパ節腫大		*	有	*	無
腫瘍病変	皮膚	*	*	*	*3
	肺	*	*	*	*3
	リンパ節	*	有	*	無
	肝腫大	*	*	*	無
	脾腫大	*	*	*	無
	中枢神経	*	*	無	無
	骨	*	*	無	無
	腹水	*	*	無	無
	胸水	*	*	無	無
	消化管	*	*	無	無

* 条件の制約はなく，あってもなくてもよい．
*2 3,500/μL 以上の T リンパ球増加を伴う．
*3 末梢血の異常リンパ球が 5％未満の場合は，生検にてリンパ腫の証明が必要である．
(Shimoyama M：Diagnostic criteria and classification of clinical subtypes of adult T-cell leukaemia-lymphoma；A report from the Lymphoma Study Group (1984-87). Br J Haematol 79：428-437, 1991[3] より)

- 急性型，リンパ腫型，慢性型，くすぶり型の 4 病型に分類され，化学療法を含めた治療方針の決定に用いられる．
- 白血化，臓器浸潤，高 LDH 血症，高カルシウム血症の有無と程度により分類される．
- 生存期間中央値は，急性型 6 か月，リンパ腫型 10 か月，慢性型 24 か月，くすぶり型 3 年以上である（図 10 参照）．

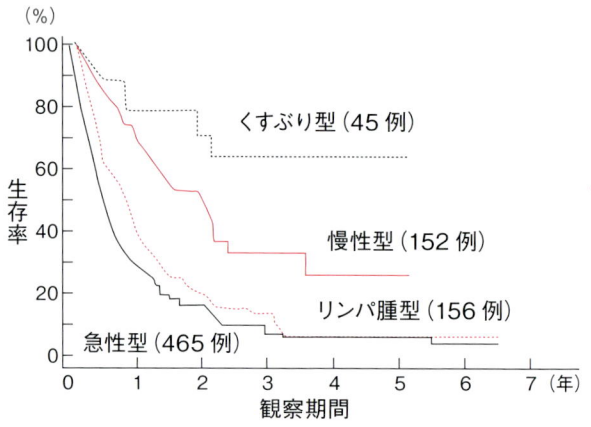

図 10 成人 T 細胞白血病/リンパ腫（ATLL）の臨床病型別生存曲線

(Shimoyama M：Diagnostic criteria and classification of clinical subtypes of adult T-cell leukaemia-lymphoma；A report from the Lymphoma Study Group (1984-87). Br J Haematol 79：428-437, 1991[3] より)

- 皮膚を中心に病変が存在する場合，末梢血リンパ球の増加（4,000/μL 以上）がなければくすぶり型に含まれるが，皮膚型を別な亜型として分類することもある．
- これらの臨床病型は本質的に差があるわけではなく，境界領域が存在したり，経過中に自然寛解することや急激に悪化することもあり，常に再評価が必要である．

【Q6】 本例の治療は？

【A6】 多剤併用化学療法！

- 本例は比較的急速に進行しているリンパ腫型であり，治療適応である．
- 本邦での未治療リンパ腫型 ATLL の治療は，多剤併用化学療法を行う．

ココが point 成人T細胞白血病/リンパ腫（ATLL）の臨床病型分類と治療方針

- ATLLでは，臨床病型が予後と関連しており，治療の決定には臨床病型が重要（図10）．
- 急性型とリンパ腫型はアグレッシブ型と呼ばれ，多剤併用化学療法が適応になる．
- 予後不良因子（LDH高値，アルブミン低値，BUN高値）のない慢性型やくすぶり型などのインドレント型ATLLでは，急性転化するまでwatchful waitingを原則とし，皮膚病変に対する局所療法や日和見感染症の予防/治療を行う．
- 皮膚型には，紅斑・丘疹を中心とする予後良好群と，結節・腫瘤を中心とする予後不良群がある．
- 紅斑・丘疹型ではステロイド軟膏塗布や紫外線照射などの皮膚科的治療を行う．
- 結節・腫瘤型では，限局例では外科的切除や電子線を含む放射線療法，広範な例ではリンパ腫型に準じた強力な化学療法を行う．
- ATLLの予後因子としては，年齢，全身状態，総病変数，高カルシウム血症，高LDH血症がある[2]．

鉄則 3 アグレッシブ型（急性型，リンパ腫型）かインドレント型（慢性型，くすぶり型）かを見極める．

Q7 本例に対する標準的な化学療法は？

A7 改変LSG-15療法．

- 本邦における現時点での未治療ATLLに対する標準的な初期治療は，改変LSG-15療法（VCAP-AMP-VECP療法）と考えられる．
- LSG-15療法は，非Hodgkinリンパ腫のCHOP療法より治療強度を高めた療法である．
- CHOPの4剤にラニムスチン，ビンデシン，カルボプラチン，エトポシドを加え，G-CSFも併用して，28日間隔で施行する．メトトレキサート（MTX）とプレドニゾロン（PSL）の髄注も行う．
- LSG-15療法による完全寛解率は35.5％，全生存期間中央値は13か月と報告されている[4]．
- 改変LSG-15療法は，このLSG-15療法の治療コース数を7コースから6コースに減量し，髄注の薬剤をMTX，PSLにシタラビン（AraC）を加えた治療法である[5]．

鉄則 4 未治療ATLLの初期化学療法は，改変LSG-15．

ココが point 成人 T 細胞白血病/リンパ腫（ATLL）に対する化学療法

- 改変 LSG-15 療法は，biweekly CHOP 療法との無作為割り付け比較試験で，有意に高い完全寛解率（40% vs 25%）を示し，現在，未治療 ATLL の標準治療になっている[5]．しかし，生存率に有意差はなく，3 年生存率（24% vs 13%）がわずかに高い結果であった．
- Biweekly CHOP 療法よりも毒性は強く，好中球数だけでなく細胞性免疫も高度に抑制され，G-CSF の使用だけでなく，細菌感染，真菌感染，ニューモシスチス肺炎の予防も必要．
- 骨髄抑制が強いので高齢者では治療の完遂は困難であり，本療法は 55 歳以下では明らかに有効だが，56 歳以上のサブ解析では差がなかった．もともと 70 歳未満を対象にしており，高齢者における標準療法は確定していない．
- 海外では，ATL を悪性腫瘍というよりウイルス性疾患としてとらえ，抗ウイルス療法が行われることが多い．
- 抗レトロウイルス薬であるジドブジンとインターフェロン α（IFN α）の併用療法が，未治療の白血病型（急性型，慢性型，くすぶり型）ATLL の予後を改善することが報告された[6]．
- 未治療の急性型 ATLL の治療方針は本邦と海外で異なっているが，リンパ腫型 ATLL の全生存率は，抗ウイルス療法よりも化学療法のほうが成績良好であった．
- 一方，慢性型，くすぶり型 ATLL では，抗ウイルス療法で初期治療した場合の 5 年生存率は 100% と報告され，今後は，経過観察ではなく抗ウイルス療法が適応になる可能性がある．
- 2012 年からは抗 CCR4 抗体が使用できるようになった．期待の新薬である．

もっと知りたい 抗 CCR4 抗体

- 抗 CCR4 抗体は ATL 細胞のケモカイン受容体 4（CCR4）に対する抗体薬であり，本邦で開発された．
- CCR4 を標的抗原とした抗体依存性細胞傷害（ADCC）活性により抗腫瘍効果を示す．
- 2012 年からモガムリズマブ（ポテリジオ®）として，再発または難治性 CCR4 陽性 ATLL に使用可能になった．
- 第 II 相臨床試験では，再発または再燃の ATLL に対する奏効率は 50% だった[7]．
- 主な副作用は，リンパ球減少，infusion reaction，発熱，白血球減少，発疹．

Q8 同種造血幹細胞移植の適応はあるか？

A8 Yes！

- 同種造血幹細胞移植は移植片対 ATLL 効果も期待でき，有望視されている[8]．
- 同種移植による早期死亡率は高いが，移植後 2 年以降の再発は少なく，生存曲線がプラトーになる．
- 本例は，年齢は 58 歳と比較的若く全身状態も良好であり，同種造血幹細胞移植の適応はあると判断した．

鉄則 5 全身状態良好な若年者の ATLL では，同種造血幹細胞移植の適応がある．

ココが point 成人 T 細胞白血病/リンパ腫（ATLL）の造血幹細胞移植

- ATLL は化学療法や自家造血幹細胞移植の成績は極めて不良であるが，同種移植は有効な可能性がある．
- 2002 年の日本造血細胞移植学会の適応ガイドラインでは，「治癒を目指して造血幹細胞移植を併用した大量化学放射線療法を研究的治療として評価することには意義がある．ATLL は自家移植では再発例が多く，同種造血幹細胞移植が勧められるが，ATL による免疫不全状態が影響して移植後の合併症が多く，慎重な検討が必要である」とされていた．
- その後，同種移植の成績は年々向上しており，最近のレビューでは積極的に検討すべきとされている[9]．
- 本邦の報告では，特に HLA 適合血縁者間移植，HLA 適合非血縁者間骨髄移植ではかなり良好な長期生存が見込まれる[10]．
- 同種移植を行う際には，移植前治療の強度（骨髄破壊的移植前治療，または強度を減弱した骨髄非破壊的移植前治療），幹細胞源（骨髄，末梢血幹細胞，臍帯血），HLA 適合度などを十分に考慮する必要がある．また移植の種類によっては，移植適応そのものを再検討する必要がある．

プラクティス 1 の 教訓

ATLL を疑うときは，生検による確定診断を行って臨床病期分類をする．アグレッシブ型では化学療法を行う．若年者では同種造血幹細胞移植の適応を検討する．

プラクティス2　46歳女性．プラクティス1の患者の妹．

頻度 ★☆☆　緊急度 ★☆☆

生来健康で特に症状はない．兄がATLLと診断されたことで心配になり来院した．

【Q1】 妹に必要な検査は？

【A1】 HTLV-1抗体検査，HLA検査！

- 血縁者である兄がHTLV-1抗体陽性の場合，妹もHTLV-1抗体陽性である可能性は高く，HTLV-1抗体検査が必要である．
- 妹をATLLに対する同種造血幹細胞移植の血縁ドナーとしても考えられる．
- ドナーとしては，HTLV-1抗体陰性ドナーのほうが望ましいが，血縁者間では移植可能であり，同意のもとにHTLV-1抗体の結果にかかわらずHLA検査を行うことにした．

ココがpoint　HTLV-1抗体陽性のドナーからの移植

- HTLV-1抗体陽性のドナーからの移植を行う場合には，ドナーの末梢血の表面マーカー解析，sIL-2R，できれば末梢血のサザンブロッティングを行い，ドナーにHTLV-1抗体陽性細胞のオリゴクローナルまたはモノクローナルな増殖が検出されないことを確認する．
- HTLV-1抗体陽性細胞のオリゴクローナルな増殖が認められたドナーから移植した場合に，移植後早期にドナー細胞由来のATLLが発症したという報告がある．
- そのため，ATLの同種造血幹細胞移植において，HTLV-1キャリアをドナーとすることの適格性は慎重な検討が必要である．

- その後，妹もHTLV-1抗体陽性が判明した．

【Q2】 妹にどう対応するか？

【A2】 HTLV-1抗体陽性者として適切な情報を提供しフォローアップする！

- HTLV-1の感染経路やHTLV-1抗体陽性の意味することについて，パンフレットを使って説明し，今後定期的にフォローすることになった．

鉄則❻ HTLV-1抗体陽性者には適切な説明とフォローアップが必要．

ココがpoint HTLV-1の感染

- HTLV-1の感染経路は，母子感染，性行為感染，輸血である．
- 母子感染は，主に母乳感染であり，稀に経胎盤感染，産道感染がある．また6か月以上の長期授乳をすれば，母子感染が15〜20％程度にみられる．
- 性行為感染は，10年間でHTLV-1抗体陽性の夫から妻は60％，妻から夫は0.4％である．
- 輸血による感染は，現在では抗HTLV-1抗体検査によりほぼ阻止されている．
- HTLV-1の感染を防ぐ対策は，母乳を介した感染を中心とした母子感染対策であり，人工栄養のみ，短期間のみの母乳，凍結した母乳を与える，という選択肢が考えられる．
- 下記の「HTLV-1総合対策」により，妊婦の抗HTLV-1抗体検査が実施されるようになった．
- HTLV-1抗体陽性は，HTLV-1のウイルスを保有していることを意味するが，それが必ずしも疾患につながるわけではない．正しい知識の啓蒙とフォローアップが必要である．

もっと知りたい 「HTLV-1特命チーム」

- 2010（平成22）年9月，内閣総理大臣の指示によって「HTLV-1特命チーム」が設立され，官邸・政治主導のもとに患者・専門家を交えた検討が行われ，「HTLV-1総合対策」がまとめられた．
- この重点施策は，感染予防対策，相談支援（カウンセリング），医療体制の整備，普及啓発・情報提供，研究開発の推進であり，国は，地方公共団体，医療機関，患者団体などと密接な連携を図りながら「HTLV-1総合対策」を推進している．
- HTLV-1抗体陽性の患者に対する情報提供ツールとして，パンフレットやホームページ[14]が作成されている．正しい情報の提供によって余計な不安を取り除き，将来の発症者を減少させる感染予防対策が重要である．

プラクティス2の 教訓

ATLLの患者をみたら，血縁者の検査，説明，フォローアップが求められる．

☑ 最終チェック

❶ 成人 T 細胞白血病/リンパ腫（ATLL）を疑えば何に注目する？
  ➡ **出身地，白血病・リンパ腫の家族歴！**

❷ 臨床症状と HTLV-1 抗体陽性だけで ATLL は確定診断できる？
  ➡ **No！　確定診断には HTLV-1 ゲノムの単クローン性組み込みが必要！**

❸ ATLL の臨床病型は？
  ➡ **アグレッシブ型（急性型，リンパ腫型）とインドレント型（慢性型，くすぶり型）！**

❹ 未治療 ATLL の初期化学療法は？
  ➡ **改変 LSG-15.**

❺ 全身状態良好な若年者 ATLL に適応のある移植は？
  ➡ **同種造血幹細胞移植！**

❻ HTLV-1 抗体陽性者への対応は？
  ➡ **適切な説明とフォローアップ！**

参考文献

1) Iwanaga M, Watanabe T, Utsunomiya A, et al：Human T-cell leukemia virus type I (HTLV-1) proviral load and disease progression in asymptomatic HTLV-1 carriers：a nationwide prospective study in Japan. Blood 116：1211-1219, 2010
2) Tsukasaki K, Hermine O, Bazarbachi A, et al：Definition, prognostic factors, treatment, and response criteria of adult T-cell leukemia-lymphoma；a proposal from an international consensus meeting. J Clin Oncol 27：453-459, 2009
3) Shimoyama M：Diagnostic criteria and classification of clinical subtypes of adult T-cell leukaemia-lymphoma；A report from the Lymphoma Study Group（1984-87）. Br J Haematol 79：428-437, 1991
4) Yamada Y, Tomonaga M, Fukuda H, et al：A new G-CSF-supported combination chemotherapy, LSG15, for adult T-cell leukaemia-lymphoma；Japan Clinical Oncology Group Study 9303. Br J Haematol 113：375-382, 2001
5) Tsukasaki K, Utsunomiya A, Fukuda H, et al：VCAP-AMP-VECP compared with biweekly CHOP for adult T-cell leukemia-lymphoma；Japan Clinical Oncology Group Study JCOG 9801. J Clin Oncol 25：5458-5464, 2007
6) Bazarbachi A, Plumelle Y, Carlos Ramos J, et al：Meta-analysis on the use of zidovudine and interferon-alfa in adult T-cell leukemia/lymphoma showing improved survival in the leukemic subtypes. J Clin Oncol 28：4177-4183, 2010
7) Ishida T, Joh T, Uike N, et al：Defucosylated anti-CCR4 monoclonal antibody（KW-0761）for relapsed adult T-cell leukemia-lymphoma；a multicenter phase II study. J

Clin Oncol 30：837-842, 2012
8) Fukushima T, Miyazaki Y, Honda S, et al：Allogeneic hematopoietic stem cell transplantation provides sustained long-term survival for patients with adult T-cell leukemia/lymphoma. Leukemia 19：829-834, 2005
9) Bazarbachi A, Suarez F, Fields P, et al：How I treat adult T-cell leukemia/lymphoma. Blood 118：1736-1745, 2011
10) Hishizawa M, Kanda J, Utsunomiya A, et al：Transplantation of allogeneic hematopoietic stem cells for adult T-cell leukemia；a nationwide retrospective study. Blood 116：1369-1376, 2010
11) 日本血液学会（編）：血液専門医テキスト．南江堂，2011，pp308-311
12) 塚崎邦弘：成人T細胞性白血病・リンパ腫．今日の臨床サポート，2013
13) 日本血液学会（編）：造血器腫瘍診療ガイドライン2013年版．金原出版，2013，pp228-238
14) http://www.mhlw.go.jp/bunya/kenkou/kekkaku-kansenshou19/htlv-1.html

〔岡田　定〕

11 多発性骨髄腫と関連疾患
──新規薬剤の最新情報に注意！

鉄則

1. 「M蛋白＝多発性骨髄腫」ではない．
2. 多発性骨髄腫の治療開始時期を判断しよう．
3. 自家末梢血幹細胞移植の適応を判断しよう．
4. ビスホスホネート製剤も使おう．
5. 血清蛋白の増加しない多発性骨髄腫を見逃すな．
6. 移植適応がない場合の初期治療を判断しよう．
7. 骨髄腫の新規薬剤の承認や保険適用拡大の情報に注意．
8. 疼痛を積極的に管理しよう．
9. マクログロブリン血症の過粘稠症候群に注意．
10. マクログロブリン血症の治療開始時期を判断しよう．

- 多発性骨髄腫の治癒は期待できないが，自家末梢血幹細胞移植併用大量化学療法や新規薬剤により生命予後は改善している．
- 治療開始時期の決定や初期治療の選択ができるようになろう．

プラクティス1　54歳女性．　頻度 ★★☆　緊急度 ★☆☆

口渇があり，近医を受診して Sjögren 症候群（SS）が疑われ血液検査を施行．SSは否定的だったがIgA高値があり紹介受診．受診時は自覚症状なく，身体所見も異常なし．WBC 6,300/μL，Hb 12.6 g/dL，PLT 23.5万/μL，TP 7.5 mg/dL，Alb 4.5 mg/dL，Cr 0.48 mg/dL，Ca 9.7 mg/dL，IgG 1,120 mg/dL，IgA 868 mg/dL，IgM 101 mg/dL，尿検査異常なし．免疫電気泳動でIgA，λ型のM蛋白を認めた．

【Q1】 M蛋白を認めるが，多発性骨髄腫を考える？

【A1】 No！

- M蛋白は多発性骨髄腫の極めて重要な所見だが，M蛋白は骨髄腫以外にも意義不明の単クローン性γグロブリン血症（monoclonal gammopathy of undetermined significance；MGUS），他の形質細胞増殖性疾患，リンパ増殖性疾患でもみられる．

- 他の悪性腫瘍，感染症や膠原病などの慢性疾患でも，少量の M 蛋白がみられることがある．
- M 蛋白の原因としては，特に MGUS が多い．

鉄則 1 「M 蛋白＝多発性骨髄腫」ではない．

Q2 対応は？

A2 定期的な経過観察．

ココが point 単クローン性 γ グロブリン血症（MGUS）の診断

表 22 International Myeloma Working Group（IMWG）による単クローン性 γ グロブリン血症（MGUS）の診断基準

① 血清 M 蛋白＜3 g/dL
② 骨髄におけるクローナルな形質細胞の比率＜10％
③ 他の B 細胞増殖性疾患が否定される
④ 臓器障害がない

(The International Myeloma Working Group：Criteria for the classification of monoclonal gammopathies, multiple myeloma and related disorders；a report of the International Myeloma Group. Br J Haematol 121：749-757, 2003[1] より)

- したがって，MGUS の診断には原則として骨髄検査が必要である．
- 多発性骨髄腫は，M 蛋白以外の多クローン性の正常免疫グロブリンが減少するのが特徴．

- 本例では正常免疫グロブリンは正常範囲であり，M 蛋白量も少ない．現時点では骨髄腫の可能性は低く MGUS の可能性が高い．
- 高カルシウム血症，腎機能障害，貧血，全身骨 X 線（bone survey）での骨病変は，いずれも認めなかった．
- 現時点で骨髄検査を行って仮に骨髄中の形質細胞比率が 10％以上であっても，後で述べるように無症候性骨髄腫で治療の対象にならない．
- したがって，骨髄検査はしないで外来で定期的に経過観察するのも妥当と考えられた．
- しかし本人と相談のうえ，骨髄穿刺を施行することになった．骨髄中の形質細胞は 2.4％であり，MGUS と診断し経過観察とした．
- 1 年間に約 1％の頻度で MGUS から多発性骨髄腫に移行するといわれ，年に 2〜3 回の経過観察を行う．

プラクティス 1 の 教訓

M 蛋白は多発性骨髄腫以外の病態でも出現する．M 蛋白の量と正常免疫グロブリン低下の有無が，多発性骨髄腫と鑑別するのに有用．

プラクティス2　48歳女性．

1か月前から下腿浮腫と労作時息切れを自覚し，来院前日から飛蚊症が出現．近医受診し眼底出血，貧血，血小板減少を指摘され当院紹介受診．
血圧 106/64 mmHg，脈拍 102/分，呼吸 18/分，体温 37.1℃．眼瞼結膜蒼白．両側に眼底出血．大動脈領域にⅡ/Ⅵ収縮期雑音聴取．呼吸音に異常なし．肝を2横指触知．四肢に点状出血あり．
WBC 9,900/μL（MYELO 8.5，META 4.5，STAB 2.5，SEG 43.0，LY 32.0，MONO 7.5，形質細胞 2.0％），Hb 4.5 g/dL，PLT 2.4万/μL，TP 8.4 g/dL，Alb 3.5 g/dL，BUN 8.4 mg/dL，Cr 0.71 mg/dL，Ca 10.0 mg/dL，CRP 0.11 mg/dL，IgG 463 mg/dL，IgA 4,560 mg/dL，IgM 21 mg/dL，尿蛋白（－）．胸部X線異常なし．全身骨X線で明らかな骨病変なし．

頻度 ★★☆　緊急度 ★★☆

【Q1】 考えられる疾患は？

【A1】 多発性骨髄腫！

【Q2】 次に行う検査は？

【A2】 骨髄検査！

- 骨髄には大小不同で軽度の異形成のある形質細胞を70％認め，多発性骨髄腫と診断した．
- 血清免疫電気泳動でIgA，κ型のM蛋白を認めた．

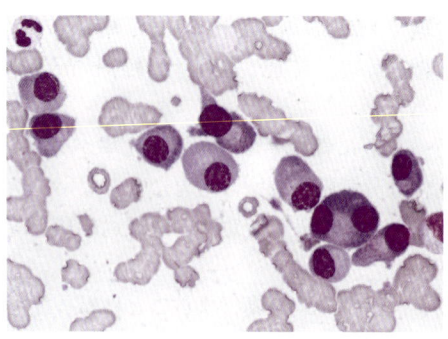

図11 骨髄像（Wright-Giemsa染色）
大小不同と軽度の異形成を伴った形質細胞が増加している．2核の形質細胞もみられる．

【Q3】 病期分類に必要な検査は？

【A3】 血清 β_2 ミクログロブリン（β_2MG）！

> **ココが point　多発性骨髄腫の病期分類**
>
> - 多発性骨髄腫の病期分類は，以前は Durie & Salmon の病期分類が用いられた．
> - 現在では，国際病期分類（International Staging System；ISS）がよく使われる（図12）．
> - ISS では，血清アルブミンと β_2MG の2つの値により I～III 期に分類する．
>
> | 病期 | 基準 | 生存期間中央値（月） |
> | --- | --- | --- |
> | I期 | 血清 β_2 ミクログロブリン <3.5 mg/L かつ血清アルブミン ≧3.5 mg/dL | 62 |
> | II期 | I 期，III 期以外 | 45 |
> | III期 | 血清 β_2 ミクログロブリン >5.5 mg/L | 29 |
>
> **図12** 国際病期分類（International Staging System；ISS）

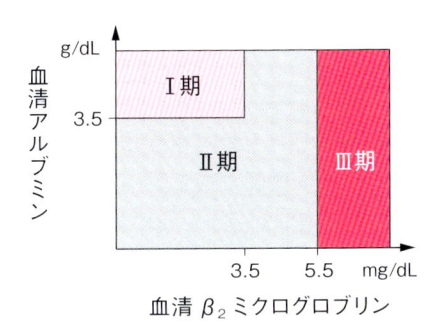

- 本例の血清 β_2MG は，6.4 mg/dL であった．

Q4 最終診断と臨床病期は？

A4 多発性骨髄腫　IgA，κ型，ISS 病期 III．

- 末梢血中に形質細胞を認めるが，IMWG の診断基準では，末梢血中の形質細胞が 2,000/μL 以上，形質細胞比率が 20% 以上の場合は，形質細胞性白血病と診断する．
- したがって，本例は末梢血中に形質細胞を認めるが形質細胞性白血病ではなく，症候性骨髄腫 IgA，κ型，病期は ISS で Stage III と診断される．

Q5 治療を開始する？

A5 Yes！

[Q6] 多発性骨髄腫の治療開始時期は？

[A6] 症候性骨髄腫と診断される場合，および症候性骨髄腫に進展したと判断される場合．

> **ココがpoint 多発性骨髄腫の治療開始時期**
> - 多発性骨髄腫の治療開始時期（IMWGの診断基準）は，
>   ① 症候性骨髄腫と診断される場合
>   ② 経過観察中に症候性骨髄腫に進展したと診断される場合
> - 症候性骨髄腫とは，臓器障害を伴う骨髄腫である．
> - 臓器障害とは，頭文字をとったCRAB（1〜4）と5である．
>   1. 高カルシウム血症（hyper Calcemia）
>   2. 腎不全（Renal insufficiency）
>   3. 貧血（Anemia）
>   4. 骨病変（Bone lesion）
>   5. 過粘稠症候群，アミロイドーシス，年2回を超える細菌感染症

- 本例は臓器障害を伴った症候性骨髄腫であり，治療を開始すべきである．

鉄則2 多発性骨髄腫の治療開始時期を判断しよう．

[Q7] 本例の治療方針は？

[A7] 自家造血幹細胞移植併用の大量化学療法を考慮する！

> **ココがpoint 多発性骨髄腫に対する自家末梢血幹細胞移植併用の大量化学療法**
> - 多発性骨髄腫は，残念ながら現時点では治癒が期待できない疾患である．
> - しかし，自家末梢血幹細胞移植併用の大量化学療法によって，寛解率の向上と無増悪生存期間（PFS），さらに全生存期間（OS）の延長が期待できる．
> - 移植可能な例では，移植併用の大量化学療法が標準治療である．
> - 移植併用の大量化学療法の適応は，通常65歳以下で，重篤な感染症や肝・腎障害がなく心機能に問題がない症候性骨髄腫である．

- 本例は48歳で特に合併症のない症候性骨髄腫であり，自家末梢血幹細胞移植併用の大量化学療法が適応になる．

鉄則 3 自家末梢血幹細胞移植の適応を判断しよう！

Q8 移植前の初期治療は？

A8 ボルテゾミブ（ベルケイド®）を含む導入療法．その後，末梢血幹細胞を採取して自家造血幹細胞移植併用の大量化学療法．

> **ココがpoint** 多発性骨髄腫の移植前初期治療
> - 移植前の初期治療として，従来，大量デキサメタゾン療法やVAD（ビンクリスチン＋アドリアマイシン＋デキサメタゾン）療法が行われてきた．
> - 最近では，初期治療に新規薬剤を加えることにより寛解率が向上し，PFSだけでなくOSの改善も期待できるようになり，新規薬剤を加えることが推奨されるようになった．
> - 本邦の現時点では，新規薬剤のなかで未治療骨髄腫患者に保険適用があるのはボルテゾミブだけである．
> - したがって，ボルテゾミブ＋デキタメサゾン，あるいはボルテゾミブ＋ドキソルビシン＋デキサメタゾンが初期治療の候補になる．
> - 3〜6コース施行後に移植を行う．

Q9 ボルテゾミブに特徴的な副作用は？

A9 末梢神経障害と帯状疱疹ウイルス（VZV）の再活性化！

> **ココがpoint** ボルテゾミブの副作用
> - ボルテゾミブの副作用には末梢神経障害，骨髄抑制，肝障害，消化器症状などがある．特に末梢神経障害は半数以上の例でみられ，減量，中止が必要なことも多い．
> - 末梢神経障害の副作用は，静脈内投与よりも皮下注射のほうが少ないとされ，本邦でも皮下注射は承認されている[5]．
> - ボルテゾミブ使用によりVZV再活性化の頻度が高くなるため，アシクロビル（ゾビラックス®）の予防内服を行う．

Q10 他に行うべき治療は？

A10 ビスホスホネート製剤の投与．

ココがpoint　多発性骨髄腫に対するビスホスホネート製剤

- 骨病変を有する例だけでなく初期治療を受けるすべての多発性骨髄腫患者に対して，ビスホスホネート製剤の使用が推奨される[6]．
- 特にゾレドロン酸（ゾメタ®）の静注は活性が高く，生命予後を改善するといわれている．
- ゾレドロン酸の点滴は，4週間ごとに1回4 mgを生理食塩水または5％ブドウ糖液で希釈して15分以上かけて行う．
- Complete response（CR）またはvery good partial response（VGPR）に達しない例では，骨髄腫の進行を認めるまで続ける．
- CRまたはVGPRに到達した例での至適投与期間は確定していないが，2年間が目安．
- パミドロン酸（アレディア®）も有効だが，本邦では多発性骨髄腫に対しては高カルシウム血症しか保険適用はない．

鉄則 4　ビスホスホネート製剤も使おう．

【Q11】 ビスホスホネート製剤使用時に注意すべきことは？

【A11】 腎機能の評価，歯科受診，口腔衛生！

ココがpoint　ビスホスホネート製剤使用時の注意

- ビスホスホネート製剤は腎毒性があり，腎障害の場合は減量し，重篤な場合は使用しない．
- 副作用として顎骨壊死（osteonecrosis of the jaw；ONJ）が重大である．投与回数，投与量の増加とともに合併頻度も増加する．
- ONJは難治性であり，予防が重要である．
- ONJは歯科処置や感染に関連して発症するため，投与開始前に歯科受診して口腔内のチェックを受ける．あらかじめ必要な処置や口腔内ケアの指導も受けて口腔衛生に努める．
- 侵襲的歯科処置が必要な場合は，前後3か月はビスホスホネート製剤を中止する．

プラクティス2の 教訓

治療方針の最初のステップは，自家末梢血幹細胞移植併用大量化学療法の適応を判断すること．治療を受ける多発性骨髄腫患者すべてに，ビスホスホネート製剤の使用を考慮する．

> **プラクティス 3**　74 歳女性．　　　　　　　　　　　頻度 ★★　緊急度 ★★
>
> 3 か月前に近医で腰椎圧迫骨折と診断された．2 週間前に MRI で腰椎の多発圧迫骨折を認め，貧血と腎機能障害もあり紹介受診．眼瞼結膜蒼白，II/VI 収縮期駆出性心雑音聴取．下腿浮腫なし．
> WBC 4,400/μL，Hb 6.1 g/dL，PLT 13.7 万/μL，TP 5.0 g/dL，Alb 3.8 g/dL，Cr 4.36 mg/dL，UA 9.1 mg/dL，LDH 245 U/L，Ca 9.2 mg/dL，β_2MG 16.0 mg/dL，IgG 460 mg/dL，IgA 6 mg/dL，IgM 7 mg/dL，尿蛋白（2＋）．

- 高齢者で，腰椎圧迫骨折，貧血，腎障害を認める．多発性骨髄腫が疑われるが，血清蛋白は増加していない．

Q1　多発性骨髄腫は否定的？

A1　No！　多発性骨髄腫が強く疑われる！

> **ココが point　血清蛋白の増加しない多発性骨髄腫**
> - 多発性骨髄腫でも，Bence Jones 蛋白（BJP）型や非分泌型では，異常免疫グロブリンが産生されないので血清蛋白は増加しない．
> - しかし，正常免疫グロブリンの抑制は起こるため，IgG，IgA，IgM は低下する．

- 本例でも正常免疫グロブリンの著明な減少を認めており，多発性骨髄腫が強く疑われる．
- 尿中 BJP 陽性で，血清免疫電気泳動では λ 型 BJP を認めた．
- 骨髄有核細胞の約 30％ が形質細胞であり，多発性骨髄腫（BJP，λ 型），ISS Stage III と診断した．

鉄則 5　血清蛋白の増加しない多発性骨髄腫を見逃すな．

- 腎障害，貧血，骨病変を伴った症候性の多発性骨髄腫であり，治療開始の適応．

鉄則 2　多発性骨髄腫の治療開始時期を判断しよう．

- 自家末梢血幹細胞移植の適応になるのは，通常は 65 歳以下で重篤な合併症がなく心機能が正常な場合．
- したがって，本例は自家末梢血幹細胞移植の適応ではないと判断した．

鉄則 ③ 自家末梢血幹細胞移植の適応を判断しよう．

【Q2】 では，治療はどうする？

【A2】 新規薬剤を含む治療，具体的にはボルテゾミブを含む MPB（メルファラン＋プレドニゾロン＋ベルケイド）療法など．赤血球輸血も．

鉄則 ⑥ 移植適応がない場合の初期治療を判断しよう．

> **ココが point　移植適応がない場合の初期治療**[7]
> - 高齢者や移植の適応年齢でも移植が適応にならない患者に対しては，従来，初期治療として標準量の化学療法が行われてきた．
> - 化学療法としては MP（メルファラン＋プレドニゾロン）療法が標準とされ，腎障害などがあって早期の効果を期待する場合は VAD 療法やデキサメタゾン（DEX）大量療法が選択されてきた．
> - しかし，MP 療法にボルテゾミブ（MPB），サリドマイド（MPT），レナリドミド（MPL）などの新規薬剤の追加により奏効率や生命予後の改善が期待でき，欧米ではこれらが第一選択である[8]．
> - 本邦の現時点では，未治療多発性骨髄腫に保険適用があるのはボルテゾミブだけであり，初期治療としてはボルテゾミブを加えた MPB 療法を選択する．
> - 末梢神経障害などでベルケイドが使用困難なら，従来の標準療法の MP 療法を行う．

- 本例では腎障害があり，ボルテゾミブは問題ないがメルファランの減量が必要になる．

鉄則 ⑦ 骨髄腫の新規薬剤の承認や保険適用拡大の情報に注意．

【Q3】 骨病変を有するが，ビスホスホネート製剤はどうする？

【A3】 腎障害があり減量，あるいは使用しない．

> **ココが point　腎障害時のビスホスホネート製剤**
> - 骨病変に対してビスホスホネート製剤の使用が望まれるが，本例のような腎障害がある場合は減量あるいは使用しない．
> - ゾレドロン酸は，CCr が 60 mL/分以下の場合は減量し，30 mL/分以下の場合は使用しない．

- パミドロン酸も，CCr が 30 mL/分以下の場合は推奨されない．

表 23 腎機能に応じたゾレドロン酸の推奨量

CCr (mL/分)	ゾレドロン酸推奨量 (mg)	パミドロン酸推奨投与時間 (90 mg を生理食塩水 500 mL に希釈)
>60	4.0	
50～60	3.5	
40～49	3.3	
30～39	3.0	
<30	投与は推奨されない	投与は推奨されない
>30		2～4 時間

(Terpos E, Roodman GD, Dimopoulos MA：Optimal use of bisphosphonates in patients with multiple myeloma. Blood 121：3325-3328, 2013[2]) より改変）

- 本例では Cr 4.36 mg/dL で CCr 6.5 mL/分と推定される腎障害があり，この時点ではビスホスホネート製剤は使用しない．

もっと知りたい　多発性骨髄腫の治療期間

- 新規薬剤の登場以前は，治療により M 蛋白量が低下し安定したプラトーになれば，治療を中止して経過観察することが多かった．
- しかし，新規薬剤で維持療法を行うことで，移植後でも移植非適応群でも治療成績の改善が示され，初期治療後の維持療法が推奨されている．
- サリドマイドまたはレナリドミドで維持療法を行うが，至適用量や投与期間はまだ要検討．

プラクティス 3 の　教訓

移植適応がない患者への初期治療は，新規薬剤の登場で様変わりした．新規薬剤の開発，承認，保険適用拡大の情報について update しよう．

プラクティス 4　67 歳男性．

頻度 ★★　　緊急度 ★★★

2 か月前から腰痛を自覚し整形外科に受診したが，問題ないと言われた．1 週間前から腰痛が増強し歩行だけでなく起立も困難となり救急外来に受診．
WBC 4,900/μL（STAB 0.5，SEG 61.5，BASO 0.5，LY 29.0，MONO 8.5％），Hb 10.4 g/dL，PLT 20.5 万/μL，TP 11.4 mg/dL，Alb 2.8 mg/dL，Cr 0.99 mg/dL，LDH 115 U/L，Ca 9.6 mg/dL，IgG 7,786 mg/dL，IgA 88 mg/dL，IgM 38 mg/dL，β_2MG 9.6 mg/dL，尿蛋白（3＋）．

- すぐに骨髄検査を行い，多発性骨髄腫（IgG，κ型，ISS Stage Ⅲ）と診断した．
- 全身骨 X 線では骨盤骨に散在する小透亮像と Th7 椎体の圧迫骨折あり．

【Q1】 他に行うべき検査は？

【A1】 胸腰椎 MRI．

- MRI の T1 強調画像では，骨全体に不均一な信号低下があり多発性骨髄腫のびまん性浸潤が疑われた．さらに Th7 以外の胸腰椎にも圧迫骨折を認めた．

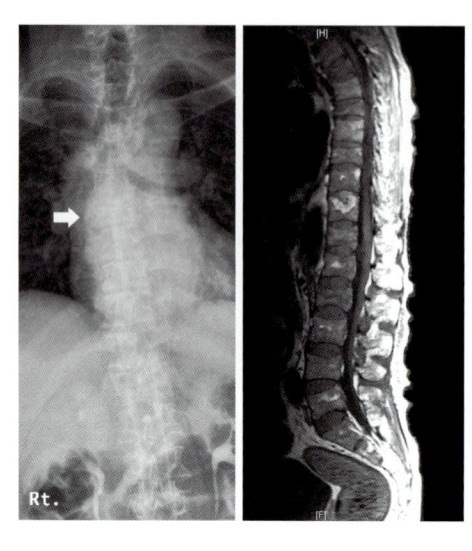

図 13　椎骨 X 線写真（左）と MRI（右）
脊椎骨の X 線写真で第 7 胸椎（Th7）に圧迫骨折を認める（⇨）．T1 強調 MRI では椎骨全体の信号が不均一に低下している．

【Q2】 痛みに対してはどのように対応する？

【A2】 オピオイドを使用し，放射線照射も考慮！

> **ココが point　多発性骨髄腫の疼痛管理**
> - 疼痛が軽度なら，非オピオイド鎮痛薬と鎮痛補助薬を開始する．
> - 多発性骨髄腫では腎障害の合併が多く，NSAIDs は避けたい．
> - 疼痛が高度なら，早期からオピオイドを使用する．それによって良好な疼痛コントロールが得られ，腎障害の副作用も減らすことができる．
> - 骨痛に対して 10〜30 Gy の低線量の放射線照射も有効である．

鉄則 8　疼痛を積極的に管理しよう．

プラクティス 4 の　教訓

多発性骨髄腫患者では疼痛をきたすことが多い．疼痛コントロールは Quality of Life（QOL）の改善に極めて重要！

プラクティス5　54歳女性.

5年前から健診でZTT高値と軽度の貧血を指摘され，それらが徐々に進行したため紹介受診．労作時息切れと易疲労感あり．身体所見に異常なし．
WBC 4,000/μL（SEG 40.5，EOS 1.0，BASO 0.5，LY 50.5，MONO 7.5％），Hb 8.9 g/dL，PLT 19.0万/μL，TP 10.1 g/dL，Alb 3.1 g/dL，Cr 0.53 mg/dL，LDH 197 U/L，AST 11 U/L，ALT 7 U/L，CRP＜0.04 mg/dL，IgG 455 mg/dL，IgA 27 mg/dL，IgM 7,176 mg/dL，$β_2$MG 1.5 mg/dL，尿蛋白（－）．

頻度 ★　緊急度 ★

Q1　考えられる疾患は？

A1　マクログロブリン血症！

Q2　診断のために行うべき検査は？

A2　免疫電気泳動，骨髄検査，胸腹部CT．

- 血清免疫電気泳動でIgM，κ型のM蛋白を認めた．
- 骨髄検査では，形質細胞への分化を伴った異常リンパ球を55％認め，CD19，CD20，κ鎖が陽性だった．骨髄clot sectionの病理組織ではCD20，CD79a，CD138，κ鎖が陽性．
- Lymphoplasmacytic lymphoma（Waldenströmeマクログロブリン血症）と診断した．
- 胸腹部CTでは，リンパ節腫大や肝脾腫はなかった．

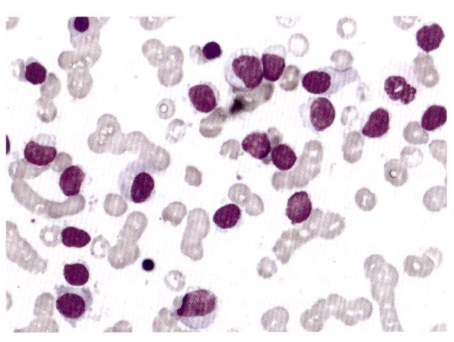

図14　骨髄像（Wright-Giemsa染色）
好塩基性の広い細胞質をもち，核が偏在して形質細胞への分化傾向を示す「異常リンパ球」が増加している．表面マーカーは，CD19，CD20，κ鎖陽性．

Q3　本疾患に合併しやすい病態は？

A3　過粘稠症候群．

> **ココが point　過粘稠症候群**
> - 過粘稠症候群は，通常は血清IgMが5.0 g/dL以上で起こるが，より低濃度でも起こりうる．
> - IgM以外の免疫グロブリンでも起こりうる．
> - 血液の粘度が高まり，精神状態の変化（ときに昏睡），頭痛，視力障害，眼底出血，鼻出血，心不全などをきたす．
> - 眼底検査でソーセージ様に拡張，蛇行する網膜静脈，網膜出血，乳頭浮腫などを認める．
> - 血漿交換で一時的だが症状の改善が得られる．

- 本例では，心不全を示唆する所見はなく，心エコーでも異常がなかった．
- 眼底にも異常を認めなかった．

鉄則 ⑨　マクログロブリン血症の過粘稠症候群に注意．

【Q4】治療は必要？

【A4】緊急性はないが治療は必要．

> **ココが point　マクログロブリン血症の治療開始時期の判断**
> - マクログロブリン血症は現時点では治癒が望めない疾患であり，症状がなければ無治療で経過観察するのが原則．
> - IgM量は治療開始の基準にはならない．
> - 治療を考慮するのは，Hb 10 g/dL未満，血小板10万/μL未満，巨大リンパ節腫脹，臓器腫大，過粘稠症候群，神経障害，アミロイドーシス，クリオグロブリン血症，寒冷凝集素症など．

- 本例は，Hb 8.9 g/dLで貧血による症状を伴っている．
- 緊急に治療を開始する必要はないが，治療適応だと考えられる．

鉄則 ⑩　マクログロブリン血症の治療開始時期を判断しよう！

【Q5】治療はどうする？

【A5】リツキシマブ単独あるいはリツキシマブと化学療法の併用．

ココが point　マクログロブリン血症の初期治療

- 初期治療として，リツキシマブ単独，プリンアナログ単独，アルキル化薬単独，多剤併用化学療法が選択肢となる．
- リツキシマブ単独あるいはリツキシマブ＋多剤併用化学療法が選択される場合が多い．
- プリンアナログの使用は，骨髄異形成症候群発症のリスクが高く，将来自家造血幹細胞移植を行う場合には幹細胞の動員に影響があり，避ける傾向にある．
- デキサメタゾン＋リツキシマブ＋シクロホスファミド（DRC）の併用療法が，有効率が高く副作用も軽度であり，推奨されている．
- リツキシマブ単独の治療では，一時的に IgM が増加（rituximab flare）して過粘稠症候群が増悪することがある．そのような場合は血漿交換を考慮する．

- 本例では，本人が抗腫瘍薬の使用に消極的であり，リツキシマブ単独の治療を開始した．

プラクティス 5 の 教訓

マクログロブリン血症は IgM 値だけで治療開始を判断しない！　初診時は，特に過粘稠症候群に注意！

✓ 最終チェック

❶「M 蛋白＝多発性骨髄腫」？
　➡ No！

❷ 多発性骨髄腫と診断したらすぐに治療？
　➡ No！　治療対象は症候性骨髄腫！

❸ 治療開始時にまず考慮することは？
　➡ 自家末梢血幹細胞移植の適応！

❹ 骨病変に対して推奨される薬剤は？
　➡ ビスホスホネート製剤！

❺ 血清蛋白の増加がなければ，多発性骨髄腫は否定的？
　➡ No！　血清蛋白の増加しない多発性骨髄腫もある！

❻ 移植適応がない場合の初期治療は？
　➡ 新規薬剤を用いた治療！

❼ 多発性骨髄腫診療で update すべき情報は？
➡ **新規薬剤の承認や保険適用拡大！**
❽ 多発性骨髄腫患者の QOL を高めるのに重要なことは？
➡ **疼痛の積極的な管理！**
❾ マクログロブリン血症で特に注意すべき病態は？
➡ **過粘稠症候群！**
❿ マクログロブリン血症は，IgM 量で治療開始を決める？
➡ **No！　症状がなければ原則，無治療！**

参考文献

1) The International Myeloma Working Group：Criteria for the classification of monoclonal gammopathies, multiple myeloma and related disorders；a report of the International Myeloma Group. Br J Haematol 121：749-757, 2003
2) Terpos E, Roodman GD, Dimopoulos MA：Optimal use of bisphosphonates in patients with multiple myeloma. Blood 121：3325-3328, 2013
3) 日本骨髄腫学会（編）：多発性骨髄腫の診療指針．第3版，文光堂，2012
4) Palumbo A, Anderson K：Multiple myeloma. N Engl J Med 364：1046-1060, 2011
5) Moreau P, Pylpenko H, Grosicki S, et al：Subcutaneous versus intravenous administration of bortezomib in patients with relapsed multiple myeloma；a randomized, phase 3, non-inferiority study. Lancet Oncol 12：431-440, 2012
6) Terpos E, Morgan G, Dimopoulos MA, et al：International Myeloma Working Group recommendations for the treatment of multiple myeloma-related bone disease. J Clin Oncol 31：2347-2357, 2013
7) Cavo M, Rajkumar SV, Palumbo A, et al：International Myeloma Working Group consensus of multiple myeloma patients who are not candidates for autologous stem cell transplantation. Blood 117：6063-6073, 2011
8) Mateos MV, Richardson PG, Schlag R, et al：Bortezomib plus melphalan and prednisone compared with melphalan and prednisone in previously untreated multiple myeloma；updated follow-up and impact of subsequent therapy in the phase III VISTA trial. J Clin Oncol 28：2259-2266, 2010
9) Dimopoulos MA, Gertz MA, Kastritis E, et al：Update on treatment recommendations from the Fourth International Workshop on Waldenström's macroglobulinemia. J Clin Oncol 27：120-126, 2008
10) Ansell SM, Kyle RA, Reeder CB, et al：Diagnosis and management of Waldenström macroglobulinemia：Mayo stratification of macroglobulinemia and risk-adjusted therapy（mSMART）guidelines. Mayo Clin Proc 85：824-833, 2010

（樋口敬和）

12 特発性血小板減少性紫斑病
―― 個々に応じたアプローチをしよう

鉄則

1. 血小板 2 万/μL 以下は，原則，緊急対応．
2. 単独で特発性血小板減少性紫斑病（ITP）と診断できる検査はない．血小板減少をきたす他疾患を除外しよう．
3. 第一選択の治療は，禁忌でなければ副腎皮質ステロイド．
4. ヘリコバクター・ピロリ（*H. pylori*）感染の検査を忘れない．
5. 治療目標は，血小板数の正常化ではなく，出血を防ぐ血小板数を保つこと．
6. ステロイド無効例の治療は，脾摘．

- ITP の診断のために除外診断ができるようになろう．
- *H. pylori* 除菌により約 60％で血小板が増加する！
- 新たにトロンボポエチン受容体作動薬が登場した．

プラクティス 1　45 歳女性．　頻度 ★★☆　緊急度 ★★★

3 か月前の健診では異常なかった．2 週間前より点状出血が上下肢に出現し，5 日前より口腔内出血と黒色便がみられ外来受診．バイタルサインに異常なし．口腔粘膜・舌・歯肉・口唇に粘膜下出血と血腫を認め，上下肢・体幹に多数の点状出血，皮下出血を認める．肝・脾は触知しない．
WBC 7,200/μL（SEG 60.5，EOS 7.0，BASO 2.0，LY 25.0，MONO 5.5％），Hb 12.6 g/dL，PLT 0.4 万/μL，血球形態に異常なし．PT-INR 0.86，APTT 25.1 秒（基準値：25.0〜36.0 秒）．

Q1 対応は？

A1 Emergency として対応する！

- 一般に血小板数 2 万/μL 以下の場合は，緊急対応が必要（230 頁 II-6 血小板減少症参照）．
- 2 万/μL 以上でも血小板減少に起因する重篤な出血症状があれば，緊急対応が必要．

鉄則 ① 血小板2万/μL以下は，原則，緊急対応．

【Q2】 血小板減少以外に異常なさそうだが，ITPと診断してよい？

【A2】 Yes !

- 45歳女性で，血小板のみの単独の減少で，血球に形態異常なく，他に血小板減少をきたす原因がなく，典型的なITPと考えられた．
- このような場合は，骨髄検査を行わなくてもITPと診断可能．
- しかし，60歳以上，ITPとして典型的でない所見がある，他に症状がある，他に異常検査所見がある，などの場合には骨髄検査を行う必要がある．

鉄則 ② 単独で特発性血小板減少性紫斑病（ITP）と診断できる検査はない．血小板減少をきたす他疾患を除外しよう．

【Q3】 治療は？

【A3】 副腎皮質ステロイド．

- 禁忌事項がなければ，ITPの第一選択の治療は副腎皮質ステロイド．
- 初回標準量は，プレドニゾロン（プレドニン®）1 mg/kg．
- 高齢者や糖尿病などの合併症のある患者では，0.5 mg/kgから開始する．

鉄則 ③ 第一選択の治療は，禁忌でなければ**副腎皮質ステロイド**．

ココがpoint **特発性血小板減少性紫斑病（ITP）に対するステロイド療法**

- 副腎皮質ステロイド開始後，反応する例では数日後〜数週間後に血小板が増加する．
- 血小板が増加しなくても，ステロイドは血管壁に直接働いて出血の危険を低下させる．
- 2〜4週間継続投与後，血小板数をみながらステロイドを減量して維持量にする．
- 80％以上で血小板は増加するが，減量中の血小板減少や中止後の再発も多い．
- ステロイドを完全に中止できるのは，10〜20％程度である．

> **もっと知りたい** **ITPの病名**
> - ITPは，idiopathic thrombocytopenic purpura（特発性血小板減少性紫斑病）の略語として長年使われてきた．
> - 免疫学的機序の関与が明らかになり，出血症状を伴わないか軽微な症状だけの例も多い．
> - したがって，国際的にはITPはimmune thrombocytopenia（免疫性血小板減少症）の略語として用いることが推奨されている．
> - 本邦ではまだ特発性血小板減少性紫斑病の病名が用いられることが多い．

Q4 他に必要な検査は？

A4 *H. pylori* 感染の検査．

> **鉄則 ④** ヘリコバクター・ピロリ（*H. pylori*）感染の検査を忘れない．

プラクティス1の 教訓

血小板数2万/μL以下で出血症状があれば，緊急対応が必要．60歳未満で典型的なITPの所見があれば，必ずしも骨髄検査は必要ない．禁忌がなければ副腎皮質ステロイド治療を始める．

プラクティス2 **79歳男性．**　　頻度 ★★　緊急度 ★

高血圧，狭心症，心房細動，脂質異常があり，他院よりアテノロール，ロサルタン，アムロジピン，ピタバスタチン，クロピドグレルが処方されている．10年前から徐々に血小板減少が進行し，骨髄検査を勧められていたが拒否していた．2週間前には血小板は2.5万/μLにまで減少し紹介受診．出血傾向はない．
WBC 7,200/μL（SEG 46.5，STAB 1.0，EOS 0.5，LY 42.0，MONO 10.0%），Hb 14.0 g/dL，PLT 2.5万/μL，血球形態に異常なし．PT-INR 1.17，APTT 44.2秒（基準値：25.0〜36.0秒），AST 32 U/L，ALT 30 U/L．

Q1 血小板減少以外に異常なさそうだが，ITPと診断してよい？

A1 No！　骨髄検査が必要！

- 現時点で単独でITPと診断できる検査はない．典型的なITPの所見であっても，他の血小板減少をきたす疾患を除外する必要がある．
- 本例では，血小板以外の血球成分の減少はなく，血球形態上も異常はなかった．

- 薬剤性血小板減少症の可能性も低いと考えられ，ITP が最も疑われた．
- しかし，60 歳以上では特に骨髄異形成症候群（MDS）を除外するためにも骨髄検査が必要．

鉄則 ❷ 単独で特発性血小板減少性紫斑病（ITP）と診断できる検査はない．血小板減少をきたす他疾患を除外しよう．

- 骨髄穿刺を施行した．骨髄は正形成で，巨核球は増加していたが微小巨核球や分葉不良のものもあり，好中球顆粒の減少も認めた．芽球比率は 1.4％であった．
- 以上より，MDS〔多血球系異形成を伴う不応性血球減少症（RCMD）〕と診断した．
- 染色体分析では 45, X, -Y を 20 細胞中 20 個に認めた．
- 国際予後判定システム（IPSS）では，「芽球 1.4％」，「染色体-Y」，「血球減少は血小板のみ」とすべてスコア＝0 であり，Low リスクと診断した．

プラクティス 2 の 教訓

ITP の診断には他疾患を除外することが重要．MDS や再生不良性貧血（AA）でも血小板だけが減少する例もあり，特に高齢者では骨髄検査が必要．

プラクティス 3　54 歳男性． 頻度 ★★☆　緊急度 ★☆☆

甲状腺機能亢進症の既往があり，他院にてときどき血液検査をしていた．2 年前は血小板数が 20.2 万/μL，2 週間前は 4.2 万/μL と減少し，紹介受診．出血症状はない．身体所見も異常なし．
WBC 8,200/μL（SEG 51.0，EOS 2.0，BASO 0.5，LY 40.5，MONO 6.0％），Hb 15.9 g/dL，PLT 4.4 万/μL，PT-INR 0.98，APTT 34.0 秒（基準値：25.0〜36.0 秒），AST 28 U/L，ALT 35 U/L．

【Q1】緊急で治療を開始する必要がある？

【A1】No！

- 血小板数は 4.4 万/μL あり，出血症状はない．
- 精査が必要だが，2 週間の間で血小板減少に明らかな進行はない．
- すぐに治療を開始する必要はないと考え，外来で精査することにした．

Q2 次に行うべき検査は？

A2 甲状腺機能亢進症の既往もあり，自己免疫性疾患も疑って抗核抗体をオーダーし，*H. pylori* 感染について尿素呼気試験を行った．

- *H. pylori* 感染の検査では，抗 *H. pylori* IgG 抗体は感度，特異度ともに劣るので，尿素呼気試験または便中抗原検査が推奨される．
- 本例では，抗核抗体は陰性で，他にも全身性エリテマトーデス（SLE）など自己免疫性疾患を疑う所見はなかった．
- 他の血小板減少をきたす疾患も否定的であり，ITP と診断した．
- 尿素呼気試験が陽性であり，除菌療法を行い経過観察した．
- 2か月後から血小板数の増加がみられ，4か月後には 16.0 万/μL まで増加した．
- 尿素呼気試験を再検して除菌を確認した．

鉄則 ④ ヘリコバクター・ピロリ（*H. pylori*）感染の検査を忘れない．

ココが point 特発性血小板減少性紫斑病（ITP）と *H. pylori* 感染[4]

- ITP 患者の *H. pylori* 感染陽性率は，65〜70%程度とされる．
- *H. pylori* 陽性の ITP 患者では，除菌成功例の約 60% で血小板増加が得られる．
- *H. pylori* の感染率の高い地域ほど，除菌による血小板の改善率が高いと報告されている．
- 感染率の高い本邦では，ITP 診断時に *H. pylori* 感染の検査を行い，陽性なら除菌を行う．
- 除菌成功の有無も確認する．

プラクティス 3 の 教訓

ITP では *H. pylori* 感染の検査は必ず行って，陽性なら除菌を試みる．

プラクティス 4 　　**17 歳女性．**　　頻度 ★★　緊急度 ★★

高校のクラブでバスケットボールをしている．1か月前から下肢にあざができやすくなり，近医受診．血小板減少を認め紹介受診．両側下腿に径 2 cm までの皮下出血と点状出血あり．WBC 5,300/μL（SEG 54.0，EOS 3.0，BASO 0.5，LY 37.5，MONO 5.0%），Hb 13.5 g/dL，PLT 1.2 万/μL，血球形態に異常なし．PT-INR 0.91，APTT 26.4 秒（基準値：25.0〜36.0 秒），AST 26 U/L，ALT 17 U/L．

【Q1】 対応は？

【A1】 Emergency として対応する！

- 血小板数 1.2 万/μL と高度に減少し，出血症状を伴っているので緊急対応が必要．

鉄則 ① 血小板 2 万/μL 以下は，原則，緊急対応．

【Q2】 診断は？

【A2】 ITP が最も考えられる！

- 17 歳の女性にみられた血小板だけの単独減少で，血球形態に異常なく，他に血小板減少をきたす原因もなく，典型的な ITP と考えた．
- 骨髄検査は特に必要ないと判断した．

【Q3】 治療は？

【A3】 副腎皮質ステロイド！

- プレドニゾロン 1 mg/kg（50 mg/日）内服を開始した．

【Q4】 他に行うべき検査は？

【A4】 *H. pylori* 感染の検査！

鉄則 ④ ヘリコバクター・ピロリ（*H. pylori*）感染の検査を忘れない．

- 尿素呼気試験は陰性だった．
- 1 週間後に血小板は増加し，3 週間後には血小板数 16.0 万/μL まで増加した．
- プレドニゾロンの減量を開始し，2 か月で 10 mg/日まで減量したところ血小板数は 7.0 万/μL まで減少した．
- 出血傾向は認めない．

【Q5】 再発と考えてプレドニゾロンを増量する？

【A5】 No！

- ITPの治療目的は血小板数を正常にすることではない．出血の危険のないレベル（>3万/μL）を維持して，治療による副作用を最小限にすることである．
- 血小板数がまだ7.0万/μLもあり，若年女性でステロイドを長期使用する副作用も考え，プレドニゾロンは増量せず経過観察とした．
- その後は，血小板数は減少しないで安定した．
- 約半年かけてプレドニゾロンを減量中止したが，減量中および中止後も血小板数は7～10万/μLが維持され，出血傾向もない．

鉄則 5　治療目標は，血小板数の正常化ではなく，出血を防ぐ血小板数を保つこと．

プラクティス4の 教訓

ITPの治療目標は血小板数の正常化ではない．長期にわたる治療が必要な場合も多く，治療による副作用を最小限にして止血に必要な血小板数を維持することである．

プラクティス5　63歳女性．

頻度 ★★　緊急度 ★★★

高血圧でバルサルタン（ディオバン®）を内服中．10日前から下肢に皮下出血が出現し，上腕にも広がり外来受診．上下肢や体幹全体に多数の点状出血と皮下出血があり，緊急入院した．
WBC 6,800/μL（SEG 62.8，EOS 4.0，BASO 0.3，LY 28.6，MONO 4.3％），Hb 11.6 g/dL，PLT 0.7万/μL，血球形態に異常なし．PT-INR 1.18，APTT 30.9秒（基準値：25.0～36.0秒），AST 31 U/L，ALT 38 U/L．

- 63歳であり，ITP以外の疾患も考えて骨髄穿刺を行った．
- 骨髄は正形成で，巨核球は増加し血小板生成は低下し，他の血球成分に異常はなかった．ITPとして矛盾せず，ITPと診断．
- 後日判明した染色体分析でも，異常を認めず．
- プレドニゾロン1 mg/kg（55 mg/日）を開始した．
- 新たな皮下出血はなく，以前のものは消退傾向になった．
- 治療開始1週間後に血小板数は1.4万/μLとなったが，その後の3週間は1万/μL前後が続いた．
- *H. pylori* 尿素呼気試験は陰性だった．

Q1　Second-lineの治療は？

A1　脾臓摘出術（脾摘）！

> **ココが point** 特発性血小板減少性紫斑病(ITP)の second-line の治療(脾摘)
> - ステロイドが無効な例，ステロイドを減量すると血小板も減少して維持量まで減らせない例，あるいはステロイドの副作用などにより治療継続できない例などでは，脾摘が適応．
> - 脾摘により約80％の例で，術直後から血小板数が増加する．
> - 脾摘後，ステロイドに対する反応がよくなる例もある．
> - 最近は，腹腔鏡下で脾摘が行われることが多くなった．
> - 副脾がないか術前も術中も十分に観察することが重要．

鉄則 6 ステロイド無効例の治療は，脾摘．

【Q2】 脾臓摘出前に行うことは？

【A2】 肺炎球菌ワクチンの接種！

- 脾摘後は肺炎球菌，インフルエンザ菌，髄膜炎菌など莢膜のある細菌感染のリスクが高まる．
- ワクチン接種で予防することが望ましい．
- 本邦では肺炎球菌ワクチンのみが保険適用であり，脾摘の2週間前までに接種する．
- 術前に接種できなかった場合は，術後に接種する．

【Q3】 手術に際して血小板減少にどう対応する？

【A3】 手術予定日の1週間前から大量γグロブリン療法を開始する．それでも血小板増加が不十分であれば，術直前あるいは術中に血小板輸血を行う．

【Q4】 脾摘が無効だったら？

【A4】 Third-line の治療を考慮する！

ココが point｜特発性血小板減少性紫斑病（ITP）の third-line の治療

- 脾摘後に維持量のステロイドで血小板数>3万/μL が維持できれば，ステロイドを継続する．
- そうでなければ，third-line の治療を試みる．
- 脾摘ができない場合やステロイド禁忌あるいは不耐容の場合も，third-line の治療が適応．
- Third-line の治療として，以前から免疫抑制薬，ダナゾール，ビンカアルカロイド，リツキシマブなどがあるが，有効率や保険適用に問題があった[5]．
- 最近，ITP に高い有効率を示すトロンボポエチン受容体作動薬が保険適用になった[6,7]．
- 連日内服するエルトロンボパグ（レボレード®）と週1回皮下注射のロミプロスチム（ロミプレート®）がある．
- 難治性 ITP でも約80％で血小板増加の効果がある．
- 血小板数を維持するためには長期投与が必要である．
- 長期使用の安全性と有効性についても成績が得られつつある[8]．

もっと知りたい｜特発性血小板減少性紫斑病（ITP）の病態

- 従来考えられてきた ITP の病態は，抗血小板自己抗体が血小板に結合して脾臓でのマクロファージによる破壊の亢進によって血小板が減少し，これに反応して代償的に骨髄で巨核球が増加し血小板産生が亢進する，というものであった．
- しかし，実際には多くの ITP で血小板生成は必ずしも亢進せず，血小板破壊だけでなく血小板産生の抑制もあることが明らかになった．
- さらに，巨核球の成熟と分化を刺激して血小板産生を促す液性因子であるトロンボポエチンは，ITP で上昇していないことも示された．
- トロンボポエチン受容体作動薬が有効であるのは，これらの病態が背景にあるためと考えられる．

プラクティス5の 教訓

ステロイド不応例，不耐例に対する次の一手を知っておく．

✓ 最終チェック

❶ 血小板2万/μL以下の対応は？
→ 原則，緊急対応！

❷ 単独でITPと診断できる検査は？
→ ない！ 血小板減少をきたす他疾患を除外しよう！

❸ 第一選択の治療は？
→ 禁忌でなければ，副腎皮質ステロイド！

❹ 治療上，忘れてはいけない検査は？
→ ヘリコバクター・ピロリ（*H. pylori*）感染の検査！

❺ 治療目標は血小板の正常化？
→ No！ 出血を防ぐ血小板数を保つこと！

❻ ステロイド無効例の治療は？
→ 脾摘！

参考文献

1) 藤村欣吾, 宮川義隆, 倉田義之, 他：成人特発性血小板減少性紫斑病治療の参照ガイド 2012年版. 臨床血液 53：433-442, 2012
2) Provan D, Stasi R, Newland AC, et al：International consensus report on the investigation of primary immune thrombocytopenia. Blood 115：168-186, 2010
3) Neunert C, Lim W, Crowther M, et al：The American Society of Hematology 2011 evidence-based practice guide for immune thrombocytopenia. Blood 117：4190-4207, 2011
4) Stasi R, Sarpatwari A, Segal JB, et al：Effects of eradication of *Helicobacter pylori* infection in patients with immune thrombocytopenia；a systematic review. Blood 113：1231-1240, 2009
5) Vesely SK, Perdue JJ, Rizvi MA, et al：Management of adult patients with persistent idiopathic thrombocytopenic purpura following splenectomy；A systematic review. Ann Intern Med 140：112-120, 2004
6) Kuter DJ, Rummel M, Boccia R, et al：Romiplostim or standard of care in patients with immune thrombocytopenia. N Engl J Med 363：1889-1899, 2010
7) Chen G, Saleh MN Marcher C, et al：Eltrombopag for management of chronic immune thrombocytopenia（RAISE）；a 6-months, randomized, phase 3 study. Lancet 377：393-402, 2011
8) Saleh MN, Bussel JB, Cheng G, et al：Safety and efficacy of eltrombopag for treatment of chronic immune thrombocytopenia；results of the long-term, open-label EXTEND study. Blood 121：537-545, 2013

〈樋口敬和〉

13 血栓性微小血管障害
── 早期診断，早期治療を

鉄則

1. 溶血性貧血，血小板減少，破砕赤血球をみたら，血栓性血小板減少性紫斑病/溶血性尿毒症症候群（TTP/HUS）を考えよう．
2. TTP を強く疑えば，すぐに血漿交換．
3. 後天性・特発性 TTP の確定診断は，ADAMTS13 活性低下と ADAMTS13 インヒビター陽性．
4. 溶血性貧血，血小板減少，破砕赤血球，高度腎機能障害なら，HUS を考えよう．

- 血栓性血小板減少性紫斑病（thrombotic thrombocytopenic purpura；TTP）/ 溶血性尿毒症症候群（hemolytic uremic syndrome；HUS）は稀な疾患だが，治療が遅れると致命傷になる．早期診断，早期治療が鉄則だ．
- TTP/HUS はどういうときに疑うか，どこまで所見が揃えば治療（血漿交換）に進むのか．そこがポイント．

プラクティス 1 　　83 歳男性．高度の血小板減少症．　　頻度 ★ 　緊急度 ★★★

血尿を主訴に他院を受診．高度の血小板減少症と黄疸を指摘され，当院血液内科に紹介入院となった．バイタルサインに問題はない．前胸部と下腿に点状出血あり．
他院での主な検査所見：WBC 4,240/μL，Hb 10.8 g/dL，MCV 97 fL，PLT 0.8 万/μL，Ret 2.2％，PT-INR 1.32，APTT 30.5 秒（基準値：25.0〜36.0 秒），FBG 254 mg/dL，FDP 3.1 μg/mL，T-Bil 11.7 mg/dL，D-Bil 0.9 mg/dL，LDH 810 U/L，BUN 36.7 mg/dL，Cr 0.79 mg/dL．

Q1 プロブレムリストは？

A1 ＃1 高度の血小板減少症，＃2 正球性貧血，＃3 間接ビリルビン高値，＃4 LDH 高値，＃5 BUN 高値．

- ＃1 高度の血小板減少症．最も緊急性の高い問題である．
- ＃2 正球性貧血，＃3 間接ビリルビン高値，＃4 LDH 高値からは，溶血性貧血を疑う．

- #5 BUN 高値．クレアチニンは 0.79 mg/dL と正常だが腎障害が疑われる．

【Q2】 最も疑われる疾患は？

【A2】 TTP/HUS あるいは Evans 症候群〔自己免疫性溶血性貧血（AIHA）＋免疫性血小板減少性紫斑病（ITP）〕．

- 高度の血小板減少症＋溶血性貧血の組み合わせからは，どちらも稀な疾患だが，TTP/HUS か Evans 症候群をまず疑う．

【Q3】 TTP/HUS か Evans 症候群かを鑑別するために，すぐに確認すべき検査は？

【A3】 末梢血の破砕赤血球の有無とクームズテスト．

- 溶血性貧血，高度血小板減少症，腎障害疑いからは，当然 TTP/HUS を疑うが，破砕赤血球があるかどうかが診断の決め手になる．
- 溶血性貧血，高度血小板減少症は，AIHA＋ITP の Evans 症候群でも説明可能である．AIHA の診断はクームズテストが決め手になる．
- 当院受診時の緊急検査所見は，WBC 4,800/μL，Hb 9.5 g/dL，MCV 94.5 fL，PLT 0.3 万/μL 以下，尿蛋白（2＋），尿潜血（3＋）であり，末梢血には典型的な破砕赤血球を認め，クームズテストは陰性であった．
- 以上より，TTP/HUS を強く疑った．腎障害は軽度であり HUS でなく TTP を考えた．

鉄則 ① 溶血性貧血，血小板減少，破砕赤血球をみたら，まず血栓性血小板減少性紫斑病/溶血性尿毒症症候群（TTP/HUS）を考えよう．

【Q4】 TTP を確定診断するには？

【A4】 ADAMTS13 活性の低下と ADAMTS13 インヒビターの陽性を確認する．

- ADAMTS13 活性は 1.7％ と著減し，ADAMTS13 インヒビターは 0.7 BU/mL と陽性だった．
- 以上より TTP と確定診断した．

ココがpoint　血栓性血小板減少性紫斑病（TTP）の診断

- TTP の古典的 5 徴候は，①細血管障害性溶血性貧血（ハプトグロビン低下，破砕赤血球），②血小板減少，③腎機能障害（蛋白尿，尿潜血，クレアチニン上昇），④発熱，⑤動揺性精神神経障害である．

- HUSの3徴候は，①溶血性貧血，②血小板減少，③腎機能障害である．
- TTPの診断・治療で重要なのは，①クームズテスト陰性の溶血性貧血，②他に原因の説明できない血小板減少，③破砕赤血球があればTTPを強く疑ってすぐに血漿交換を開始することである．
- TTPには家族性・先天性に発症するものと本例のような後天性に起こるものがある．
- 後天性のTTPには，本例のような特発性のものと，妊娠，薬剤，膠原病，悪性腫瘍，造血幹細胞移植，HIV感染症に続発するものがある．
- TTPの確定診断は，ADAMTS13インヒビター（後天性または特発性）の存在とADAMTS13活性の著減，あるいはADAMTS13遺伝子異常（先天性）の確認である．
- HUSではADAMTS13活性は正常である．

表24 血栓性血小板減少性紫斑病（TTP）と溶血性尿毒症症候群（HUS）の比較

	TTP		HUS
	先天性	後天性・特発性	
ADAMTS13活性	↓	↓	正常
ADAMTS13インヒビター	−	＋	−

鉄則❸ 後天性・特発性TTPの確定診断は，ADAMTS13活性低下とADAMTS13インヒビター陽性．

【Q5】 入院時，血小板は0.3万/μL以下だが，治療はどうする？ 血小板輸血は？

【A5】 緊急で血漿交換を開始しステロイド療法を行う．血小板輸血は原則行わない．

- TTPと確定診断されていなかったがその可能性が高いと判断し，緊急で血漿交換を開始した．幸いに，バスキュラーアクセス時の出血は問題にならなかった．
- TTPでは血小板輸血は原則禁忌であり，血小板輸血は行わなかった．

鉄則❷ TTPを強く疑えば，すぐに血漿交換．

【Q6】 本人，家族には，病気と治療についてどのように説明する？

【A6】 「TTPとはどのような病気か」，「進行すると致命的になる」，「血漿交換が有効で救命できる可能性は高い」などについて，なるべくわかりやすい言葉で説明する．

- 「現在は，溶血性貧血，血小板減少，腎機能障害（それぞれをわかりやすく説明）があり，血栓性血小板減少性紫斑病という病気の可能性が高い．」
- 「病気がさらに進行すると，このような異常がさらに進行するだけでなく，発熱，意識障害も起こり，数日単位で命に関わる．」
- 「幸いに血漿交換（わかりやすく説明）が非常に有効であり，これによって救命できる可能性は高い」，「今はまだ予断を許さない状態」などと説明した．
- 入院後，血漿交換を続けステロイド療法を併用することにより，表25のように血液・尿所見は順調に改善した．

表25 血漿交換後の血液・尿所見の変化

	血漿交換前	1日後	3日後	6日後
WBC (/μL)	3,900	7,400	7,600	10,100
Hb (g/dL)	8.9	7.9	9.7	10.9
Ret (%)	nd	nd	4.54	7.40
PLT (/μL)	0.3万以下	1.2万	7.3万	18.3万
I-Bil (mg/dL)	6.6	nd	1.9	nd
尿蛋白	2+	1+	1+	−
尿潜血	3+	1+	−	−
A. 活性 (%)	1.7	nd	nd	10.5
A. インヒビター (BU/mL)	0.7	nd	nd	0.5以下

【Q7】 TTPの治療になぜ血漿交換が有効なのか？

【A7】 新鮮凍結血漿（FFP）の輸注によって，①ADAMTS13と，②止血に必要な正常VWF（von Willebrand因子）が補充され，患者血漿の除去によって，③ADAMTS13インヒビターと，④UL-VWFMs（VWFの超巨大分子構造）が除去されるため．

ココがpoint　血栓性血小板減少性紫斑病（TTP）の治療

- TTPが強く疑われれば至急で血漿交換を行う．血漿交換によりADAMTS13と正常VWFが補充され，ADAMTS13インヒビターとUL-VWFMsが除去される．
- ステロイドによる免疫抑制療法によってADAMTS13インヒビターの産生を抑制する．
- 難治例にリツキシマブが有用とする報告が多い．
- TTPやヘパリン起因性血小板減少症（heparin induced thrombocytopenia；HIT）では，血小板輸血は病態を悪化させる可能性があり原則禁忌である．

もっと知りたい　血栓性血小板減少性紫斑病（TTP）の血小板輸血の適応[5]

- TTP では血小板輸血は適応とならない．特に ADAMTS13 活性著減例は原則禁忌である．
- TTP 患者に観察される微小血栓は，血小板が主体の血小板血栓であり，TTP 患者に血小板輸血を行うことは病態を悪化させると容易に想像される．
- 実際に血小板輸血 30 分後に神経症状が出現し，12 時間後に死亡した症例報告（JAMA 246：1931-1933, 1981）もある．
- 英国のガイドライン（Br J Haematol 120：556-573, 2003）では，致死的な出血を認めない場合は血小板輸血を行うべきでないとしている．
- 厚生労働省ガイドライン（厚生労働省「血液製剤の使用指針」）でも，「TTP と HUS では，血小板輸血により症状の悪化をみることがあるので，原則として血小板輸血の適応とならない」としている．
- しかし，血小板輸血によって有害事象は発症しないという報告（Transfusion 49：873-887, 2009）もある．
- 「致死的な出血を認めない限り TTP に血小板輸血は行わない」が原則であり，バスキュラーアクセス時も血小板輸血は必要としない（Hematology Am Soc Hematol Educ Program 2012：604-609, 2012）．

もっと知りたい　血栓性微小血管障害（TMA）

- 血栓性微小血管障害（thrombotic microangiopathy；TMA）の代表的な疾患が，神経症状を優位とする TTP と腎症状を優位とする HUS．
- TMA とは，①細血管障害性溶血性貧血（microangiopathic hemolytic anemia；MHA），②消費性血小板減少症，③細血管内血小板血栓を 3 主徴とする疾患群．①破砕赤血球，②血小板減少症，③臓器障害で発症する．
- TMA には TTP と HUS だけでなく，両者のいずれとも鑑別困難な病態があり，悪性腫瘍，抗腫瘍薬治療，幹細胞移植，膠原病，妊娠，原発性肺高血圧症，HIV 感染に合併する．

プラクティス1の　教訓

クームズテスト陰性の溶血性貧血，血小板減少症，破砕赤血球をみたら TTP を強く疑って，緊急で血漿交換を開始しよう．

プラクティス2　44歳女性．全身倦怠感．

頻度 ★☆☆　　緊急度 ★★☆

2週間前から全身倦怠感と食欲低下を認め，1週間前から尿量低下を自覚．近医を受診し，腎機能低下を指摘されて当院に紹介入院．

意識清明，体温 37.0℃，呼吸数 16/分，脈拍 100/分（整），血圧 164/104 mmHg，SpO$_2$ 97%（室内気）．

WBC 7,500/μL，Hb 6.5 g/dL，MCV 86.1 fL，PLT 6.1万/μL，Ret 4.92%，BUN 59.7 mg/dL，Cr 5.55 mg/dL，T-Bil 3.2 mg/dL，D-Bil 0.5 mg/dL，AST 53 U/L，ALT 19 U/L，LDH 1,606 U/L，CK 104 U/L，Na 140 mEq/L，K 3.5 mEq/L，Cl 109 mEq/L，CRP 0.16 mg/dL，PT-INR 0.85，APTT 25.7秒（基準値：25.0〜36.0秒），D-ダイマー 2.5 μg/mL，尿：蛋白（3＋），潜血（3＋）．

【Q1】 最も疑われる疾患は？

【A1】 TTP/HUS か Evans 症候群．

- プロブレムリストは，#1 腎機能障害，#2 正球性貧血，#3 血小板減少症，#4 高血圧が挙がる．
- ヘモグロビン 6.5 g/dL，MCV 86.1 fL の正球性貧血，網赤血球 4.92% と増加，間接ビリルビン 2.7 mg/dL も増加，LDH も 1,606 U/L と増加．以上より，溶血性貧血と考えられる．
- 血小板 6.1万/μL の減少は，凝固線溶検査からは播種性血管内凝固症候群（DIC）は否定的である．
- この時点で，溶血性貧血＋血小板減少より，まず TTP/HUS か Evans 症候群を疑う．
- 追加検査のクームズテストは陰性だったので，Evans 症候群は否定的となった．
- また末梢血スメアでは図15のような破砕赤血球を認め，TTP/HUS を考えた．
- TTP と HUS では，高度腎機能障害があり HUS と診断した．
- 後に判明した ADAMTS13 活性は 83.7% とほぼ正常で，ADAMTS13 インヒビター定量 は 0.5 BU/mL 以下と陰性であり，HUS と確定診断した．

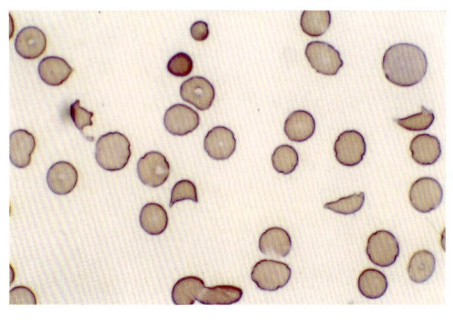

図15　末梢血スメアの破砕赤血球（本例ではないが，同様の破砕赤血球を認めた）

（岡田　定，西原崇創（編）：内科レジデントアトラス．医学書院，2001，p203[6]）より）

鉄則 4 溶血性貧血，血小板減少，破砕赤血球，高度腎機能障害なら，HUS を考えよう．

Q2 本例では治療はどうする？

A2 血漿交換．

- 本例は，成人で先行感染はなく，非感染型 HUS の非典型 HUS（atypical hemolytic uremic syndrome；aHUS）と考えられる．
- したがって血漿交換を選択する．
- 本例の家族歴で，原因不明で急に透析になった者が2人いたことがわかり，補体活性化制御遺伝子の異常によって発症する家族性の aHUS が疑われた．

プラクティス2の 教訓

高度腎機能障害，クームズテスト陰性の溶血性貧血，血小板減少，破砕赤血球をみたら HUS を強く疑おう．非感染型なら緊急で血漿交換をしよう．

ココが point　溶血性尿毒症症候群（HUS）の分類と治療

- HUS は，下痢の有無で感染型 D（＋）と非感染型 D（－）とに分類される．
- D（＋）型は小児に多く，病原性大腸菌 O157 感染による消化器症状後に生じる．
- D（－）型は成人に多く，HUS の 5～10％ を占める．家族性または散発性に発症し，aHUS と呼ばれる．
- D（＋）型の治療は，体液，高血圧管理などの支持療法が基本になる．半数は血液浄化療法を必要とするが，半数は保存的治療で 1～2 週間で回復する．
- aHUS の治療は、TTP と同様に血漿交換療法を行う．血漿交換が無効な難治例ではエクリズマブの適応がある．
- aHUS の予後は不良であり、約 25％ が死亡し、約半数が腎不全で維持透析が必要になる[7]．

✅ 最終チェック

❶ 溶血性貧血，血小板減少，破砕赤血球をみたら，何を考える？
➡ **血栓性血小板減少性紫斑病/溶血性尿毒症症候群（TTP/HUS）！**

❷ TTPを強く疑うとき，すぐに行う治療は？
➡ **血漿交換！**

❸ 後天性・特発性TTP．ADAMTS13の活性は？ ADAMTS13インヒビターは？
➡ **活性は低下，インヒビターは陽性！**

❹ 溶血性貧血，血小板減少，破砕赤血球，高度腎機能障害をみたら，何を考える？
➡ **HUS！**

参考文献

1) 岡田 定：誰も教えてくれなかった血算の読み方・考え方．医学書院，2011，pp39-41，pp139-141
2) 日本血液学会（編）：血液専門医テキスト．南江堂，2011，pp370-372
3) 阿部達生（監）：New 専門医を目指すケース・メソッド・アプローチ 血液疾患．第2版，日本医事新報社，2012，pp278-287
4) George JN, Leung LLK, Tirnauer JS：Diagnosis of thrombotic thrombocytopenic purpura-hemolytic uremic syndrome in adults. UpToDate，2013
5) 松本雅則：血栓性血小板減少性紫斑病．今日の臨床サポート，2013
6) 岡田 定，西原崇創（編）：内科レジデントアトラス．医学書院，2001，p203
7) 木崎昌弘（編）：血液病学．中外医学社，2014，pp620-622

（岡田 定）

14 造血器腫瘍の終末期医療
―― 治癒的治療と同様に大切

鉄則

1. 患者，家族に病状，病名，予後をわかりやすく説明しよう．
2. オピオイドの使い方に精通しよう．
3. 終末期には延命よりも QOL の改善に積極的になろう．
4. 状態が悪くても未治療の造血器腫瘍を終末期と診断してはいけない．
5. 医療者や家族の意思よりも本人の意思を大切にしよう．

- 化学療法がよく反応する造血器腫瘍でも，再発して治療抵抗性になることは少なくない．
- 終末期造血器腫瘍にどう対応するかは，治癒を目指す治療と同様にとても重要．
- 治癒の可能性はなく延命さえ困難になっても，QOL の改善はいつでもできる．

プラクティス 1　　70 歳男性．
治療抵抗性骨髄異形成症候群（MDS）．　　頻度 ★★　緊急度 ★★

16 年前に濾胞性リンパ腫を発症し，再発を繰り返し放射線療法，化学療法を続けてきた．15 年前には治療関連骨髄系腫瘍である MDS〔芽球増加を伴う不応性貧血（RAEB），染色体は正常核型〕を発症したが化学療法により長期寛解となった．半年前より新たな MDS〔多血球系異形成を伴う不応性血球減少症（RCMD），染色体は 5q- を含む複雑な異常あり〕を発症し入院．レナリドマイドに続いてアザシチジンを 4 回施行したが，汎血球減少症の改善はない．重症感染症に対し抗菌薬を使用し，頻回に赤血球・血小板輸血を行っている．

Q1 予想される生命予後は？

A1 数週間から数か月．

- 16 年前に発症し再発寛解を繰り返している悪性リンパ腫があり，半年前に新たな治療関連 MDS を発症し入院している．治療関連の MDS だが，入院時の予後予測の IPSS 分類ではスコア値は 1.5 でありリスク分類では INT-2 になり，IPSS-R ではスコア 7 で Very high リスクに相当する．

- 70歳以上のINT-2の平均生存期間は1.2年，IPSS-RのVery highリスクでは0.8年と報告されているが，診断後すでに半年が経過している．
- 頻回の赤血球輸血に対して鉄キレート薬のデフェラシロクス（エクジェイド®）を使用したが，腎機能障害のために十分量が使用できなかった．そのためフェリチンは8,997 ng/mLと著増し，二次性ヘモクロマトーシスによる肝機能障害，心機能低下が進行している．
- 以上より，新たな重症感染症，肝不全，心不全などで，数週間〜数か月で致命的になるだろうと予想した．

> **ココがpoint　骨髄異形成症候群（MDS）の予後予測**
> - MDSの予後予測である国際予後判定システム（IPSS）では，①骨髄幼若芽球比率の％，②細胞遺伝学的所見（良好群，中間群，不良群），③末梢血血球減少（0または1系統，2または3系統）でスコアを合計し，Low，INT-1，INT-2，Highの4つにリスク分類される．そのリスク分類ごとに年齢に応じて平均生存期間が報告されている[1]（53頁**表11**参照）．
> - IPSS改訂版（IPSS-R）では，細胞遺伝学的所見がより重視され，合計点で5段階にリスク分類（Very low, Low, Intermed, High, Very high）される[2]（54頁**表12**参照）．

【Q2】 新たな化学療法の適応は？

【A2】 現時点ではほとんどない．

- この時点では治癒的な効果を期待できる化学療法はなく，これ以上化学療法を続けることは延命効果やQOL改善がないばかりか，かえってマイナス効果が大きいと考えた．

> **ココがpoint　治療を行う3つの目標**
> - 疾患に対して治療を行う目標には，①疾患の治癒，②延命，③QOLの改善がある．
> - 逆に言えば，上記のいずれの効果も期待できなければその治療を行う意味がない．
> - 治療の目標が，上記のどれかをいつも意識しておく必要がある．

【Q3】 患者・家族にはどのように説明し，何を相談すべきか？

【A3】 生命予後が限られていることを説明し，今後の治療方針を相談する．

- 本人と妻に「半年もの長期の入院で，MDSに対する治療をほんとうによく頑張ってこられた．何度も命の危険があったが切り抜けてきた．しかし残念ながら，MDS自体はほとんど改善していない．現在の状態は，重症の感染症，肝障害の重症化，心不全などで命に関わる可能性がとても高くなっている．これ以上，アザシチジンを続けることはプラスよりもマイナスのほうが大きい．今後は，苦痛をできるだけ軽くする緩和医療に徹したい」と説明した．
- 本人と妻からは，「16年もの長い間，ほんとうにお世話になった．70歳まで生きることが目標だったが，それも達成した．随分と病気をしたけれど，満足できるいい人生だったと思う．後はなるべく苦痛のないようにしてほしい」と返答された．
- 続いて，DNAR (do not attempt resuscitation；心肺蘇生の拒否) を含めた具体的な緊急時の対応を確認した．

鉄則 1 患者，家族に病状，病名，予後をわかりやすく説明しよう．

ココがpoint 積極的な緩和医療にギアチェンジ

- 造血器腫瘍は化学療法に対する感受性が高い腫瘍であり，化学療法によって治癒は望めなくなっても延命効果やQOL改善は期待できることが多い．
- それでも，いつかは化学療法の延命効果もQOL改善効果も期待できないときを迎える．
- たとえ化学療法の適応がなくなっても，QOLを改善するさまざまな緩和医療がある．
- 「いつも命を救うことに全力を尽くすべき」という意識が医師には刷り込まれているが，「終末期には命を救うことよりもQOLの改善に全力を尽くすべき」である．

- 抗菌薬と輸血は今まで通り使用していたが，肺炎と心不全に伴う発熱，全身倦怠感，呼吸困難が生じるようになり，夜は悪夢を見るようになった．

Q4 発熱，呼吸困難，悪夢にはどう対応する？

A4 ステロイド，モルヒネ，ハロペリドールを使用する

- 造血器腫瘍の終末期には，抗菌薬を使用しても解熱できないことがある．そのような発熱や全身倦怠感に対してはステロイドが適応になる．終末期ではステロイドによる免疫抑制の副作用よりも解熱作用のプラス効果のほうが大きいと判断される．
- 実際にはプレドニン® 20〜40 mg/日を使用した．
- 終末期の呼吸困難にはモルヒネが有用である．実際には5〜20 mg/日を持続皮下注した．

- 悪夢に対しては，ハロペリドール 2.5 mg を眠前に使用した．
- これらにより，発熱，呼吸困難，悪夢はほぼコントロールされた．

鉄則 2　オピオイドの使い方に精通しよう．

ココがpoint　呼吸困難に対するモルヒネと酸素

- 悪性腫瘍患者の呼吸困難に対する症状緩和の薬物療法として，モルヒネ，抗不安薬，ステロイド，酸素が挙げられるが，その有用性が証明されているのはモルヒネだけである．
- モルヒネは，血中濃度変化にほぼ一致して呼吸困難を緩和すると報告されている[3]．
- 酸素については，低酸素血症がない場合は，酸素を投与しても空気を投与しても効果に差がないと報告されている．
- 酸素の使用は管に縛られるというデメリットもあり，SpO_2 よりも呼吸困難の軽減に有用かどうかで判断すべきである．

ココがpoint　終末期の抗菌薬，輸血の適応

- 造血器腫瘍の終末期には重症感染症による発熱，貧血症状，血小板減少による出血傾向が苦痛になることが多い．
- 抗菌薬は感染症の発熱を改善するのに有用であれば，症状緩和としても適応がある．
- 赤血球や血小板輸血も症状緩和に有用なら適応があるが，血算の数値をただ保つだけの輸血は避けるべきである．

鉄則 3　終末期には延命よりも QOL の改善に積極的になろう．

- その後，肝不全が急速に進行し意識が混濁し，生命予後は数日以内と思われた．

【Q5】家族にどう対応する？

【A5】家族に生命予後が数日以内であることを伝え，家族のケアを心がける．

- 「肝不全が急速に進行して意識も低下してきた．おそらく数日以内に亡くなられると思う．下顎呼吸などが出現すれば数時間単位になる．苦痛がないようにしたい」と説明した．

- さらに，「ご本人は意識がないようにみえるが，話しかければ聞こえておられると思う．耳元で話しかけてあげてほしい」と説明した．
- その2日後，家族に囲まれて安らかに息を引き取られた．

もっと知りたい 死亡前1日以内に出現する身体徴候と死亡までの時間

- 死亡前1日以内に出現する身体徴候として，下顎呼吸，四肢のチアノーゼ，橈骨動脈の脈の消失がある．
- それらの出現後死亡までの平均時間は，下顎呼吸が7.6時間，四肢のチアノーゼが5.1時間，橈骨動脈の脈の消失が2.6時間と報告されている[4]．
- 死前喘鳴も臨死期の身体徴候として重要だが，その出現後，死亡までの平均時間は57時間で個人差が大きい．
- バイタルサインやSpO_2などの数値的パラメータによって予後予測することは困難であり，それができるというエビデンスはない．

もっと知りたい 臨終前後の患者と家族のケア

- 臨終前後の患者と家族のケアで重要なのは，苦痛の緩和とコミュニケーションである．
- 家族とのコミュニケーションでは，今後予測される経過や時間を説明する，患者への接し方やケアの仕方をコーチする，「患者さんは皆さんの声が聞こえていますよ」と説明して家族に話しかけてもらう，医療者の遠慮のない会話を避ける，家族が十分悲嘆できる時間を確保する，などが重要だと報告されている[5]．

プラクティス1の 教訓

造血器腫瘍が治療抵抗性になって化学療法の延命効果もQOL改善効果もなくなっても，緩和医療を積極的に行おう．

プラクティス2　65歳女性．
治療抵抗性急性巨核芽球性白血病（FAB M7）．

頻度 ★★　　緊急度 ★★

8年前に真性赤血球増加症（PV）と診断．一過性脳虚血発作以外に合併症はなく，ハイドロキシウレアと少量アスピリンでコントロールされていた．今回，急激な白血球・血小板減少をきたし入院．急性巨核芽球性白血病（FAB M7，染色体は－5，－7を含む複雑な異常あり）と診断．IDR＋AraC（イダルビシン＋シタラビン）療法で一時寛解になったがすぐに再発した．

Q1 今後の治療はどうする？

A1 再度のIC療法（IDR＋AraC）．

- 再度のIC療法により，正常造血の回復があり外泊も可能になった．しかし，寛解はやはり一時的であり，高度の腫瘍熱と四肢の浮腫を生じた．
- 3回目の寛解導入療法として大量AraC療法を施行した．開始後すぐに解熱し，浮腫も消失した．重症感染症の合併もなく全身状態は良好になった．しかし，骨髄抑制からの回復期には，再び腫瘍熱と四肢の浮腫をきたした．
- これらの発熱，浮腫に対して抗菌薬，解熱薬，利尿薬は無効であった．そのため，緩和目的でのマイルドな化学療法（緩和的化学療法）を続け，可能な限りの外泊を繰り返した．

> **ココがpoint　緩和的化学療法**
> - 白血病や悪性リンパ腫などは化学療法の感受性が高い．そのため，治癒や延命が困難な状態になっても，化学療法によって腫瘍熱，全身倦怠感，疼痛などの症状を緩和できることが少なくない．
> - 重篤な合併症がある場合や超高齢者で治癒を目指せない場合も，通常量の化学療法ができなくても，減量した緩和的化学療法によってQOLを改善できることが多い．

- しかし，入院5か月後には白血病性胸膜炎による大量胸水に伴う胸痛，呼吸困難，身の置き所のなさが出現した．高度の骨髄抑制から回復しない状態となり，全身状態の悪さからマイルドな化学療法も施行困難になった．

Q2 今後の治療はどうする？

A2 積極的な緩和医療！

- 胸痛と呼吸困難に対してはモルヒネの持続皮下注，身の置き所のなさや抗菌薬無効の発熱に対してはデキサメタゾンを使用した．
- これらにより，胸痛，呼吸困難，発熱はほぼコントロールされた．しかし，モルヒネによると思われる意識障害がみられ，会話もできなくなった．

鉄則❸　終末期には延命よりもQOLの改善に積極的になろう．

- この時点で長女の結婚式を約4か月後に控えており，本人も家族も「それまでなんとか生きていたい（生きていてほしい）」という強い希望があった．しかし，それはまず不可能だと思われた．

Q3 本人・家族の希望に対してどう対応する？

A3 可能な範囲で希望を果たす！

- 当院の旧館にはチャペルがあり，そこで娘の花嫁姿を患者に披露することを画策した．
- 胸痛と呼吸困難の軽減のために2日前と当日に胸水を除去し，意識レベルの改善目的で当日朝にモルヒネからフェンタニルに変更した．
- これらの処置により胸痛のない状態で意識はほぼ明瞭になり，ベッドごとチャペルに移動することが可能になった．そこで，患者は娘の花嫁姿と花婿に対面した．笑顔で「ありがとう」，「幸せです」，「よい人生でした」を，何度も繰り返された（図16）．

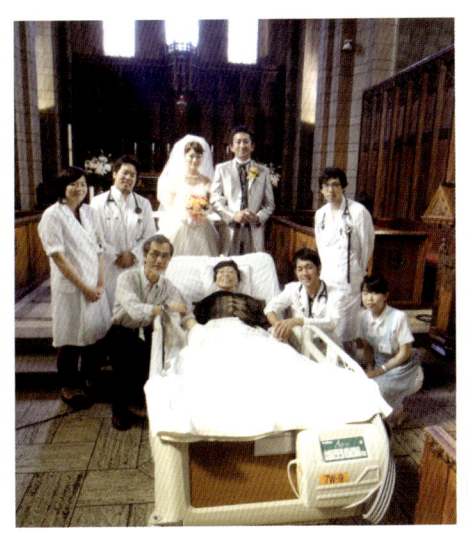

図16 病院チャペルでの花嫁姿の披露
（ご遺族の許可を得て掲載）

- その翌日からまた昏睡状態になり，6日後に穏やかな最期を迎えられた．

鉄則 2 オピオイドの使い方に精通しよう．

ココがpoint 強オピオイドの種類と特徴

- 強オピオイドとして，モルヒネ，オキシコドン，フェンタニルが一般に使用される．
- モルヒネは，疼痛だけでなく呼吸困難や咳嗽にも有用だが，副作用が比較的多く腎障害で代謝が遅くなる．経口，静注，皮下注，経直腸で使用できる．
- オキシコドンは，中等度の疼痛から使用可能で，神経障害性疼痛にも効果が高い．腎障害でも代謝に変化はない．経口，静注，皮下注で使用できる．
- フェンタニルは，比較的副作用が少なく，腎障害でも代謝に変化はない．呼吸困難に対しては効果に乏しく即効性がない．静注，皮下注，貼付，口腔粘膜吸収で使用できる．

> **ココがpoint　オピオイドの選択**
>
> ①投与経路
>   一般的には経口投与を優先する．経口投与ができない場合は，持続静注・皮下注，経皮投与，直腸内投与を選択する．
> ②合併症
>   腎障害がある場合は，モルヒネとコデインは避けることが望ましい．
> ③併存症
>   高度の便秘やサブイレウスのあるときは，フェンタニルが望ましい．呼吸困難があるときは，モルヒネが望ましい．
> ④疼痛の強さ
>   疼痛が1日や数日のなかで大きく変動する場合は，フェンタニル貼付薬は使用しない．
> ⑤オピオイドローテーション
>   オピオイドが原因で眠気が強い場合は，オピオイドローテーション（本例ではモルヒネからフェンタニルに変更）が有効である．

> **ココがpoint　To cure sometimes, to relieve often, to comfort always**
>
> - To cure sometimes（ときに癒し），to relieve often（しばしば苦痛を和らげ），to comfort always（常に慰める）．これは，フランスの外科医 Ambroise Paré の言葉といわれている．
> - 医師はときどきしか治すことはできない，けれども症状をとることはしばしばできる．そして患者を慰めることはいつでもできる．
> - Cureできないことは敗北ではない．ヒトの死亡率は100％であり，症状をrelieveすることや患者をcomfortすることはcure以上に重要である．

プラクティス2の　教訓

治癒や延命が困難な造血器腫瘍であっても症状緩和に化学療法が有効である．最期まで苦痛を和らげ，患者を慰めることに力を注ごう．

プラクティス3　64歳女性．せん妄．

頻度 ★☆☆　緊急度 ★★★

2週間前から発熱，頭痛，倦怠感あり，呼吸困難も出現し他院に入院．SpO₂ 97％（酸素5L下），汎血球減少症，LDH 2,638 U/L，sIL-2R 7,130 U/mL，体幹部CTで肝臓・脾臓実質の不均一性以外には異常なし．骨髄検査で血球貪食像とCD19・20陽性のリンパ腫様細胞を認め，肝生検でも類洞内に同様の異型細胞を認めた（図17 参照）．

血管内大細胞型B細胞リンパ腫（Asian variant）と診断され，担当の消化器内科医より化学療法を勧められたが，本人は緩和ケアを希望して当院緩和ケア病棟（PCU）に転院．入院後，進行性の低酸素血症とともにせん妄状態になった．化学療法の適応について血液内科にコンサルトされた．

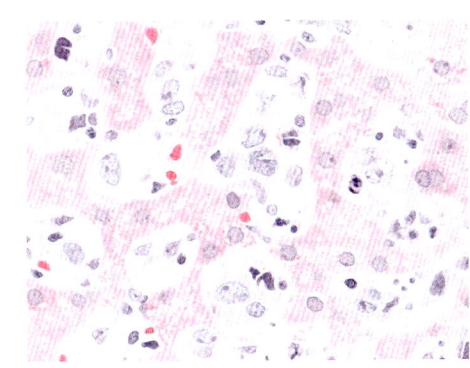

図17　肝生検
類洞内に多数のリンパ腫細胞を認める．

Q1　化学療法の適応を考える際，まず確認すべきことは？

A1　本人と家族は疾患をどのように理解しているかを確認する．

- 本人はせん妄状態であり会話が成立しないため，本人の娘と姉に面談した．
- どのように理解しているかを尋ねると，（本人と）家族は「悪性リンパ腫」であることは知らされていたが，「化学療法をしても治るかどうかはわからない．外出できるようになるかどうかわからない（できないだろう）」という理解であった．
- 「治らないなら，抗腫瘍薬で苦しみたくない．以前，原発不明癌で夫が最期を過ごしたPCUに移りたい」と希望して当院PCUに転院されたのであった．

Q2　悪性リンパ腫について家族に改めてどのように説明する？

A2　「悪性リンパ腫は化学療法がよく効く腫瘍であり，治癒の可能性もある」と説明する．

- 実際には，「悪性リンパ腫でありかなり進行している．このまま化学療法をしなければ1週間以内にも亡くなられる可能性が高い．悪性リンパ腫は抗腫瘍薬が非常によく効く腫瘍であり，（本人の）ご主人の病気の原発不明癌とは全く異なる．抗腫瘍薬を使用すれば今よりずっとよくなられるだろう．完全に治る可能性もある．もちろん，抗腫瘍薬の副作用（具体的に説明）がいろいろあることも確かですが」と説明した．
- この説明に対して，娘からは「私は抗腫瘍薬の副作用がとても怖かったので，母にはそれを受けさせないように誘導した」と言われた．姉からは「抗腫瘍薬でよくなる可能性があるなら，一度は受けさせてあげたい．このまま亡くなれば後悔する」と言われた．

鉄則 1 患者，家族に病状，病名，予後をわかりやすく説明しよう．

ココがpoint　AIVL（Asian variant of IVL）

- 血管内大細胞型B細胞リンパ腫（IVL）は，びまん性大細胞型B細胞リンパ腫（DLBCL）の一亜型であり，腫瘤形成を認めず血管内で腫瘍細胞が増殖し急速に致死的経過をたどる疾患．
- IVLには，神経系の異常や皮膚浸潤を主徴とするCIVL（classical IVL）とそのような症状よりも血球貪食症候群（hemophagocytic syndrome；HPS）を主とするAIVLとがある．
- AIVLの臨床的特徴として，HPSの症状，CRP・LDH・sIL-2R・フェリチンなどの高値，胸部X線やCTで異常を認めない呼吸不全などがある．

Q3 「PCUの緩和ケアから化学療法に変更すること」をどのように決める？

A3 家族による「本人の意思の推量」によって決める．

- 実際には，「もしご本人が悪性リンパ腫について今の説明を受けられたとしたら，どう思われるでしょうか．やはり抗腫瘍薬の治療は受けないでこのまま亡くなることを選ばれるでしょうか．あるいは抗腫瘍薬の治療を受けてみようと思われるでしょうか．ご家族自身の希望ではなく，ご本人ならどう考えられるかを考えてみてください」と尋ねた．
- その結果，「それほどよくなる可能性が高いということなら，本人も抗腫瘍薬治療を選択すると思います」と答えられた．

ココがpoint　医療代理人の役割

- 医療代理人とは，想定外の事態が起こったときに，本人に代わって本人なら「そう希望したであろう」と決断を下してくれる人のことである．
- 事前指示書（後述）では，本人が元気なときにあらかじめ医療代理人を指定しておく．
- 本例の場合では，家族が医療代理人の役割を果たすことになる．
- 注意すべきことは，医療代理人個人の希望ではなく，「もし患者が意思表示できたらどのように希望するだろうか」という推量（患者意思の最善の推量）に基づいて，治療方針を決めることである．

- 家族による「本人の意思の推量」も「PCUの緩和ケアから化学療法に変更する」ということであり，PCUから一般病棟に移り，その日からCHOP療法を開始することになった．

- CHOP療法の治療効果は劇的であった．急速に意識状態，呼吸状態は改善した．本人の化学療法を続ける意思も確認され，計8回のR-CHOP療法を入院と外来で施行した．
- 以後，約5年間寛解は続いており，今も元気に外来を受診されている．

鉄則4 状態が悪くても未治療の造血器腫瘍を終末期と診断してはいけない．

ココがpoint 抗腫瘍薬で治癒可能な腫瘍

- 抗腫瘍薬で治癒可能な腫瘍には，急性白血病，悪性リンパ腫，睾丸腫瘍，子宮絨毛腫瘍，小児がんなどがある．
- これらの腫瘍では再発しても治癒可能な場合があるが，再発を繰り返し治療抵抗性になると治癒の可能性はなくなり，延命も困難になる．
- 上記以外の腫瘍では，抗腫瘍薬単独による治癒効果は期待できない．一部に延命効果があるだけで，多くは一時的な腫瘍縮小効果にとどまる．

プラクティス3の 教訓

未治療の造血器腫瘍であれば，状態が悪くても化学療法によって治癒的効果が期待できる．

プラクティス4 87歳女性．
「最期は無理な延命をしないでほしい」． 頻度 ★★ 緊急度 ★

8年前に濾胞性リンパ腫（病期ⅠA）で放射線療法を施行．以後無治療で経過観察していた．外来受診時に，「私は身内で何人かを看取ったけれど，自分が本当に悪くなったときは決して無理な延命はしないでほしい．苦しまないで人に迷惑をかけないで死なせてほしい」と，しみじみと言われた．

Q1 担当医としてどう対応するか？

A1 本人のリビングウィルを真摯に受け止め，それを実効性のあるものにする．

- 実際には，「最期のことをそんなに心配されているんですか．確かに，最期は無理な延命はしないで，苦しまないで，人に迷惑をかけないで，というお気持ちはよくわかります」と答えた．
- そして，当院の「私のリビングウィル」のシステム（聖路加国際病院HPの「病院紹介」の「私のリビングウィル」で公開中）[6]を紹介した．

- 本人は，「病気や事故で意識や判断能力の回復が見込めない状態になったときは，積極的な治療はしないで点滴などによる水分補給だけを希望する」というリビングウィルを選択され，「私のリビングウィル」の小冊子に署名された．それに同意した家族と担当医もその小冊子に署名し，カルテにも記録が残された．
- 自分のリビングウィルを表明し，家族にも医療者にも納得，同意してもらえたことで，患者さんは大いに安堵された．

ココがpoint 最期の治療方針の決定

- 最期の治療方針については，高齢者の多くは「みんなに迷惑をかけてまで無理に長生きしたくない．もう助からないなら無理な延命はしてほしくない」と希望される．
- しかし，現実の医療で最期まで本人の意思に基づいた治療が行われているかといえば，そうでないことが多い．最期には本人の意思が確認できなくなるために，家族や医療者の意思や価値観で治療方針が決定されることが少なくない．
- 最期になり，（すでに意思を確認できない）本人が「無理な延命はしてほしくない」と仮に望んでいても，家族が「わずかでも可能性があれば，積極的な治療をしてほしい」と希望すれば，医療者は積極的な治療をせざるを得なくなる．
- しかし，本人が元気なときに「最期にはこのような治療をしてほしい」という意思（リビングウィル）を表明し，家族や医療者がそれを理解，納得していれば，最期まで本人の意思を尊重した治療が可能になる．

ココがpoint リビングウィルとアドバンス・ディレクティブ（事前指示書）

- リビングウィルとは，まさかの場合を想定した「生前に発効される遺書」である．
- アドバンス・ディレクティブとは，リビングウィルだけでなく，DNAR（心肺蘇生の拒否）の指示や医療代理人の決定も含んだものである．
- さらにこれらを進めたものとして，アドバンス・ケア・プランニング（advance care planning；ACP）がある（「もっと知りたい」参照）．

- 「私のリビングウィル」を作成したなんとその1か月後，患者さんは突然に広範囲の脳梗塞を発症し，高度の意識障害に陥られた．
- しかし，「私のリビングウィル」のおかげで，本人が希望されていた「積極的な治療はしないで点滴などによる水分補給だけ」が行われ，自然で安らかな最期を迎えられた．

鉄則⑤ 医療者や家族の意思よりも本人の意思を大切にしよう．

もっと知りたい　アドバンス・ケア・プランニング（ACP）

- ACPとは，「よりよい療養生活を送るために，将来に備えて，今後の治療・療養についてあらかじめ話し合うプロセス」のことであり，リビングウィルとアドバンス・ディレクティブの双方を包括する概念（図18参照）．
- 「従来，終末期における患者の希望に関して医療者はほとんど注意を払ってこなかったのではないか」という問題意識から，最近になり，患者の希望を尊重するACPの報告がされるようになった．
- 実際のACPでは，患者の病状理解や今後の見通しのイメージを尋ね，患者自身が今後どのように過ごしたいか，意思決定できなくなったときにどう対応してほしいか，医療代理人は誰にお願いしたいか，などについて話し合う．同時に，家族，医療代理人，医療者とそのプロセスを共有する．話し合いの結果として，リビングウィル，DNARの指示，事前指示書などを記入して医療記録に残す．
- オーストラリアでの80歳以上の入院患者309人を対象に行われた調査では，ACPを行うことにより，終末期患者の意向がより尊重され，患者家族の満足度が高まり，遺族のストレス，不安，抑うつが減少したと報告されている[7]．

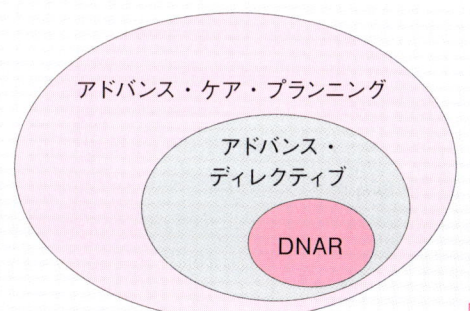

DNAR：Do Not Attempt Resuscitation

図18 アドバンス・ケア・プランニング（ACP）とは

プラクティス4の　教訓

患者のリビングウィルを真摯に受け止めて，その実現を手助けしよう．

☑ 最終チェック

❶ 終末期造血器腫瘍の患者，家族に，何をわかりやすく説明する？
　➡ **病状，病名，予後！**

❷ 終末期の症状緩和では何に精通すべき？
　➡ **オピオイドの使い方！**

❸ 終末期には延命よりも何の改善に積極的になるべき？
　➡ **QOL の改善！**

❹ 状態が悪ければ未治療の造血器腫瘍を終末期と診断してもよい？
　➡ **No！　状態が悪くても化学療法によって治癒的効果が期待できる！**

❺ 医療者や家族の意思より誰の意思が大切？
　➡ **本人の意思！**

参考文献

1) Greenberg P, Cox C, LeBeau MM, et al：International scoring system for evaluating prognosis in myelodysplastic syndromes. Blood 89：2079-2088, 1997
2) Greenberg PL, Tuechler H, Schanz J, et al：Revised international prognostic scoring system for myelodysplastic syndromes. Blood 120：2454-2465, 2012
3) Mazzocato C, Buclin T, Rapin C-H：The effects of morphine on dyspnea and ventilatory function in elderly patients with advanced cancer；a randomized double-blind controlled trial. Ann Oncol 10：1511-1514, 1999
4) Morita T, Ichiki T, Tsunoda J, et al：A prospective study on the dying process in terminally ill cancer patients. Am J Hosp Palliat Care 15：217-222, 1998
5) Shinjyo T, Morita T, Hirai K, et al：Care for imminently dying cancer patients；family members' experiences and recommendations. J Clin Oncol 28：142-148, 2010
6) http://www.luke.or.jp/about/images/livingwill.pdf
7) Detering KM, Hancock AD, Reade MC, et al：The impact of advance care planning on end of life care in elderly patients；randomized controlled trial. BMJ 340: c1345, 2010
8) 森田達也，木澤義之，新城拓也：エビデンスで解決！　緩和医療ケースファイル．南江堂，2011

（岡田　定）

15 輸血療法

――なんでも輸血すればいいってものではない！

鉄則

1. 赤血球と血小板輸血の一般的閾値は，Hb 7 g/dL，血小板 1 万〜2 万/μL．
2. 輸血量は，Hb と血小板の上昇値を予測して決めよう．
3. 輸血を行うときは，インフォームドコンセントは必須．
4. 赤血球の輸血速度は，1 mL/分で開始，15 分後に問題なければ 5 mL/分．
5. 輸血副作用を予防しよう．起きた場合の適切な対応を身につけよう．
6. 血小板不応状態を理解して適切に対応しよう．
7. 新鮮凍結血漿（FFP）の適応は，凝固因子の補充と血栓性血小板減少性紫斑病（TTP）の治療．
8. アルブミン製剤の適応を知っておこう．

- 輸血は一種の臓器移植だ．
- 輸血の副作用は起こるものと考えて対処しよう．
- 輸血は補充療法であって根治療法ではない．メリットとデメリットをよく理解しよう．
- 輸血の適応は検査値よりも症状に注目して決めよう．

プラクティス 1　62 歳男性．

頻度 ★★　緊急度 ★★

半年前に健診で貧血を指摘されたが放置．1 週間前から食欲低下と労作時息切れあり入院．体温 35.7℃，血圧 104/68 mmHg，脈拍 96/分（整），呼吸 18/分，SpO_2 98%（室内気）．上腕と下肢を中心に全身に紫斑あり．呼吸音，心音に異常なく，肝臓・脾臓・リンパ節は触知しない．WBC 1,600/μL（META 1.0，STAB 2.5，SEG 33.5，EOS 2.0，BASO 1.0，LY 59.0，MONO 1.0%），Hb 5.9 g/dL，PLT 1.8 万/μL，PT-INR 1.14，APTT 61.2 秒（基準値：25.0〜36.0 秒），D-ダイマー 2.5 μg/mL，BUN 13.1 mg/dL，Cr 0.69 mg/dL，T-Bil 0.7 mg/dL，ALP 404 U/L，AST 54 U/L，ALT 50 U/L，LDH 333 U/L，CRP 5.62 mg/dL．胸部 X 線異常なし．

骨髄穿刺を施行し，3系統の血球に異形成を認めた．有核細胞中の芽球が16%であり，骨髄異形成症候群（MDS）〔芽球増加を伴う不応性貧血（RAEB)-2〕と診断した．

Q1 輸血は必要？

A1 赤血球および血小板輸血の適応と考えられる．

- 再生不良性貧血（AA）やMDSなどの血液疾患に起因する慢性貧血には，一般にHb 7 g/dLが赤血球輸血を行う閾値とされる．
- しかし，この値はあくまで1つの目安であり，これより高値でも貧血症状が強ければ赤血球輸血の適応があり，それ以下でも輸血をしなくてよい場合もある．
- 本例では，Hbは5.9 g/dLと高度の貧血を認め貧血症状も伴っており，赤血球輸血の適応と判断した．
- 血小板輸血の一応の目安は，血小板数1万〜2万/μLを維持することである．
- しかし，これ以上でも血小板減少が原因で粘膜出血などの出血症状があれば，血小板輸血の適応になる．特に発熱，感染，薬物などで出血傾向が増強されることがあり，状況に応じて血小板輸血の適応を判断する．
- AAやMDSでは，重篤な出血を予防するために血小板数が1万/μLを維持するように計画的に血小板輸血を行う．
- 血小板数が1万/μL未満でも，安定して0.5万/μL以上であり出血症状が軽微の場合は，血小板輸血の適応にならない．
- 血小板数が0.5万/μL未満なら，血小板輸血の適応になる．
- 本例では，血小板は1.8万/μLと減少し，全身に皮下出血斑がみられ，発熱とCRPの上昇から細菌感染症の合併も考えられ，血小板輸血の適応と判断した．

ココがpoint がん化学療法中の血小板輸血

- 造血器腫瘍や固形腫瘍に対して抗腫瘍薬を使用すれば，血小板減少をきたす．
- 海外では血小板数を連日測定し，血小板輸血を行う目安を本邦よりも低く設定してそれ以下になったその日に血小板輸血を行う方法が検討されている．
- しかし，本邦の現時点での血小板製剤の供給状況では，同様の対応は困難である．
- 血小板数1万〜2万/μLを維持するように，計画的に血小板輸血を行うのが妥当と考えられる．

鉄則 ❶ 赤血球と血小板輸血の一般的閾値は，Hb 7 g/dL，血小板1万〜2万/μL．

- 本例の体重は60 kg．赤血球濃厚液2単位と血小板血漿10単位をオーダーした．

Q2 輸血によって，Hbと血小板はどの程度上昇すると期待される？

A2 Hb 1.5 g/dL，血小板数3万/μL程度．

> **ココがpoint 輸血によるHbと血小板の予測上昇値**
>
> 1．赤血球輸血によるHbの予測上昇値
> - 循環血液量を体重1 kgあたり70 mL（体重の7％）とすると，本例の循環血液量は60 kg×70 mL/kg＝4,200 mL＝42 dLとなる．
> - 輸血後のHb上昇の予測値は，次の式で計算される．
>   予測上昇Hb値（g/dL）＝投与Hb量（g）/循環血液量（dL）
> - 赤血球濃厚液1単位には，血液200 mL（＝2 dL）由来の赤血球が含まれる．
> - 1単位のHb含有量は，献血者のHbを14〜15 g/dLとすると28〜30 gとなり，2単位のHb含有量は56〜60 gになる．
> - 2単位に60 gのHbが含まれるとすれば，予測上昇Hb値（g/dL）＝60 g/42 dL ≒1.4g/dLと計算される．
>
> 2．血小板輸血による血小板の予測上昇値
> - 輸血された血小板の約1/3は脾臓に捕捉され，循環する血小板は全体の約2/3なので，2/3の補正係数をかける．
> - したがって，輸血後の血小板上昇の予測値は，次の式で計算される．
>   予測血小板増加数（/μL）＝輸注血小板数/〔循環血液量（mL）×10^3〕×（2/3）
> - 循環血液量は4,200 mL．
> - 血小板製剤10単位には$2×10^{11}$個以上の血小板が含まれる．
> - したがって，予想血小板増加数（/μL）＝$2×10^{11}$/〔4,200（mL）×10^3〕×（2/3）＝31,000/μLと計算される．

鉄則❷ 輸血量は，Hbと血小板の上昇値を予測して決めよう．

Q3 輸血を行う前に患者にどう対応する？

A3 インフォームドコンセントをしっかり行って，輸血同意書を得る．

- 輸血する際は，輸血の必要性とリスクを患者によく説明して同意を得たうえで行う．
- 同意書の取得は診療報酬の輸血料の算定条件であり，同意書がないと保険請求できない．
- 同意なしで輸血を行うと，刑法上の傷害罪や民法上の不法行為に問われる可能性もある．

鉄則❸ 輸血を行うときは，インフォームドコンセントは必須．

【Q4】 赤血球輸血を行うときの速さは？

【A4】 心機能，腎機能に問題なければ 1 mL/分で開始し 15 分間は注意深く観察．問題なければその後は 5 mL/分で続ける．

- 輸血開始直後はアレルギーなどの副作用の可能性があるので，ベッドサイドで患者の状態を確認しながら 1 mL/分の緩徐な速度で開始する．
- 問題なければ，15 分後に 5 mL/分まで速度を上げる．通常は 5 mL/分までとする．
- 心機能障害，腎機能障害がある場合や高齢者では，より緩徐の速度で行う．

鉄則 ④ 赤血球の輸血速度は，1 mL/分で開始，15 分後に問題なければ 5 mL/分．

- 本例では，血小板輸血開始約 20 分後，体幹と上下肢に瘙痒感と紅斑が出現した．

【Q5】 輸血を継続してよい？

【A5】 No！

ココが point　非溶血性輸血副作用とその対応[6]

- 非溶血性輸血副作用は，発熱とアレルギー反応（蕁麻疹）の頻度が高く，血漿成分が多い血小板輸血，FFP 輸注で多い．
- アレルギー反応（蕁麻疹）が出現したら，原則として輸血は一時中止する．輸血ラインはそのままで生理食塩水に変更して，重症度を評価する．
- 膨疹が数個程度の軽度の場合は，経過観察またはステロイド軟膏塗布などをして輸血を継続する．
- 症状がやや強い場合は，輸血を一時中止して，抗ヒスタミン薬かステロイド薬のいずれか，あるいは両者を投与する．
- 症状が改善したら速度を落として輸血を再開するが，症状が改善しなければ中止する．
- 症状が強い場合，特にアナフィラキシー症状を伴う場合は，輸血をすぐに中止してステロイドやエピネフリンを症状に応じて投与する．
- 発熱には解熱薬を使用する．抗ヒスタミン薬は無効．軽症なら継続可だが重症なら中止．

鉄則 ⑤ 輸血副作用を予防しよう．起きた場合の適切な対応を身につけよう．

プラクティス1の 教訓

輸血の適応は個々のケースに応じて判断し，Hb と血小板の上昇値を予測して輸血量を決める．輸血の副作用とその対応を知っておこう．

プラクティス2　68歳女性．　頻度 ★　緊急度 ★★

8年前に AA と診断され，抗胸腺細胞グロブリン（ATG）とシクロスポリンによる免疫抑制療法で改善したが，2年前に再発．再度免疫抑制療法を行ったが十分な反応が得られず，2週間に1回程度，外来で血小板輸血をしていた．1週間前に血小板輸血をしたが，2日前から鼻出血，歯肉出血があり来院．
WBC 3,400/μL（STAB 2.0，SEG 79.5，EOS 1.0，LY 9.5，MONO 8.0%），Hb 7.4 g/dL，PLT 0.8万/μL，BUN 38.0 mg/dL，Cr 1.39 mg/dL，T-Bil 0.9 mg/dL，ALP 184 U/L，LDH 323 U/L，AST 20 U/L，ALT 14 U/L，CRP 0.17 mg/dL．

Q1 対応は？

A1 緊急で血小板輸血を行う．

- AA や MDS の患者で，血小板数が1万/μL 未満でも安定して 0.5万/μL 以上あり出血症状が軽微の場合は，血小板輸血の適応にならない．
- しかし，本例では血小板減少に起因する出血症状が進行性に増悪し，1週間前の血小板輸血で期待された効果が得られなかったと考えられる．
- 次回の予定された血小板輸血までまだ1週間あり，それまでにさらに血小板減少が進行すると予想され，緊急の血小板輸血の適応である．
- 濃厚血小板血漿を10単位輸血したが，翌朝の血小板数は 0.9万/μL であった．

Q2 血小板輸血しても期待した血小板数の増加がないが，どのように考える？

A2 血小板輸血不応状態の可能性が高い！

ココが point　血小板輸血不応状態

- 血小板輸血不応状態とは，出血，播種性血管内凝固症候群（DIC），感染，脾腫などの血小板回収率に影響を与える因子がないにもかかわらず，「血小板輸血1時間後の血小板増加率が期待値の20％以下」が2回続いた場合をいう．

【Q3】 評価すべきことは？

【A3】 補正血小板増加数（corrected count increment；CCI）の評価！

> **ココがpoint　補正血小板増加数（CCI）**
> - CCIとは，10^{11} 個の輸血血小板あたりの血小板増加数の補正値．
> - 通常は，輸血1時間後で 7,500/μL 以上の増加が得られる．
> - これ以下の場合は血小板不応状態と考えられ，免疫学的機序の関与が疑われる．
> - CCIは次の式で，計算される．
>   CCI(/μL)＝血小板増加数（/μL）×体表面積（m²）／輸血血小板総数（×10^{11}）
> - 血小板輸血1時間後のCCIが 7,500/μL 未満，翌朝または24時間後のCCIが 4,500/μL 未満なら，血小板輸血不応状態と考えられる．

【Q4】 血小板不応状態の原因は？

【A4】 大部分が抗HLA抗体産生．

- ほとんどの場合は，頻回輸血により感作された class I 抗HLA抗体（HLA-A, B）が原因．
- ヒト血小板特異抗原（human platelet specific antigen；HPA）に対する同種抗体が関与する場合も稀にある．

【Q5】 血小板不応状態が疑われた場合はどうする？

【A5】 日本赤十字血液センターに患者血清中の抗体検査を依頼する．

- 本邦では，日本赤十字血液センターに患者血清中の抗HLA抗体の検索を依頼する．
- 抗HLA抗体が検出されれば，HLA適合血小板の供給を依頼する．
- しかし，HLA適合血小板製剤は登録ドナーの善意によるものであり，頻回の供給は困難．
- HLA適合血小板が得られない場合は，通常の血小板製剤でもある程度の止血効果が期待できることもあり，通常の濃厚血小板血漿を輸血する．

鉄則❻　血小板不応状態を理解して適切に対応しよう．

プラクティス 2 の 教訓

血小板輸血により期待された血小板の増加が得られない場合は，その原因を追及する．

プラクティス 3　52 歳男性．
頻度 ★★　緊急度 ★★★

アルコール性肝硬変（Child-Pugh C）があり近医で利尿薬を使用中だった．来院当日，ふらつきが強くなり近医を受診．血圧低下と Hb 5.1 g/dL の貧血を認め，当院に搬送された．明らかな黒色便や血便はない．血圧 76/46 mmHg，心拍数 120/分，SpO_2 86%（室内気），結膜貧血，黄染あり．女性化乳房，腹壁静脈拡張あり．呼吸音に異常なく，腹部は膨満し波動を触れる．
WBC 2,100/μL，Hb 5.0 g/dL，MCV 97.4 fL，PLT 4.7 万/μL，PT-INR 2.13，APTT 41.4 秒（基準値：25.0〜36.0 秒），ヘパプラスチンテスト 46.0%（基準値：70.0〜130.0%），フィブリノゲン 115.0 mg/dL，D-ダイマー 23.8 μg/mL，TP 4.6 g/dL，Alb 1.9 g/dL，BUN 22.5 mg/dL，Cr 1.94 mg/dL，T-Bil 4.2 mg/dL，ALP 359 U/L，LDH 349 U/L，AST 71 U/L，ALT 33 U/L，γGTP 49 U/L，ChE 103 U/L，CRP 0.07 mg/dL．
腹部 CT で著明な腹水貯留と脾腫，肝右葉はやや萎縮．

Q1　輸血は必要？

A1　Yes !

- 前医の診療情報提供書によると，肝硬変（および慢性消化管出血）のために以前から Hb が 9 g/dL 台の慢性貧血が続いていた．
- 今回は，急性出血（消化管出血）が加わり出血性ショックによって血圧低下，頻脈をきたしたと判断した．
- 細胞外液の輸液を開始し，同時に赤血球輸血を行った．
- 急性出血において，Hb が 10 g/dL 以上なら，まず赤血球輸血は必要としないが，Hb が 6 g/dL 以下なら輸血は必要である[5]．
- Hb が 6〜10 g/dL なら患者の状態や合併症により判断する．Hb 値だけで輸血の必要性を決めてはいけない．
- 国際的には 7 g/dL を赤血球輸血の閾値とし，7〜9 g/dL を目標値として輸血することが多い．
- 出血直後は血算では貧血は明らかにならない．組織間液が血管内に移行して血液が希釈されて初めて貧血が明らかになる．注意が必要．
- 出血直後では，脈拍，血圧が貧血の重症度を予測するのに重要．
- 細胞外液の輸液と赤血球濃厚液 4 単位の輸血を開始後，緊急上部内視鏡検査を施行した．
- 食道静脈瘤からの出血を認め，止血術を施行したが完全に止血できず血液漏出が続いた．

【Q2】 どう対応する？

【A2】 FFP輸注によって凝固因子を補充する．血小板輸血も考慮する．

- 本例では，PT, APTTいずれもが延長しており複合型の凝固因子の減少と考えられる．
- アルブミン，ヘパプラスチンテストの低下も，非代償性肝硬変による蛋白合成低下が原因．
- 主に凝固因子の低下による止血困難が考えられるが，血小板減少の関与もありうる．
- 複合型凝固障害に対してFFPを輸注する．
- 血小板減少の原因は，脾腫による血小板の捕捉（血小板の分布異常）と考えられる．
- 血小板を輸血しても腫大した脾臓で捕捉されて期待される血小板増加は得られないが，止血には有効である．

> **ココがpoint 新鮮凍結血漿（FFP）による凝固因子補充の適応病態**
> ①複合型凝固障害（重症肝障害，DIC，L-アスパラギナーゼ投与時，大量輸血時の希釈）
> ②濃縮製剤のない凝固因子欠乏症（第V因子，第XI因子）
> ③クマリン系薬剤（ワルファリンなど）効果の緊急補正

【Q3】 FFPの輸注量は？

【A3】 体重50 kgの成人で400〜600 mL．

- 生理的な止血効果が期待できる凝固因子レベルは，正常の20〜30％．
- したがって，凝固活性を20〜30％上昇させることを期待して投与する．
- 正常血漿1 mLに，凝固因子が1単位（＝1％）含まれる．
- よって，投与量は循環血漿量×(0.2〜0.3) mL．
- 循環血漿量は約40 mL/kg．
- 回収率を100％とすれば，投与量は循環血漿量（40 mL/kg）×(0.2〜0.3)＝8〜12 mL/kg．
- 体重50 kgの場合，(8〜12)mL/kg×50 kg＝400〜600 mL．

【Q4】 FFP投与時に注意することは？

【A4】 解凍後は凝固因子が急速に失活するため，解凍後はすぐに（3時間以内に）使用する．

【Q5】 凝固因子の補充目的以外で FFP が必要な疾患は？

【A5】 TTP．

- FFP の適応は，凝固因子の補充と TTP の治療．
- アルブミン補給，蛋白質源の栄養補給，細胞外液の補充などで使用するのは不適切．
- TTP では血漿交換が第一選択の治療になる．
- TTP ですぐに血漿交換できない場合は，FFP を輸注する．

鉄則 7 新鮮凍結血漿（FFP）の適応は，凝固因子の補充と血栓性血小板減少性紫斑病（TTP）の治療．

- 入院後，安静，減塩食，水分制限，利尿薬を使用しても腹水が減少しなかった．
- アルブミン投与が必要と考えた．

【Q6】 非代償性肝硬変患者の難治性腹水に対するアルブミン投与量は？

【A6】 短期間（1 週間を限度）だけ，高張（20，25％）アルブミン製剤を1日 10〜20 g．

- 保険適用は 1 回に 25％アルブミン（12.5 g/50 mL）を 20〜50 mL．

【Q7】 アルブミン製剤の適応病態は？

【A7】 表 26 のとおり．

表 26　アルブミン製剤の適応

1）出血性ショックなど
2）人工心肺を使用する心臓手術
3）肝硬変に伴う難治性腹水に対する治療
4）難治性の浮腫，肺水腫を伴うネフローゼ症候群
5）循環動態が不安定な血液透析などの体外循環施行時
6）凝固因子の補充を必要としない治療的血漿交換療法
7）重症熱傷
8）低蛋白血症に起因する肺水腫あるいは著明な浮腫が認められる場合
9）循環血漿量の著明な減少を伴う急性膵炎など

3），4），8）は，高張アルブミン製剤（20，25％）．
1），2），5），6），7），9）は，等張（5％）アルブミン製剤．

鉄則 8 アルブミン製剤の適応を知っておこう．

プラクティス 3 の 教訓

重症肝障害患者の止血困難な出血は，FFP による凝固因子補充が必要な場合がある．

☑ 最終チェック

❶ 赤血球と血小板輸血の一般的閾値は？
→ Hb 7 g/dL，血小板 1 万～2 万/μL！

❷ 輸血量はどのように決める？
→ 輸血で予測される Hb と血小板の上昇値で決める！

❸ 輸血を行うときに必須なことは？
→ インフォームドコンセント！

❹ 赤血球の輸血速度は？
→ 通常，1 mL/分で開始，15 分後に問題なければ 5 mL/分！

❺ 輸血副作用への対応は？
→ まず予防！ 起きた場合は適切な対応！

❻ 血小板輸血しても血小板が増加しない．何を考える？
→ 血小板回収率に影響する因子がなければ，血小板輸血不応状態！

❼ 新鮮凍結血漿（FFP）の適応は？
→ 凝固因子の補充と血栓性血小板減少性紫斑病（TTP）の治療！

❽ アルブミン製剤の適応は？
→ 表 26！

参考文献

1) 日本輸血・細胞治療学会認定医制度審議会カリキュラム委員会（編）：新版　日本輸血・細胞治療学会認定医制度指定カリキュラム．日本輸血・細胞治療学会，2012
2) 血液製剤の使用にあたって．第 4 版，じほう，2009
3) Carson JL, Grossman BJ, Kleinman S, et al：Blood red cell transfusion；a clinical guideline from AABB. Ann Intern Med 157：49-58, 2012
4) Retter A, Wyncoll D, Pearse R, et al：Guidelines on the management anaemia and red cell transfusion in adult critically ill patients. Br J Haematol 160：445-464, 2013
5) Villanueva C, Colomo A, Bosch A, et al：Transfusion strategies for acute upper gastrointestinal bleeding. N Engl J Med 368：11-21, 2013
6) Tinegate H, Birchall J, Gray A, et al：Guidelines on the investigation and management of acute transfusion reactions prepared by the BCHS Blood Transfusion Task Force. Br J Haematol 159：143-153, 2012

（樋口敬和）

16 造血幹細胞移植
―― 造血幹細胞移植の肝をおさえよう

鉄則

1. 同種造血幹細胞移植を考慮する際，ドナー候補者の自発的意思を最大限重視する．
2. ドナー候補者への造血幹細胞提供の説明と自由意思の確認は，担当医以外が行う．
3. 大量シクロホスファミド投与時は，大量補液と適切な利尿薬が重要．
4. 造血幹細胞移植後早期に右上腹部痛，体重増加，黄疸があれば，類洞閉塞性肝疾患（SOS）を考える．

- ドナーは患者ではなく健常者だ．
- 大量化学療法時の副作用対策と合併症を理解しよう．

プラクティス 1 　35 歳女性． 　　　　　　　　　　頻度 ★★　緊急度 ★

Ph 染色体陽性急性リンパ性白血病（Ph-ALL）の第一寛解期にあり，同種造血幹細胞移植の絶対適応である．家族の HLA（human leukocyte antigen）検査で，HLA 一致の健常な姉の存在が判明した．

Q1 造血幹細胞移植を考慮するにあたり，最初に説明すべきは誰か？

A1 ドナー候補者である姉．

- 同種造血幹細胞移植は，造血器腫瘍の治癒の可能性を飛躍的に高める治療法である．しかし，早期の治療関連死のリスクも高い．
- したがって，移植をしなければもっと長生きできたと思われる例が一定の確率で生じる．そのため，その実施の決断は最終的には移植を受ける患者自身に委ねられる．
- また，健常者であるドナーには，一定のリスクがある造血幹細胞採取という医療的侵襲を受け入れてもらう必要がある．

- ドナーが幹細胞の提供によって得られる直接的利益は皆無である．にもかかわらず，幹細胞提供には一定のリスクが伴う．
- したがって，純粋にドナーサイドに立ってリスクとベネフィットを判断した場合，造血幹細胞提供はドナーにとって合理的な判断とはいえない．
- それでも造血幹細胞採取が正当化され得るのは，造血幹細胞提供のリスクを理解したうえで，ドナーが自発的に造血幹細胞提供に同意した場合に限られる．
- 以上から，患者が造血幹細胞移植を望むかどうかよりも，ドナー候補者に自発的な提供の意思があるかどうかが，第一義的に考慮されるべきである．
- 同種造血幹細胞移植が絶対適応と考えられる患者でも，HLA 一致同胞ドナーからの造血幹細胞移植は「唯一の選択肢」ではない．
- HLA 一致同胞が存在しない患者でも，同種臍帯血移植や骨髄バンクドナーからの非血縁者間同種造血幹細胞移植という選択肢が残されている．
- 患者に先に説明を行って患者が姉からの移植を強く希望した場合は，姉には造血幹細胞提供を断りにくい強力なプレッシャーが生じ，造血幹細胞提供がドナーの自発的意思であることが担保されない．
- また，そのような状況で姉が造血幹細胞提供を辞退した場合，その後の姉妹関係に大きなしこりを残すことにもなりかねない．

鉄則 ❶ 同種造血幹細胞移植を考慮する際，ドナー候補者の自発的意思を最大限重視する．

【Q2】 ドナー候補者の姉に，誰が造血幹細胞提供の説明をすべきか？

【A2】 患者担当医は極力避けて，可能な限りさまざまな立場，職種が関わるべき．

- 患者担当医は，何よりも患者の利益が最大の関心事である．患者中心の医療を行ううえでもそうであることが望ましい．
- 一方，ドナー候補者への面談では，客観的な事実に基づいた説明を行い，ドナーの自発的意思を尊重した態度が求められる．
- 「提供したくない」や「採取に伴う医療行為が怖い」など，ドナーの自然な気持ちは尊重されるべきである．
- 上記のことを勘案すると，患者の担当医がドナーに説明することは避けて，造血幹細胞採取に精通した他の医師が説明するほうが望ましい．
- マンパワーなどの問題から，患者担当医がドナーに説明する場合でも，看護師やコーディネーターなどさまざまな職種がドナーに対応できれば，ドナーの気持ちに寄り添った決断が可能になる．
- インフォームドコンセントの手続きは，丁寧かつ慎重に実施されるべきである．

鉄則 ❷ ドナー候補者への造血幹細胞提供の説明と自由意思の確認は，担当医以外が行う．

ココがpoint ドナーからの造血幹細胞採取

- ドナーからの造血幹細胞採取の方法には，全身麻酔下に腸骨から骨髄穿刺によって骨髄液を採取する方法と，G-CSF 投与後に末梢血に動員された幹細胞をアフェレーシスによって採取する方法の 2 つがある．
- いずれの方法でもドナーへの侵襲があり，重篤な合併症を生じるリスクはゼロではない．
- 骨髄採取，末梢血幹細胞採取ともに，重篤な有害事象によるドナーの死亡例がある．

プラクティス 2 　42 歳女性．

頻度 ★★　緊急度 ★

急性骨髄性白血病（AML）第二寛解期に対して，非血縁者間骨髄移植を実施することになった．移植前処置として全身放射線照射 12 Gy＋シクロホスファミド（Cy）60 mg/kg×2 日間が予定された．

Q1　Cy 投与に際して，どのような支持療法を実施すべきか？

A1　強力な制吐薬，大量補液，In-Out バランスと体重に基づく利尿薬投与，メスナの投与，心電図モニター．

- 造血幹細胞移植の前処置には，Cy＋ブスルファンや Cy＋全身放射線照射が最も広く用いられているが，いずれも大量 Cy が含まれている．
- アルキル化薬である Cy は抗腫瘍薬や免疫抑制薬としてさまざまな疾患に用いられるが，移植前処置では通常よりはるかに大量が用いられる．そのため，通常量ではみられない副作用が出現する可能性があり，特別な支持療法が必要になる．
- Cy 大量投与時の代表的な副作用として出血性膀胱炎がある．これを予防するために，大量補液（3,000 mL/m^2 程度）による尿量確保と，解毒薬であるメスナが用いられる．
- 大量 Cy 投与による抗利尿ホルモン不適合分泌症候群（syndrome of inappropriate secretion of antidiuretic hormone；SIADH）の頻度は高く，尿量低下がよくみられる．大量補液による溢水を防ぐ目的でも，適宜，利尿薬を使用して尿量を確保する必要がある．
- 嘔気は SIADH の原因および増悪因子になるため，積極的にコントロールする．
- SIADH による低ナトリウム血症に対して水制限はできないので，輸液によって Na 投与量を増やし，利尿薬で低張尿を得るようにする．
- 大量 Cy による重篤な副作用として，心外膜炎，出血性心筋炎，心タンポナーデもある．早期発見と治療のために心電図モニターが必須である．

- アルカリ利尿の目的で炭酸水素ナトリウムが使用されてきたが，明確な根拠はない．
- 大量 Cy によって鼻閉感や顔面の疼痛がみられることも知っておくとよい．

鉄則 ③ 大量シクロホスファミド投与時は，大量補液と適切な利尿薬が重要．

> **ココが point** シクロホスファミド (Cy) とメスナ
> - Cy は一種のプロドラッグであって Cy そのものに大きな薬理活性はない．Cy が肝臓で代謝されて生成した複数の活性代謝産物が，さまざまな薬理効果と有害事象を引き起こす．
> - 活性代謝物質の1つであるアクロレインは高度の有害物質であり，これが尿中に排泄されて尿路の粘膜を障害して出血性膀胱炎を引き起こす．
> - メスナは，尿中でアクロレインに結合してアクロレインを不活性化する．
> - メスナの至適投与量は確定していないので，通常，薬剤添付文書の用法と用量に従う．しかし，投与量を増やしても大きな有害事象はみられないので，膀胱炎症状があれば増量することもある．
> - Cy およびその活性代謝産物の血中半減期は約6時間だが，メスナは約90分と短いので持続投与や分割・複数回投与が必要である．

プラクティス2の 教訓

大量 Cy 投与時はメスナを併用する．

プラクティス3 　53歳男性． 　　　　頻度 ★☆☆　緊急度 ★★★

AML の第二寛解期に対して非血縁者間骨髄移植を実施し，移植後5日目．朝から右上腹部に高度の疼痛を訴えている．身体所見上，腹水貯留があり体重は移植前より18％増加．WBC＜100/μL，Hb 7.2 g/dL，PLT 0.5万/μL，PT-INR 1.0，APTT 正常，D-ダイマー軽度上昇，AST 256 U/L，ALT 465 U/L，T-Bil 10.5 mg/dL．

【Q1】 診断は？

【A1】 類洞閉塞性肝疾患 (sinusoidal obstruction syndrome；SOS)！

- SOS は，圧痛を伴う肝腫大，体液貯留，黄疸を主徴とする大量化学療法後早期の重篤な合併症である．
- 大量化学療法による肝障害が主に類洞上皮に生じ，類洞血流の低下や閉塞をきたし，阻血による肝細胞の壊死を生じる病態である．

- 以前は閉塞機転を生じる部位が肝静脈と考えられ，肝中心静脈閉塞症（hepatic veno-occlusive disease；VOD）と呼ばれていた．
- 大量 Cy 投与後の活性代謝産物が最大の要因と考えられている．
- 全身放射線照射の肝障害も，アクロレインなどの Cy の毒性代謝産物と相乗的な毒性がある．
- ブスルファンも Cy の代謝に影響してアクロレインの産生を高め，SOS のリスクになる．
- ゲムツズマブオゾガマイシン（マイロターグ®）の使用歴も，SOS のハイリスクである．

Q2 治療は？

A2 体液管理を中心とした支持療法．

- 軽度～中等度の SOS は，急性期を過ぎれば自然軽快することが期待できる．
- 体液貯留傾向に対しては，フロセミドやアルダクトンなどの利尿薬を腎血流低下に留意しながら慎重に使用する．
- 利尿が得られない場合は，血液透析や血液濾過などを考慮する．
- 肝機能，腎機能を保護するために，これらに毒性を有する薬剤の使用は極力控える．
- 重症例の死亡率は高い．defibrotide（本邦未承認）が有効という少数例の報告がある．
- tPA などの血栓溶解療法が有効という症例報告もあるが，重篤な頭蓋内出血などの出血性合併症を生じる危険も高い．SOS 自体の死亡リスクが極めて高いと判断される場合に限って，考慮される．
- 肝移植は現実的には実施困難なことが多いが，治療の選択肢の 1 つになる．

鉄則 4 造血幹細胞移植後早期に右上腹部痛，体重増加，黄疸があれば，類洞閉塞性肝疾患（SOS）を考える．

プラクティス 3 の 教訓

SOS の 3 徴は，右上腹部痛，体重増加，黄疸．

> ✓ **最終チェック**
>
> ❶ 血縁者間同種造血幹細胞移植を考慮する際，最初に誰の意思を確認する？
> ➡ **ドナー候補者！**
>
> ❷ ドナー候補者への説明と自由意思の確認は，誰が行う？
> ➡ **患者担当医以外のドナー担当医！**
>
> ❸ 大量シクロホスファミド投与時の重要な支持療法は？
> ➡ **大量補液と適切な利尿薬！**
>
> ❹ 造血幹細胞移植後の類洞閉塞性肝疾患（SOS）を診断する3つのポイントは？
> ➡ **①右上腹部痛，②体重増加，③黄疸**

（森慎一郎）

17 他科からのコンサルテーション

――聞かれて困ることってよくあるよね…

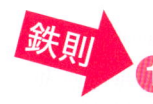

鉄則

1. PT，APTT，出血時間だけでは，周術期の出血リスクは予測できない．
2. 周術期の出血リスクの評価には，問診と身体所見が重要．
3. 妊娠中の血小板減少は，妊娠性血小板減少症だけではない．
4. 「異型リンパ球＝異常リンパ球（リンパ性腫瘍細胞）」ではない．
5. 異型リンパ球の原因は，ウイルス感染が多い．
6. 異常リンパ球（リンパ性腫瘍細胞）を見逃さない．

- 周術期の出血リスクの評価ができるようになろう．
- 異型リンパ球に適切に対応しよう．

プラクティス1　44歳女性．　　　　　　　　　頻度★★　緊急度★

子宮筋腫手術の術前検査でAPTT 55.0秒の延長あり，血液内科にコンサルトされた．今までに出血傾向はない．
WBC 2,500/μL（SEG 55.5，EOS 3.5，BASO 0.5，LY 27.0，MONO 13.5％），Hb 13.6 g/dL，PLT 26.2万/μL，Cr 0.56 mg/dL，T-Bil 0.4 mg/dL，ALP 113 U/L，LDH 158 U/L，AST 17 U/L，ALT 14 U/L，γGTP 20 U/L，PT-INR 0.87，APTT 55.0秒（基準値：25.0〜36.0秒），フィブリノゲン 280.0 mg/dL，AT 122.0％，D-ダイマー＜0.5 μg/mL．

- APTTのみが軽度延長しているが，その他の検査では特に異常ない．

Q1　周術期の出血リスクが高いと予測できる？

A1　No！　APTT延長だけでは予測できない！

- 術前スクリーニングの凝固検査や出血時間で，手術に関連した出血のリスクを予測することはできない．これらの検査は特に推奨されてもいない．
- しかし，実際にはルーチンの術前検査としてよく施行され，異常値の結果について血液内科にコンサルトされることが多い．

- ちなみに，通常，検査結果の基準値は健常者の平均値から上下 2SD とされるので，健常者の 2.5％でも APTT の延長を認める．

鉄則 ① PT，APTT，出血時間だけでは，周術期の出血リスクは予測できない．

【Q2】 術前検査で APTT の延長を認め，周術期の出血リスクについてコンサルトされた場合に重要なことは？

【A2】 問診と身体所見！

- 手術前の評価としては，出血症状の家族歴と既往歴，他の基礎疾患の有無，薬剤歴，身体診察が重要．
- これらに問題のない患者に PT，APTT，出血時間などのスクリーニングを行うことは，そもそも推奨されていない．
- したがって，これらの検査を出血リスクの評価のために術前ルーチンに行う意義は少ない．
- しかし，問診，身体所見が十分でない場合には検査の異常値により出血傾向が示唆される場合もあると思われ，その意義を完全に否定するものではない．
- 実際には多くの場合に PT，APTT がスクリーニングとして検査され，異常値があってコンサルトを受けることが多い．

【Q3】 問診，身体所見で特に重要なことは？

【A3】 出血傾向を疑わせる家族歴・既往歴・身体所見の有無と薬剤歴！

- 本人および家族に出血傾向を思わせる既往歴がないか，今までに手術，抜歯，出産などで止血困難はなかったか，肝疾患の家族歴や栄養不良・吸収不良はないか，などを問診する．
- 抗凝固療法を受けていないか，凝固活性に影響する薬剤を使用していないか，を確認する．
- 出血傾向の所見がないかに注意して身体診察を行う．

鉄則 ② 周術期の出血リスクの評価には，問診と身体所見が重要．

- 本例の問診では，今までの抜歯，出産時の止血に問題なく，家族にも出血傾向を示唆する症状がある者はいなかった．
- 肝疾患の家族歴もない．
- 内服薬は市販薬，サプリメントを含めてなし．
- 身体所見上も異常なく，出血傾向を示唆する所見はない．

> **ココが point　APTT の延長と手術**
> - APTT の延長でコンサルトされた場合，問診と身体所見に問題なければ，「周術期の出血の合併頻度が増加することはなく，予定通り手術して問題ない」と考えてよい．
> - APTT を再検して正常化していれば，なおさら予定通り手術して問題ない．
> - 再検しても APTT 延長が認められれば，その原因について精査を行う．

プラクティス 1 の　教訓

手術前のルーチンの凝固検査だけでは，周術期の出血のリスクは評価できない．詳細な問診と身体所見が重要．

プラクティス 2　67 歳男性．　　頻度 ★　緊急度 ★★

5 年前の大腸内視鏡的ポリペクトミー施行後，止血困難あり止血薬の点滴を受けた．今回，大腸内視鏡での直腸腫瘍の生検で直腸癌と診断されたが，生検後の出血が多かった．術前検査にて WBC 4,300/μL，Hb 15.6 g/dL，PLT 21.8 万/μL，PT-INR 0.96，APTT 50.2 秒（基準値：25.0〜36.0 秒），フィブリノゲン 437.0 mg/dL，D-ダイマー＜0.5 μg/mL，止血時間（Duke 法）2 分（基準値：2〜5 分）と，APTT の延長あり血液内科にコンサルト．

Q1　術前検査で APTT の延長があり，出血リスクについてコンサルトされた場合，重要なことは？

A1　問診と身体所見！

> **鉄則 2**　周術期の出血リスクの評価には，問診と身体所見が重要．

- 本例では，ポリペクトミー時に止血困難の既往があり，今回の生検後も止血困難だった．
- 出血傾向が疑われるため，術前に再検と精査が必要．
- 再検でも APTT の延長を認めた．
- 男性での APTT 延長であり，第 VIII 因子，第 IX 因子活性，VWF 活性と抗原量を測定した．
- 第 IX 因子活性の低下はなかったが VWF 活性 16 ％（基準値：50〜150 ％），VWF 抗原 43 ％（基準値：50〜150 ％），第 VIII 因子活性 39 ％（基準値：＞70 ％）と低下していた．

- 血小板機能検査のリストセチン凝集は欠如していた．
- 以上より，von Willebrand病（1型）と診断した．
- 大手術であり周術期にコンファクトFを使用して止血管理をした．出血の合併なく終了し，無事退院した．

プラクティス2の教訓

手術前に周術期の出血リスクを評価するには，出血傾向を示唆する既往歴，家族歴が重要！

プラクティス3　34歳女性．　頻度 ★★☆　緊急度 ★☆☆

妊娠14週．1週間前に血小板減少を認め血液内科にコンサルト．出血傾向はない．
WBC 4,900/μL（SEG 56.0，EOS 0.5，LY 35.5，MONO 8.0%），Hb 12.4 g/dL，PLT 7.8万/μL．

Q1 妊娠中の血小板減少症．妊娠性血小板減少症（gestational thrombocytopenia）でいい？

A1 No！　他の血小板減少をきたす疾患も考えられ，精査が必要．

- 妊娠初期から血小板減少を認め，血小板数も8万/μL未満である．
- 妊娠性血小板減少症以外の疾患，特に特発性血小板減少性紫斑病（免疫性血小板減少症：ITP）の可能性もあり精査が必要．
- 再検では，PLT 6.9万/μL，PT-INR 0.95，APTT 28.2秒（基準値：25.0〜36.0秒），D-ダイマー<0.1 μg/mLだった．
- 腎機能・肝機能正常，抗核抗体陰性でITPと診断した．
- ヘリコバクター・ピロリ（H. pylori）感染は陰性であり，注意深く経過観察することにした．

鉄則3　妊娠中の血小板減少は，妊娠性血小板減少症だけではない．

ココがpoint　妊娠時の血小板減少症

- 妊婦の5〜12%が15万/μL未満の血小板減少をきたし，妊娠性血小板減少症と呼ばれる．
- 妊娠2期の後半から3期にみられるが，無症状である．
- 7万〜15万/μLの軽〜中等度の血小板減少であり，分娩後自然に回復する．
- 血液の希釈や血小板のクリアランス亢進などの要因が複合していると考えられている．
- 妊娠性血小板減少症で血小板数が5万/μL未満になることは稀であり，8万/μL未満の場合は経過観察と原因検索が必要である．
- 妊娠初期から血小板減少を認める場合は，他の原因による血小板減少症の可

能性が高い．
- 妊娠初期に血小板数が 10 万/μL 未満で妊娠の進行に伴い減少する場合は，ITP の可能性が高い．
- 妊娠中の血小板減少症の 1～4% が ITP とされる．

表 27 妊娠性血小板減少症と妊娠に合併した特発性血小板減少性紫斑病（ITP）の特徴

特徴	妊娠性血小板減少症	ITP
妊娠期間中の発症時期	妊娠第 2 期中後期から第 3 期満期に近づくほど頻度が高い	いつでも
血小板減少をきたす他の原因	なし	なし
血小板数	>5 万/μL * 満期に近づくほど減少	<10 万
妊娠していない時期の血小板減少	なし	可能性あり
新生児血小板減少症	なし	可能性あり**
分娩後に回復	あり	可能性あり

＊：稀に満期に 4 万～5 万/μL まで減少することがある．
＊＊：新生児の約 10% で血小板数<10 万/μL の血小板減少症をきたす．
(Gernsheimer T, James AH, Stasi R：How I treat thrombopenia in pregnancy. Blood 121：38-47, 2013[2]) より改変)

- 本例では，妊娠 36 週で PLT 3.1 万/μL まで減少した．

Q2 どう対応する？

A2 ステロイドを投与する．

- プレドニゾロン（プレドニン®）1 mg/kg を開始した．
- 妊娠中の ITP の治療は，血小板数を妊娠中は 3 万/μL 以上，分娩時は 5 万/μL 以上を維持することを目安にステロイドを使用する．
- 緊急時は免疫グロブリン大量療法を行う．
- 分娩時には抗血小板抗体が経胎盤的に胎児に移行するため，ITP 妊娠母体から出産した新生児の約 10% に 10 万/μL 未満の血小板減少がみられる．

プラクティス 3 の 教訓

妊娠中に血小板数 8 万/μL 未満をみたら，妊娠性血小板減少症以外の原因を考える！

プラクティス 4　32歳女性．

頻度 ★★☆　緊急度 ★☆☆

2週間前の健診でWBC 3,600/μL（SEG 39.0, EOS 1.5, BASO 1.0, LY 49.0, MONO 3.5, AL 6.0%），Hb 12.9 g/dL, PLT 16.7万/μL, LDH 151 U/L, AST 16 U/L, ALT 7 U/Lと異型リンパ球6.0%を認め，血液内科に紹介受診．自覚症状は全くないが，本人は白血病ではないかと不安に思っている．身体所見に異常なし．

Q1　患者にまず説明することは？

A1　「異型リンパ球は悪性ではない」と説明して安心してもらう．

- 患者には，「異型リンパ球＝腫瘍細胞」ではないこと，腫瘍細胞の場合は"異常リンパ球"であることを説明する．
- しかし，異型リンパ球の判断はときに困難なことがあり，異常リンパ球が異型リンパ球と判断されていることもある．異常リンパ球（リンパ性腫瘍）を見逃さないことが重要．

鉄則 4 「異型リンパ球＝異常リンパ球（リンパ性腫瘍細胞）」ではない．

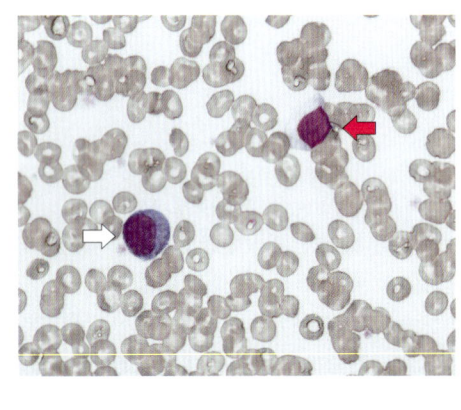

図19　異型リンパ球と正常リンパ球
異型リンパ球（⇨）は正常リンパ球（⬅）と比べて大型で，細胞質の好塩基性が強く，荒い核網をもつ．

Q2　次に確認することは？

A2　健診受診時の本人および周囲の人（家族，同僚などを含めた）の健康状態．

- 問診では，既往歴，有熱患者との接触歴，食事歴，薬剤歴，アレルギー歴，輸血歴，危険な性交渉歴（肝炎，HIVなど）などについても留意する．
- 本例では，健診当日は子どもが風邪をひいていて，本人も風邪気味で鼻汁が出ていた由．

もっと知りたい　異型リンパ球

表28　異型リンパ球の判定基準

①胞体の大型化（細胞径 16μm 以上）
②細胞質の好塩基性
③核網の粗剛化
①−③のうち2条件を認める．
ただし，著明な核の形態異常（切れ込み，不整形）を認めない．

（日本臨床衛生技師会　血液形態検査標準化ワーキンググループ：血液形態検査に関する勧告法．医学検査 45：1659-1671, 1996[3]）より）

- 血液内科外来へのコンサルテーションで最も多いものの1つが，「血液検査をしたら異型リンパ球がみられた」である．
- 健康診断やルーチンの採血で偶然見つけられ，紹介されることが多い．
- 異型リンパ球は，感染症や抗原抗体反応などで免疫学的に反応したリンパ球である．
- リンパ球は刺激されると，大型化し，細胞質は好塩基性が強くなり，核網は荒くなってときに核小体を有するようになる．
- その形態は，患者間だけでなく，1人の患者においても多様性に富む．
- 異型リンパ球は，健常者でも1％以下にみられる．
- 異型リンパ球の原因は，ウイルス感染が圧倒的に多く，特に10％以下ならまず何らかのウイルス感染を考える．
- ウイルス以外の感染症やアレルギー反応でもみられることがある．
- 再検して異型リンパ球が消失していれば，経過観察でよい．
- 再検して異型リンパ球が5％以上あれば，1〜2週間後に再検するのが無難である．

表29　異型リンパ球がみられる疾患

ウイルス感染症	
Epstein-Barr ウイルス	単純ヘルペス
サイトメガロウイルス	流行性耳下腺炎
ヒトヘルペスウイルス6型（HHV-6）	インフルエンザ
麻疹	アデノウイルス
風疹	急性ウイルス肝炎
水痘/帯状疱疹	ヒト免疫不全ウイルス（HIV）
その他の感染症	
A群β溶血性連鎖球菌	トキソプラズマ
結核	マイコプラズマ
梅毒	
免疫性疾患	
薬剤アレルギー	移植片対宿主病（GvHD）
自己免疫性疾患（SLEなど）	
その他	
薬剤中毒	放射線照射
内分泌疾患（甲状腺機能低下症など）	大量輸血

- 本例では，再検すると WBC 3,800/μL（SEG 51.5，EOS 1.0，LY 40.0，MONO 7.5，AL 0％）であり，異型リンパ球は消失していた．
- ウイルス感染により異型リンパ球が一過性に末梢血に出現したと考えられる．

鉄則 5　異型リンパ球の原因は，ウイルス感染が多い．

プラクティス 4 の 教訓

異型リンパ球の原因は，ウイルス感染が最も多い．採血当日の状況をしっかり問診する．

プラクティス 5　26 歳女性． 頻度 ★★　緊急度 ★★

1 週間前からの倦怠感，咽頭痛と発熱あり近医受診．異型リンパ球 38.0％を認め，血液内科に紹介受診．白苔のある扁桃腫大と頸部リンパ節腫脹，脾臓を 2 横指触知．

【Q1】必要な検査は？

【A1】Epstein-Barr ウイルス（EBV）の検査と肝機能検査

- 異型リンパ球が 10％以上の場合は単核球症が考えられる[4〜6]．
- EBV によるものを伝染性単核球症，それ以外のものを単核球症類似疾患とする．
- 単核球症の原因として伝染性単核球症の頻度が最も多いので，EBV の血清検査，肝機能検査をオーダーする．
- 本例の検査結果は以下のようであった．
WBC 5,600/μL（SEG 26.5，EOS 0.5，BASO 1.5，LY 25.0，MONO 5.0，AL 41.5％），Hb 11.4 g/dL，PLT 15.9 万/μL，LDH 353 U/L，AST 137 U/L，ALT 260 U/L，EBV 抗 VCA-IgG 320，抗 VCA-IgM 80，抗 EBNA 抗体陰性．

【Q2】診断は？

【A2】伝染性単核球症！

【Q3】治療はどうする？

【A3】安静！

- 安静と補液により，症状は数日で改善した．
- 2 週間後には異型リンパ球は消失し，肝機能も正常化した．
- 感染経路は詳細な問診をしたが不明であった．

プラクティス5の　教訓

単核球症をみたら，まず EBV 感染による伝染性単核球症を考える．

プラクティス6　　**69歳男性．**　　頻度 ★　　緊急度 ★

糖尿病で他院通院中，5年前からリンパ球増加が続いていた．1か月前に異型リンパ球 9.0% とカウントされ紹介受診．表在リンパ節の腫大なく，脾臓も触知しない．
WBC 12,000/μL（SEG 20.5，EOS 1.0，LY 5.5，MONO 3.5，異常 LY 69.5%），
Hb 12.1 g/dL，PLT 13.5万/μL，LDH 127 U/L．

Q1 次に必要なことは？

A1 末梢血液標本の鏡検！

- 末梢血標本を鏡検すると，形態が均一で，核/細胞質比（N/C 比）が大きく，核に凝集したクロマチンをもつ異常リンパ球を認め，リンパ系腫瘍と考えられた（図20）．

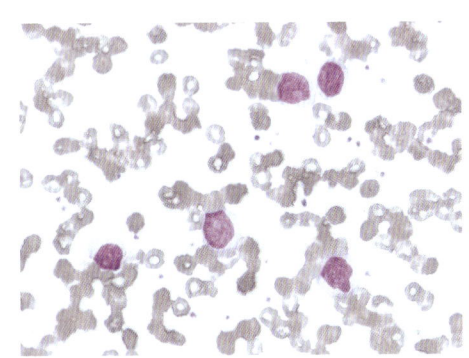

図20 慢性リンパ性白血病患者の末梢血液標本
単調でほぼ同一形態の異常リンパ球が増加している．核/細胞質比（N/C 比）は大きく，核網は繊細で核小体もみられる．細胞は，CD5，CD19，CD20，CD23，κ鎖陽性．

Q2 追加検査は？

A2 表面マーカー解析！

- 末梢血の表面マーカー解析をオーダーした．
- CD5，CD19，CD20，CD23，κ鎖陽性で慢性リンパ性白血病（chronic lymphocytic leukemia；CLL）と診断した[7]．
- 染色体分析では異常を認めなかった．

[Q3] 治療方針は？

[A3] 経過観察！

- Rai 分類では病期 0，Binet 分類では病期 A と考えられ，経過観察とした．
- これまでリンパ球としてカウントされていた細胞の多くは，実際はリンパ性腫瘍細胞だったと考えられた．

ココが point　異型リンパ球 (図19) と異常リンパ球 (図20)

- 異型リンパ球と異常リンパ球の鑑別が困難な例もあり，自信がなければ専門医にコンサルトする．
- 特に悪性度の低いリンパ性腫瘍細胞は，形態上，異型リンパ球（あるいは正常リンパ球）と鑑別が困難な場合がある．
- 異型リンパ球か異常リンパ球かの鑑別が困難な場合は，末梢血の表面マーカー解析が診断の助けになることがある．

表30　異型リンパ球と異常リンパ球（リンパ系腫瘍）の特徴

	異型リンパ球	異常リンパ球（リンパ系腫瘍）
細胞形態	多彩な形態	単調で同一形態
細胞の大きさ	大型（細胞径 16μm 以上）	疾患ごとに異なる
核	粗剛化（ときに繊細化），著明な形態異常なし，ときに核小体	不整，切れ込み，核網の繊細化，核小体など
核/細胞質（N/C）比	低	高
細胞質	好塩基性	突起，空胞を認めることあり
核と細胞質の接する部分	少ない	多い

鉄則 6　異常リンパ球（リンパ性腫瘍細胞）を見逃さない．

プラクティス5の　教訓

低悪性度のリンパ性腫瘍細胞は，異型リンパ球（または正常リンパ球）と鑑別困難な場合がある！

✔ 最終チェック

❶ PT，APTT，出血時間だけで周術期の出血リスクを予測できる？
➡ **No！**

❷ 周術期の出血リスクの評価に重要なことは？
➡ **問診と身体所見！**

❸ 妊娠中に血小板数が 8 万/μL 未満になった．妊娠性血小板減少症としてよい？
➡ **No！ フォローと精査が必要！**

❹ 異型リンパ球＝異常リンパ球（リンパ性腫瘍細胞）？
➡ **No！**

❺ 異型リンパ球の原因で多いのは？
➡ **ウイルス感染症！**

❻ 異型リンパ球をみた場合に重要なことは？
➡ **異常リンパ球（リンパ性腫瘍細胞）を見逃さない！**

参考文献

1) Morris WH, Kumar A：What is the significance of an isolated elevated activated partial thromboplastin time in the preoperative setting？ Cleveland Clinic J Med 74：S13-S15, 2007
2) Gernsheimer T, James AH, Stasi R：How I treat thrombopenia in pregnancy. Blood 121：38-47, 2013
3) 日本臨床衛生技師会 血液形態検査標準化ワーキンググループ：血液形態検査に関する勧告法．医学検査 45：1659-1671, 1996
4) Luzuriaga K, Sullivan JL：Infectious mononucleosis. N Engl J Med 362：1993-2000, 2010
5) Vouloumanou EK, Rafailidis PI, Falagas M：Current diagnosis and management of infectious mononucleosis. Curr Opin Hematol 19：14-20, 2012
6) Hurt C, Tammaro D：Diagnostic evaluation of mononucleosis-like illnesses. Am J Med 120：e1-911. e8, 2007
7) Hallek M, Cheson BD, Catovsky D, et al：Guidelines for the diagnosis and treatment of chronic lymphocytic leukemia；a report from the International Workshop on Chronic Lymphocytic Leukemia updating the National Cancer Institute-Working Group 1996 guidelines. Blood 111：5446-5456, 2008

（樋口敬和）

II

［一般外来編］

1 貧血
――貧血の原因は何だろう

鉄則

1. 貧血の鑑別診断は，MCVと網赤血球に注目しよう．
2. 鉄欠乏性貧血は，フェリチン低値（≦12 ng/mL）で確定診断する．
3. 鉄欠乏性貧血の治療は，経口鉄剤が原則．
4. 鉄欠乏性貧血に対する鉄剤は，貧血消失後もフェリチン正常化（≧25 ng/mL）まで続ける．
5. 鉄欠乏性貧血と診断したら原因を突き止めよう．
6. MCV＞120 fLの貧血のほとんどは，ビタミンB_{12}欠乏性貧血（悪性貧血か胃切除後）．
7. 造血器疾患による貧血を見逃さない．
8. 赤血球の形態異常が，診断のヒントになる．

- 貧血と診断するだけでなく，貧血の鑑別診断ができるようになろう．
- まずは鉄欠乏性貧血がきちんと診断，治療できるように．

プラクティス1 　　**31歳女性．健診で貧血を指摘．**　　頻度 ★★★　緊急度 ★☆☆

健康診断で貧血を指摘されて外来を受診．貧血の症状は自覚していない．
WBC 4,000/μL，RBC 422万/μL，Hb 10.8 g/dL，Ht 33.5%，MCV 79.4 fL，MCH 25.6 pg，Ret 0.73%，PLT 18.3万/μL．

【Q1】 ヘモグロビンが10.8 g/dLと軽度の貧血があるが，どのようなタイプの貧血を疑う？

【A1】 鉄欠乏性貧血を疑う．

- 赤血球のサイズを示す平均赤血球容積（MCV）が79.4 fL（≦80 fL）と小さいので，小球性貧血に分類される．
- 月経のある年齢の女性で小球性貧血なら，まず鉄欠乏性貧血が疑われる．

鉄則 1 貧血の鑑別診断は，MCV と網赤血球に注目しよう．

ココが point 貧血の鑑別診断

- 貧血の鑑別診断は，MCV と網赤血球（Ret）に注目する．
- MCV は，①80 fL 以下（小球性貧血），②81〜100 fL（正球性貧血），③101 fL 以上（大球性貧血）の 3 つに分類する．

表 31　平均赤血球容積（MCV）による貧血の鑑別

小球性貧血 （MCV≦80 fL）	正球性貧血 （MCV＝81〜100 fL）	大球性貧血 （MCV≧101 fL）
1）鉄欠乏性貧血 2）二次性貧血 　悪性腫瘍，感染症 　膠原病，肝疾患 　腎疾患，内分泌疾患 　低栄養，妊娠 3）サラセミア 4）鉄芽球性貧血	1）出血性貧血 2）溶血性貧血 3）骨髄低形成 　再生不良性貧血 　赤芽球癆 4）二次性貧血 5）白血病 6）骨髄異形成症候群 7）多発性骨髄腫	1）巨赤芽球性貧血 　ビタミン B$_{12}$ 欠乏 　（悪性貧血，胃切除後） 　葉酸欠乏 2）肝疾患，甲状腺機能低下症 3）網赤血球増加 　急性出血，溶血性貧血 4）白血病 5）骨髄異形成症候群 6）抗腫瘍薬使用 7）アルコール多飲

色字はよくみられる原因疾患．

- 小球性貧血の代表は，鉄欠乏性貧血と二次性貧血．
- 正球性貧血の代表は，出血性貧血と二次性貧血．
- 大球性貧血は，巨赤芽球性貧血とその他の疾患を鑑別する．

表 32　網赤血球による貧血の鑑別

増加	減少
急性出血，溶血 貧血からの回復期	骨髄低形成（再生不良性貧血，赤芽球癆） 造血器腫瘍 鉄・ビタミン B$_{12}$・葉酸の欠乏， 腎不全，甲状腺機能低下症，慢性炎症性疾患

- 網赤血球の増加（絶対数で 10 万/μL 以上）があれば，まず急性出血か溶血を考えよう．

Q2 血清鉄は 45 μg/dL（基準値：45〜170 μg/dL）と低値だった．鉄欠乏性貧血と診断してよいだろうか？

A2 No！　血清鉄低値だけで鉄欠乏性貧血と診断してはいけない！

- 血清鉄低値は鉄欠乏性貧血だけでなく二次性貧血でもみられる．血清鉄低値だけでは鉄欠乏性貧血と診断できない．
- 鉄欠乏性貧血の診断に最も有用な所見は，フェリチンの低値（≦12 ng/mL）である．

鉄則 ❷ 鉄欠乏性貧血は，フェリチン低値（≦12 ng/mL）で確定診断する．

ココが point　小球性貧血（MCV≦80 fL）の鑑別診断

- 小球性貧血で最も多いのは，鉄欠乏性貧血と二次性貧血．稀にサラセミア．
- 鉄欠乏性貧血なら血清鉄低値，TIBC（総鉄結合能）高値，フェリチン低値．
- 二次性貧血とは，悪性腫瘍，感染症，膠原病，肝疾患，腎疾患，内分泌疾患，低栄養，妊娠などが原因で起こる貧血．
- 二次性貧血なら血清鉄低値，TIBC低値，フェリチン高〜基準値．

表33　鉄欠乏性貧血と二次性貧血の鑑別

	鉄欠乏性貧血	二次性貧血
MCV	↓	正〜↓
血清鉄	↓	↓
TIBC	↑	↓
フェリチン	↓	↑〜正

Q3 血清鉄 45 μg/dL（基準値：45〜170 μg/dL）低値，TIBC 421 μg/dL（基準値：240〜390 μg/dL）高値，フェリチン 3.6 ng/mL（基準値：25〜250 ng/mL）低値であり，鉄欠乏性貧血と診断した．治療はどうする？

A3 経口鉄剤が原則．「食餌療法で経過をみる」はダメ．

- 明らかな鉄欠乏性貧血を食餌療法だけで改善させることは困難．鉄剤による治療が原則．
- 「鉄剤はお茶で飲んではいけない」と世間一般には信じられているが，水でもお茶でも臨床的効果は同じ．「禁茶」を強いる必要はない．
- もちろん鉄剤による治療だけでなく，鉄欠乏性貧血の原因精査・治療も重要である．

ココが point　鉄剤の処方例

- クエン酸第一鉄ナトリウム（フェロミア®）2錠，分2
  消化器症状が危惧されるときは，テプレノン（セルベックス®）などの胃薬を併用する．
- 硫酸鉄（フェロ・グラデュメット®）1錠，分1
- 消化器症状が強くて上記の鉄剤が飲めないとき
  溶性ピロリン酸第二鉄（インクレミン®）10 mL，分2
  インクレミン®は経口鉄剤のなかでは，消化器症状が最も少ない．
- インクレミン®も飲めないとき
  含糖酸化鉄（フェジン®）40 mgを10％ブドウ糖液20 mLで希釈して，2分

以上かけて静注．副作用のアナフィラキシーショックや過剰投与に注意．

鉄則 3 鉄欠乏性貧血の治療は，経口鉄剤が原則．

Q4 鉄剤を2か月使用しヘモグロビンが 12.7 g/dL まで改善した．以前より元気になって，マラソンを始めたという．鉄剤は中止してもよい？

A4 No！　まだ貯蔵鉄が欠乏していると思われるので，鉄剤は中止してはいけない．

- 鉄欠乏性貧血に対して鉄剤を使用して貧血が消失しても，すぐに中止してはいけない．なぜなら，貧血が消失してもまだ貯蔵鉄は欠乏していることが多いからである．
- 貯蔵鉄が欠乏した状態で鉄剤を中止すると，すぐに貧血が再発してしまう．
- 貧血消失後もフェリチンの正常化（≧25 ng/mL）まで，通常3か月以上鉄剤を続ける．

鉄則 4 鉄欠乏性貧血に対する鉄剤は，貧血消失後もフェリチン正常化（≧25 ng/mL）まで続ける．

ココがpoint　鉄欠乏性貧血の治療

- 鉄剤によってヘモグロビン，MCV，血清鉄が正常化しても，フェリチンが低下した潜在性鉄欠乏状態であることが多い．
- 貧血の消失後も，フェリチンが正常化するまで通常3か月以上鉄剤を続けることが必要．

表34　鉄欠乏の重症度と検査所見

	重症鉄欠乏性貧血	軽症鉄欠乏性貧血	潜在性鉄欠乏	正常
ヘモグロビン	↓↓	↓	正常	正常
MCV	↓↓	↓	正常	正常
血清鉄	↓↓	↓↓	正常	正常
フェリチン	↓↓	↓↓	↓	正常

- ヘモグロビン，MCV，血清鉄が正常化しても，潜在性鉄欠乏状態かもしれない．

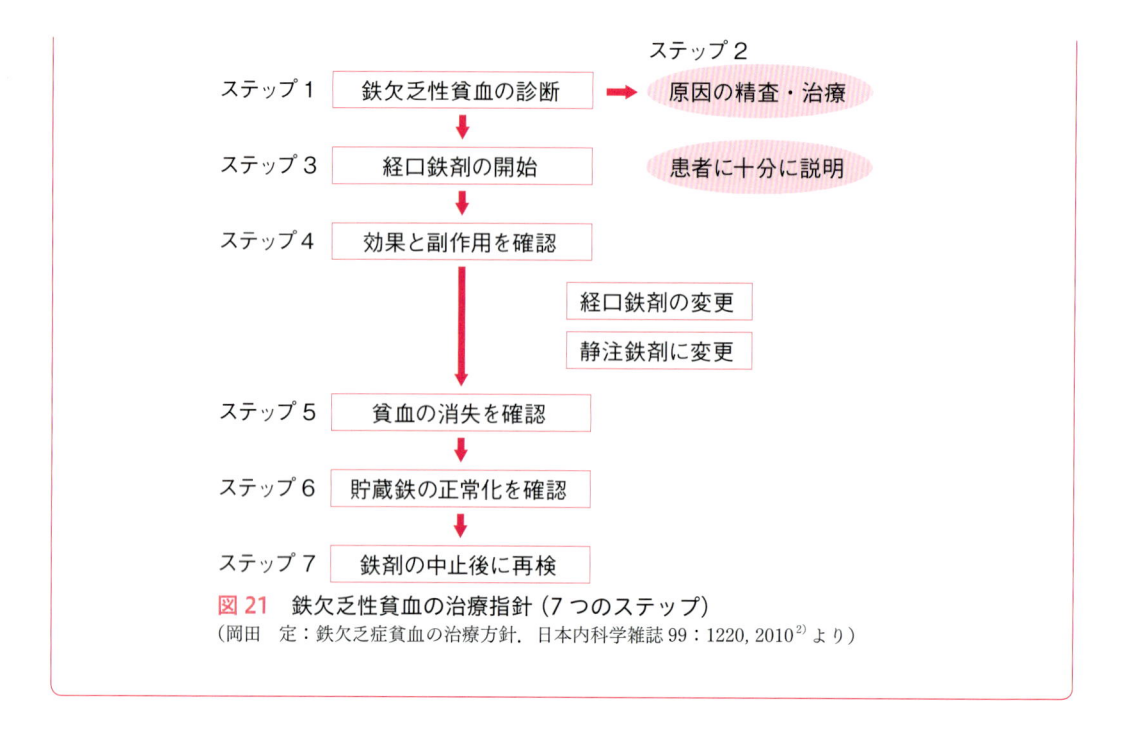

```
ステップ1 ──→ 鉄欠乏性貧血の診断 ──→ ステップ2 原因の精査・治療
              ↓
ステップ3      経口鉄剤の開始           患者に十分に説明
              ↓
ステップ4      効果と副作用を確認
              ↓                  経口鉄剤の変更
                                 静注鉄剤に変更
              ↓
ステップ5      貧血の消失を確認
              ↓
ステップ6      貯蔵鉄の正常化を確認
              ↓
ステップ7      鉄剤の中止後に再検
```

図21 鉄欠乏性貧血の治療指針（7つのステップ）
（岡田 定：鉄欠乏症貧血の治療方針．日本内科学雑誌 99：1220, 2010[2)]より）

もっと知りたい　潜在性鉄欠乏症を鉄剤で治療すると，自覚症状は改善するか？[5)]

- 答えは Yes である．
- ヘモグロビン 12.0 g/dL 以上，フェリチン 50 ng/mL 以下で全身倦怠感のある，18歳以上で閉経前の女性90名を対象にした研究がなされた．
- 対象者の半数は鉄剤を静注し半数はプラシーボを静注して，全身倦怠感の程度の改善度が調べられた．
- 結果は，フェリチンが 15 ng/mL 以下（潜在性鉄欠乏症）の対象者では，鉄剤の静注群はプラシーボ群と比較して有意に（$p=0.005$）全身倦怠感の改善を認めた．
- 結論として，（貧血がなくても）潜在性鉄欠乏症を鉄剤で治療すると，全身倦怠感は改善する．

プラクティス1の　教訓

MCV と網赤血球に注目して貧血の鑑別診断をしよう．鉄欠乏性貧血の診断はフェリチン低値がポイント．鉄剤の治療はフェリチンが正常化するまで続けよう．

> **プラクティス 2**　60 歳女性．
> 他院で貧血を指摘されて紹介受診．
> 頻度 ★★　緊急度 ★★★
>
> 数年前から軽度の貧血，子宮筋腫を指摘されていた．1 か月ほど前からときどき心窩部不快感あり，体重が 2 kg 減少した．
> 紹介状の血算：WBC 7,300/μL，Hb 7.2 g/dL，MCV 73.6 fL，PLT 32.2 万/μL．

Q 小球性貧血で鉄欠乏性貧血が疑われる．血液検査をして鉄剤を開始するだけでよいか？

A No！　鉄欠乏性貧血の原因精査が必要である．

- フェリチンは 2.5 ng/mL と低値で確かに鉄欠乏性貧血だったが，鉄剤を開始するだけではダメである．
- 貧血の原因は，閉経後の女性では月経との関連は考えにくい．消化器症状や体重減少があることから，消化管悪性腫瘍の出血も疑われる．消化管の検索を急ぐ必要がある．
- 数日後，上部消化管内視鏡，続いて下部消化管内視鏡を施行した．
- 下部消化管内視鏡で上行結腸に腸閉塞を起こしかけた全周性の大腸癌が見つかった．その 2 週間後に右半結腸切除術が施行された．

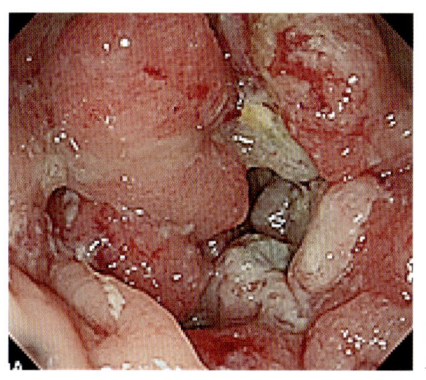

図 22　下部内視鏡
上行結腸に全周性の大腸癌を認める．

- 本例は，大腸癌からの出血が原因の鉄欠乏性貧血だった．診断，治療が遅れるとすぐにも腸閉塞になるところだった．

鉄則 5　鉄欠乏性貧血と診断したら原因を突き止めよう．

ココがpoint 鉄欠乏性貧血の原因

表35 鉄欠乏性貧血の主な原因

鉄喪失の増大
1. 性器出血：過多月経，子宮筋腫，子宮内膜症，子宮癌
2. 消化管出血：痔，胃・十二指腸潰瘍，胃癌，大腸癌，大腸憩室，潰瘍性大腸炎，抗凝固薬・抗血小板薬使用
3. その他：鼻出血，献血，血尿・ヘモグロビン尿，スポーツ貧血
鉄摂取の低下
1. 摂食異常：偏食，過度のダイエット
2. 吸収障害：胃切除後，慢性萎縮性胃炎
鉄需要の増大
1. 小児・思春期の成長
2. 妊娠，授乳

- 月経のある女性では過多月経，子宮筋腫が圧倒的に多い．
- 男性および閉経後の女性では消化管出血がほとんどである．
- 高齢者では，鉄欠乏性貧血をきっかけとして胃癌や大腸癌が発見されることも多い．

プラクティス2の 教訓

閉経後の女性や高齢男性に鉄欠乏性貧血をみたら，消化管悪性腫瘍を疑おう．

プラクティス3　76歳男性．進行性の貧血あり紹介受診．　頻度★★★　緊急度★★★

17年前に早期胃癌で内視鏡的切除術．15年前から虚血性心疾患と前立腺肥大あり他院と当院でフォローされている．2か月前から食欲低下と3kgの体重減少あり．貧血の進行もあり循環器内科から鉄剤を処方されたが，消化器症状のために飲めなかったという．
5年前：Hb 14.6 g/dL，MCV 90.0 fL，8か月前：Hb 10.1 g/dL，MCV 120.7 fL．
今回：WBC 4,600/μL，Hb 9.4 g/dL，MCV 129.8 fL，PLT 19.4万/μL．

【Q】最も考えられる診断は？

【A】悪性貧血！

- 進行性の貧血だが，MCVが129.8 fLという著明な大球性貧血が特徴．
- 診察すると舌は表面平滑で光沢がある．よく問診すると，最近は味がよくわからなくなり食欲がなくなったという．
- 以上から，悪性貧血⇒ビタミンB_{12}欠乏⇒Hunter舌炎⇒味覚障害，食欲不振⇒体重減少が最も考えられた．

- 実際にビタミン B_{12} は 97 pg/mL（基準値：233〜914 pg/mL）と低下しており，悪性貧血と診断．
- ビタミン B_{12} 製剤（メチコバール®）の静注を開始したところ，1 か月で貧血は消失し，2 か月で体重も元に戻った．

鉄則 6　MCV＞120 fL の貧血のほとんどは，ビタミン B_{12} 欠乏性貧血（悪性貧血か胃切除後）．

ココが point　大球性貧血（MCV≧101 fL）の鑑別診断
- 高度の大球性貧血（通常 MCV＞120 fL）なら，まず巨赤芽球性貧血を疑う．
- 軽度〜中等度の大球性貧血（MCV 100〜120 fL）なら，肝障害，甲状腺機能低下症，白血病，骨髄異形成症候群（MDS），抗腫瘍薬使用，網赤血球増加を伴う溶血性貧血や急性出血，アルコール多飲などを疑う．

ココが point　ビタミン B_{12} 欠乏性貧血と体重減少
- ビタミン B_{12} 欠乏性貧血では Hunter 舌炎による味覚障害，食欲不振を伴うことが多い．そのため，しばしば高度の体重減少をきたす．
- 貧血＋体重減少から，消化管の悪性腫瘍とよく間違われる．
- 貧血の原因が消化管悪性腫瘍からの慢性出血なら，鉄欠乏性貧血をきたして小球性貧血になる．

ココが point　巨赤芽球性貧血とは
- ビタミン B_{12} 欠乏あるいは葉酸欠乏で生じる貧血を巨赤芽球性貧血という．骨髄で特徴的な巨赤芽球を認める．
- ビタミン B_{12} 欠乏性貧血のほとんどは，悪性貧血か胃切除後貧血である．
- 悪性貧血とは，抗内因子抗体による内因子欠乏が原因のビタミン B_{12} 欠乏性貧血．
- 胃全摘の数年後には，ビタミン B_{12} 欠乏性貧血か鉄欠乏性貧血が必発する．

プラクティス 3 の 教訓

高度の大球性貧血をみたら，まず悪性貧血か胃切除後のビタミン B_{12} 欠乏性貧血を疑おう．

> **プラクティス 4**　74 歳女性．腰痛で受診．　頻度 ★☆☆　緊急度 ★★☆
>
> 2 週間前から腰痛出現．近医の整形外科で椎骨（Th12）の圧迫骨折と診断された．鎮痛薬で一時的に痛みは軽減したが，再増悪あり当院に受診した．身体所見に異常なし．
> WBC 2,800/μL，Hb 8.8 g/dL，MCV 97.5 fL，PLT 16.7 万/μL，Ret 0.86%，TP 8.3 g/dL，Alb 3.2 g/dL，Cr 0.68 mg/dL，AST 16 U/L，ALT 7 U/L，LDH 136 U/L，Ca 9.0 mg/dL，CRP 0.04 mg/dL，ESR 134 mm/hr.

【 Q 】ヘモグロビン 8.8 g/dL の貧血があるが，最も考えられる疾患は？

【 A 】多発性骨髄腫！

- 貧血の原因は，正球性貧血で網赤血球低値から赤血球産生低下の病態が考えられる．
- 椎体圧迫骨折，正球性貧血，TP 高値・Alb 低値で ESR 著明亢進（高グロブリン血症）とくれば，多発性骨髄腫（特に IgG 型か IgA 型）が最も疑わしい．
- 入院後の検査で，多発性骨髄腫（IgA，λ 型）と診断された．

鉄則 7　造血器疾患による貧血を見逃さない．

ココが point　正球性貧血（MCV 81〜100 fL）の鑑別診断

- 正球性貧血のほとんどは出血性貧血と二次性貧血．その他に溶血性貧血や造血器疾患〔MDS，白血病，多発性骨髄腫，再生不良性貧血（AA），赤芽球癆など〕がある．造血器疾患が疑われれば骨髄検査が必須．
- 二次性貧血とは，悪性腫瘍，感染症，膠原病，肝疾患，腎疾患，内分泌疾患，低栄養，妊娠などが原因で起こる貧血．

ココが point　多発性骨髄腫と貧血

- 網赤血球低値を伴う正球性貧血がきっかけで骨髄腫が見つかることもある．
- 骨髄腫は，中・高齢者で正球性貧血を伴う急な骨痛で発症することが多い．
- 診断のポイントは，骨髄所見，血清・尿免疫電気泳動による M 蛋白，画像検査による骨病変である．

プラクティス 4 の 教訓

貧血の原因として，造血器疾患，特に造血器腫瘍も見逃さないようにしよう．

プラクティス5　56歳男性．人間ドックで貧血と脾腫．

頻度 ★　　緊急度 ★

約2か月前の他院の人間ドックで貧血と脾腫を指摘され紹介受診．全身状態は良好．脾臓をわずかに触知する．リンパ節腫脹はない．
受診時の血液検査：WBC 7,000/μL (MYELO 4.0, META 3.0, STAB 2.0, SEG 59.5, BASO 1.0, LY 20.5, MONO 10.0%), Hb 9.9 g/dL, MCV 113.0 fL, PLT 23.0万/μL, Ret 1.85%, 生化学はLDH 231 U/L以外正常，Fe 130 μg/dL, TIBC 325 μg/dL, FRN 470.5 ng/mL, ビタミンB_{12} 627 pg/mL, 腹部CTで脾腫．

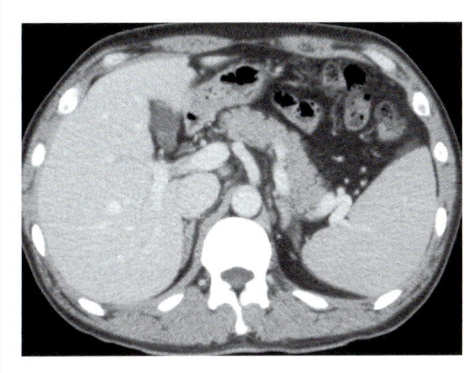

図23　腹部CT
軽度の脾腫を認める．その他異常なし．

Q1 ヘモグロビン 9.9 g/dL の貧血と脾腫があるが，問題リストは？疑われる疾患は？

A1 ＃1 大球性貧血，＃2 軽度脾腫，＃3 骨髄球・後骨髄球の出現．骨髄疾患を疑う．

- 貧血の鑑別診断ではMCVと網赤血球に注目するが，MCVが113.0 fLとかなりの大球性．
- 大球性貧血となると，表31にあるMDSなどの造血器疾患が疑わしい．
- 脾腫の原因は，肝硬変は否定的であり，造血器疾患を考えたい．MDSや骨髄増殖性腫瘍 (MPN) を疑う．
- 骨髄球・後骨髄球の出現は，一過性の反応性とは考えにくい．やはり骨髄疾患を疑う．

鉄則7　造血器疾患による貧血を見逃さない．

【Q2】 診断のために必要な追加検査は？

【A2】 骨髄検査，染色体分析，*JAK2* V617F 遺伝子変異．

- 骨髄穿刺では，過形成骨髄であり，巨核球は増加し一部に形態異常を認めた．顆粒球系は増加し赤芽球系は減少し，芽球の増加はなかった．
- 染色体分析では正常核型であり，*JAK2* V617F 遺伝子変異は陰性だった．
- 初診後の数か月間は，白血球数と血小板数は正常でヘモグロビンは 10 g/dL 前後が続き，白赤芽球症を認めた．
- 赤血球形態では，大小不同 2＋，涙滴赤血球 1＋ を認めた．

【Q3】 最も考えられる診断は？ 追加検査は？

【A3】 原発性骨髄線維症（primary myelofibrosis；PMF）．骨髄生検を追加する．

- 上記の検査結果からは，慢性骨髄性白血病（CML），本態性血小板血症（essential thrombocythemia；ET），MDS は否定的である．
- 貧血，白赤芽球症，脾腫，さらに涙滴赤血球から，PMF を最も考えた．
- 骨髄生検では，びまん性の細網線維束やコラーゲン線維束はみられないが，毛細血管の周囲を中心に細網線維の増生を認め，骨髄線維症の初期と診断した．
- 貧血に対してメテノロンを使用し有効であった．その後，白血球数の急激な増加と脾臓の進行性増大あり，ハイドロキシウレアを開始した．

鉄則 8 赤血球の形態異常が，診断のヒントになる．

ココが point　赤血球の形態異常と関連疾患

- 球状赤血球：遺伝性球状赤血球症（HS），自己免疫性溶血性貧血（AIHA），熱傷などでみられる．
- 標的赤血球：重症鉄欠乏性貧血，サラセミア，肝硬変，閉塞性黄疸など．
- 涙滴赤血球：本例のような骨髄線維症，癌の骨髄転移など．
- 破砕赤血球：人工弁，播種性血管内凝固症候群（DIC），血栓性血小板減少性紫斑病（TTP），溶血性尿毒症症候群（HUS），ときに MDS，巨赤芽球性貧血，熱傷など．

プラクティス 5 の 教訓

貧血，白赤芽球症，脾腫，涙滴赤血球とくれば，骨髄線維症を想起する．

> **ココがpoint** **原発性骨髄線維症（PMF）の診断**
> - 貧血，白赤芽球症，脾腫，涙滴赤血球などから疑う．
> - ヘモグロビン 10 g/dL 以下の貧血は 71％，白赤芽球症は 86％，脾腫は 87％，涙滴赤血球は 69％に認められる．
>
> **表36　原発性骨髄線維症（PMF）の WHO 診断基準（2008年）**
>
> **大基準**
> ① 巨核球の増加と異形成の存在．通常は，細網線維もしくはコラーゲン線維の増生を伴う．明らかな細網線維の増生がない場合には，巨核球の変化とともに，顆粒球系細胞の増加と赤血球造血の減少を伴った骨髄の過形成を認める．
> ② 真性赤血球増加症，慢性骨髄性白血病，骨髄異形成症候群や他の骨髄性腫瘍の WHO 基準を満たさない．
> ③ *JAK2* V617F もしくは *MPL* W515L/K などのクローナルマーカーの存在．クローナルマーカーを認めない場合には，炎症や他の腫瘍などによる反応性線維化の所見がない．
>
> **小基準**
> ① 白赤芽球症
> ② 血清 LDH 値上昇
> ③ 貧血
> ④ 触知可能な脾腫
>
> 3つの大基準と 2 つ以上の小基準を満たすことで診断する．

- 本例では，大基準の 3 つ，小基準の 4 つすべてを満たした．

✓ 最終チェック

❶ 貧血の鑑別診断は何に注目する？
　➡ **MCV と網赤血球！**

❷ 鉄欠乏性貧血の確定診断は？
　➡ **フェリチン低値（≦12 ng/mL）！**

❸ 鉄欠乏性貧血の治療の原則は？
　➡ **経口鉄剤！**

❹ 鉄欠乏性貧血に対する鉄剤は，貧血が消失すればやめてよい？
　➡ **No！　フェリチンの正常化（≧25 ng/mL）まで続ける．**

❺ 鉄欠乏性貧血の診断後，鉄剤開始以外にすべきことは？
　➡ **原因を突き止めること！**

❻ MCV＞120 fL の貧血のほとんどは？
　➡ **ビタミン B_{12} 欠乏性貧血（悪性貧血か胃切除後）．**

参考文献

1) Jacques W：Hematology；Interpretation of Diagnostic Tests. 8th ed, Lippincott Williams & Wilkins, Philadelphia, 2007, pp368-439
2) 岡田　定：鉄欠乏性貧血の治療指針．日本内科学会雑誌 99：1220, 2010
3) 岡田　定：誰も教えてくれなかった血算の読み方・考え方．医学書院，2011, pp9-44
4) 阿部達生（監）：New 専門医を目指すケース・メソッド・アプローチ—血液疾患．第 2 版，日本医事新報社，2012, pp1-21
5) Krayenbuehl P-A, Battegay E, Breymann C, et al：Intravenous iron for the treatment of fatigue in nonanemic, premenopausal women with low serum ferritin concentration. Blood 118：3222-3227, 2011
6) Dumitriu B, Miller JL, Rodgers GP：Iron Deficiency；Deficiencies of Vitamin B_{12} and Folate. In：Rodgers GP, Young NS (eds)：The Bethesda Handbook of Clinical Hematology. 3rd ed, Lippincott Williams & Wilkins, Philadelphia, 2013, pp1-21
7) Approach to the adult patient with anemia. UpToDate, 2013
8) 樋口敬和：貧血．今日の臨床サポート，2013
9) 日本血液学会（編）：血液専門医テキスト．南江堂，2011, pp221-224

（岡田　定）

2 赤血球増加症
―― どう鑑別して 治療する？

鉄則

1. 赤血球増加症をみたら，①ストレス，②真性，③二次性のどれかを鑑別しよう．
2. ストレス赤血球症は生活習慣病として対応しよう．
3. 汎血球増加症を示す高度の赤血球増加症をみたら，真性赤血球増加症（PV）を考えよう．
4. PVの診断のポイントは，*JAK2* 遺伝子変異．
5. PVの治療は，瀉血＋少量アスピリン±ハイドロキシウレア．

- 赤血球増加症にはいくつかのタイプがある．診断によって，対応がまるで異なる．
- きちんと鑑別診断して適切な治療ができるようになろう．

プラクティス 1　　37歳男性．赤血球増加症．　　頻度 ★★　緊急度 ★

人間ドックで多血症だと言われて血液内科に紹介受診．自覚症状はない．嗜好は，喫煙20本/日×20年，ビール2,000 mL/日．
人間ドックの検査結果：WBC 6,000/μL，RBC 638万/μL，Hb 18.6 g/dL，Ht 55.8％，MCV 87.3 fL，PLT 14.0万/μL，その他，γGTP 123 U/L以外はすべて正常．

Q1 最も疑われる疾患は？

A1 ストレス赤血球増加症．

- 白血球と血小板は正常で赤血球だけが増加している．喫煙と大量飲酒がある．人間ドックではアルコール性と思われる肝障害以外に異常はない．
- 以上からは，真性赤血球増加症（polycythemia vera；PV）や二次性赤血球増加症は否定的で，相対的赤血球増加症であるストレス赤血球増加症が最も疑われる．

【Q2】 PV，二次性赤血球増加症，それぞれを除外するのに最も有用な所見は？

【A2】 PVの除外には，*JAK2*遺伝子変異がないこと．
二次性赤血球増加症の除外には，エリスロポエチン高値がないこと．

- 本例は，白血球も血小板も正常で，脾腫はなく，ビタミンB_{12}正常，好中球アルカリホスファターゼ（NAP）正常であった．そのため*JAK2*変異を調べるまでもなく，PVは否定した．
- 動脈血酸素飽和度は正常で，エリスロポエチンも 12.0 mIU/mL と正常であり，二次性赤血球増加症も否定した．
- 以上よりストレス赤血球増加症と診断した．

鉄則 ① 赤血球増加症をみたら，①ストレス，②真性，③二次性のどれかを鑑別しよう．

ココがpoint　赤血球増加症の鑑別

- 循環赤血球量が絶対的に増加しているのが，PVと二次性赤血球増加症．赤血球が相対的に（見かけ上だけ）増加しているのが，ストレス赤血球増加症と脱水．
- PVは骨髄増殖性腫瘍（MPN）の一疾患であり，進行性の汎血球増加症，エリスロポエチン低下，脾腫などの特徴がある．
- 二次性赤血球増加症は，低酸素血症をきたしてエリスロポエチンを増加させる基礎疾患・病態がある．稀にエリスロポエチン産生腫瘍もある．赤血球のみが増加し，脾腫はない．
- ストレス赤血球増加症は，PVや二次性よりもはるかに多い．赤血球増加症のほとんどは本症である．喫煙，飲酒，肥満でよくみられ，高血圧，脂質異常症，高尿酸血症などを合併することが多い．
- ストレス赤血球増加症の原因としては喫煙が圧倒的に多い．喫煙者にみられる赤血球増加症の98％は，喫煙が赤血球増加症の直接の原因と考えられsmokers' polycythemiaと呼ばれる．
- したがって，ストレス赤血球増加症は生活習慣病そのものである．
- 飲酒，水分摂取不足，嘔吐，下痢，浸透圧利尿などが原因で脱水になると，血液濃縮によって一時的な赤血球増加症をきたす．

表 37 赤血球増加症の鑑別

	真性赤血球増加症	二次性赤血球増加症	相対的赤血球増加症
循環赤血球量	↑	↑	→
脾腫	＋	－	－
動脈血酸素飽和度	→	↓or→	→
血小板増加	＋	－	－
白血球増加	＋	－	－
血清ビタミンB_{12}	↑	→	→
好中球アルカリホスファターゼ	↑	→	→
骨髄	汎過形成	赤芽球系過形成	→
好塩基球数	↑	→	→
エリスロポエチン	↓or→	↑	→
血清鉄	↓	→	→
JAK2変異	＋	－	－

(岡田 定：誰も教えてくれなかった血算の読み方・考え方. 医学書院, 2011, pp45-53[1] より)

《Q3》 本例の治療は？

《A3》 禁煙と節酒，水分摂取量を増やすこと．生活指導がポイント．

- 禁煙が最も重要だが困難なことが多い．禁煙外来につなぐことが成功の確率が高い．
- 本例では，節酒と水分摂取量を増やすことはできたが，禁煙には成功しなかった．そのため，2か月後のヘモグロビンも 18.6 g/dL と改善はなかった．
- 赤血球増加症があると脳梗塞，心筋梗塞，静脈血栓症などの心血管疾患のリスクが高くなることをよく説明して，粘り強く生活指導をする必要がある．

鉄則 ❷ ストレス赤血球増加症は生活習慣病として対応しよう．

プラクティス1の 教訓

白血球と血小板が正常で赤血球だけの増加をみたら，まずストレス赤血球増加症を疑おう．喫煙者であれば，禁煙が治療のポイントになる．

もっと知りたい 生活習慣病に対する生活指導

- 生活習慣病に限らないが，患者さんに「普段の生活ではどのようなことに気をつけたらいいですか」と質問されることは多い．
- 確立された治療がある場合はそれをきちんと行うことが最も重要．それ以上に大切なのが，日常生活における生活指導．でも，これが現実的にはとても難しい．
- 筆者は以下のようなプリントを使って，患者さんに生活指導をしている．

> 健やかに生きるために
> 2013年〇月　　岡田　定
>
> 食事
> ・まず食べ過ぎない．腹7分目，8分目で．
> ・肉や脂肪を控える．野菜を十分に．
> ・塩分を控えた「昔ながらの和食」がベスト．
> ・（禁煙，節酒は言うまでもない）
>
> 睡眠
> ・十分な睡眠をとる．
> ・夜は11時までに就寝する．
> ・起床時間はなるべく一定に．
>
> 運動
> ・毎日，よく歩く習慣を．
> ・自宅内で体操の習慣を．
> ・なるべく階段を使う．
>
> ストレス対策
> ・過剰なストレスは避ける．
> ・ストレスをため込まないように．
> ・体の声を聴く．疲れていたら意識して休息を．

プラクティス 2 　　60歳女性．進行性の汎血球増加症． 　　頻度 ★☆☆ 　緊急度 ★★☆

7年前に乳癌で手術．2年前から赤血球増加症，その後は進行性の汎血球増加症あり，血液内科に紹介受診．顔のほてりや口唇の色が濃くなったことを自覚．肝脾は触知しない．
WBC 14,200/μL, Hb 21.6 g/dL, Ht 61.0%, MCV 83.9 fL, PLT 53.9万/μL, LDH 338 U/L.

[Q1] 汎血球増加症を認めるが，最も考えられる疾患は？

[A1] PV.

- 進行性の汎血球増加症であり，赤血球増加症はヘモグロビン21.6 g/dL，ヘマトクリット61.0%と著明高値であり，まずPVを疑う．

- 脾臓は触知しなかったがCTでは軽度の脾腫を認め，ビタミンB_{12}は1,420 pg/mLと増加，NAPは正常．*JAK2* V617F（GTC→TTC）遺伝子変異解析では，2+（アレル含有率20〜80％）の変異を認めた．エリスロポエチンは10.0 mIU/mLと正常下限．骨髄では3系統の過形成を認めた．
- ヘモグロビン21.6 g/dL（≧16.5 g/dL），*JAK2*の遺伝子変異，骨髄で3系統の過形成あり，PVと診断した．

鉄則 ③ 汎血球増加症を示す高度の赤血球増加症をみたら，真性赤血球増加症（PV）を考えよう．

ココがpoint 真性赤血球増加症（PV）の診断

- MPNの1つである．

表38　真性赤血球増加症（PV）のWHOの診断基準（2008年）

大基準
　①ヘモグロビンが男性で18.5 g/dL以上，女性で16.5 g/dL以上．
　②*JAK2* V617Fもしくは機能的に類似な*JAK2*変異が存在．
小基準
　①骨髄生検で赤芽球系，顆粒球系，巨核球系細胞の著明な増殖による過形成．
　②血清エリスロポエチン低値．
　③内因性赤芽球系コロニー形成．
2つの大基準＋小基準，または大基準①＋2つの小基準があれば，真性赤血球増加症と診断する．

- *JAK2*の遺伝子変異は，PVのほぼ全例に認められるがその他の赤血球増加症には認められない．このことが2008年のPVの診断基準の眼目．

ココがpoint 骨髄増殖性腫瘍（MPN）とは

- MPNはそれまで骨髄増殖性疾患（myeloproliferative diseases；MPD）と呼ばれていたが，WHO分類2008で疾患（diseases）から腫瘍（neoplasms）に名称変更された．
- MPNには，慢性骨髄性白血病（CML），PV，本態性血小板血症（ET），原発性骨髄線維症（PMF），慢性好中球性白血病（chronic neutrophilic leukemia；CNL），慢性好酸球性白血病 非特定型（CEL-NOS），肥満細胞症，分類不能型がある．
- CMLだけがBCR-ABL融合遺伝子陽性である．PVのほぼ全例，ETとPMFではその半数に*JAK2*遺伝子変異を認める．

鉄則 ④ PVの診断のポイントは，*JAK2*遺伝子変異．

【Q2】 本例では治療はどうする？

【A2】 高リスク群なので，瀉血，少量アスピリンに加えてハイドロキシウレア．

- 年齢60歳は血栓症発症の高リスク群である．しかもヘマトクリット61.0％と著明高値であり，すぐにでも瀉血を行い，少量のアスピリンとハイドロキシウレアを使用する．
- 本例では入院し1回400 mLの瀉血を数日ごとに繰り返し，その後にアスピリン100 mgとハイドロキシウレア1,000 mgを開始した．

表39 治療後の血算の変化

	治療開始前	1か月後	3か月後
WBC (/μL)	14,200	5,300	4,300
Hb (g/dL)	21.6	17.0	12.3
Ht (%)	61.0	49.0	35.4
PLT (/μL)	53.9万	25.4万	23.9万

鉄則 ⑤ PVの治療は，瀉血＋少量アスピリン±ハイドロキシウレア．

ココがpoint 真性赤血球増加症（PV）の治療[8]

- 脳梗塞，心筋梗塞，静脈血栓症などの心血管疾患を予防することがポイント．
- まず瀉血によってヘマトクリットを減少させて全血液粘稠度を下げる．ヘマトクリット45％以下を目標に，1回400 mL（高齢者や心血管障害者では100〜200 mL）の瀉血を2〜3日ごとに繰り返す．
- 少量のアスピリン（100 mg/日）を使用する．ただし血小板数が150万/μL以上の場合は出血を助長するので使用しない．
- 年齢60歳以上や血栓症の既往がある例は，血栓症発症の高リスク群と判断する．低および中リスク群では原則として瀉血と少量アスピリン療法．高リスク群ではハイドロキシウレアも使用して厳重にコントロールする．
- 血小板数が100万/μL以上，白血球数15,000/μL以上，瀉血が頻回に必要，著明な脾腫，重篤な心血管疾患の合併などの場合も，ハイドロキシウレアの適応を検討する．
- ハイドロキシウレアは他の抗腫瘍薬と比較して白血病原性はほとんどないといわれているが，若年者に使用することは極力避ける．

ココがpoint 真性赤血球増加症（PV）の血栓症発症のリスク

表40　真性赤血球増加症（PV）の血栓症発症のリスク

低リスク群	以下のすべてを満たす． 　年齢＜60歳 　血栓症の既往なし 　血小板数＜150万/μL 　高血圧，脂質異常症，糖尿病，喫煙などの心血管疾患の危険因子がない
中リスク群	低リスク群でも高リスク群でもない．
高リスク群	以下のいずれかを満たす． 　年齢≧60歳 　血栓症の既往あり

プラクティス2の 教訓

PVの治療は，血栓症発症のリスクを見極めて，①瀉血，②少量アスピリン，③ハイドロキシウレアを使い分ける．

✓ 最終チェック

❶ 赤血球増加症の鑑別すべき3つのタイプは？
➡ **①ストレス赤血球増加症，②真性赤血球増加症（PV），③二次性赤血球増加症！**

❷ ストレス赤血球症はどのような疾患として対応する？
➡ **生活習慣病！**

❸ 汎血球増加症を示す高度の赤血球増加症をみたときに考える疾患は？
➡ **PV！**

❹ PVの診断のポイントは？
➡ ***JAK2*遺伝子変異！**

❺ PVの治療は？
➡ **瀉血＋少量アスピリン±ハイドロキシウレア！**

参考文献

1) 岡田　定：誰も教えてくれなかった血算の読み方・考え方．医学書院，2011，pp45-53
2) 押見和夫（監）：WHO分類第4版による白血病・リンパ系腫瘍の病態学．中外医学社，2009，pp30-36
3) 日本血液学会（編）：血液専門医テキスト．南江堂，2011，pp33-35
4) Tefferi A：Diagnostic approach to the patient with polycythemia. UpToDate, 2013
5) 樋口敬和：多血．今日の臨床サポート，2013
6) 宮崎　仁（編）：血液疾患診療ナビ．南山堂，2010，pp42-46
7) 木崎昌弘（編）：血液病学．中外医学社，2014，pp465-469
8) 日本血液学会（編）：造血器腫瘍診療ガイドライン2013年版．金原出版，2013，p82

（岡田　定）

3 白血球増加症
―― 白血球分画に注目しよう

鉄則

1. 白血球増加症をみたら，どの白血球分画が増加しているかに注目しよう．
2. 好塩基球増加，骨髄球・後骨髄球増加をみたら，まず慢性骨髄性白血病（CML）を疑おう．
3. 慢性的な白血球増加症で白血球分画正常なら，まず喫煙を疑おう．
4. 慢性白血球増加症の鑑別疾患に，慢性骨髄単球性白血病（CMML）を忘れない．
5. 血算の数値把握だけでなく，血球の形態観察をルーチンにしよう．

- 白血球増加症のほとんどは，感染症に伴う成熟好中球増加症．
- 適切な対応が求められるのは，それ以外の白血球増加症である．
- 成熟好中球，幼若好中球，リンパ球，白血病細胞，リンパ腫細胞，好酸球，単球，好塩基球など，それぞれの白血球増加症に対応できるようになろう．

プラクティス 1　74 歳男性．進行性の白血球増加症．　頻度 ★　緊急度 ★★

6 年前に冠動脈バイパス術，4 年前に大腸癌で治癒的手術あり，外来受診中だった．白血球増加が続くということで血液内科に紹介受診．特に自覚症状なく全身状態は良好．
2 年前：WBC 14,500/μL（MYELO 0.5，SEG 80.0，EOS 0.5，BASO 3.5，LY 12.0，MONO 3.5％），Hb 13.6 g/dL，PLT 31.1 万/μL．
今回：WBC 20,000/μL（MYELO 3.5，META 1.0，SEG 77.0，EOS 1.0，BASO 4.0，LY 11.5，MONO 2.0％），Hb 13.8 g/dL，PLT 30.3 万/μL．

Q1　2 年以上前から慢性的な白血球増加症を認めるが，最も考えられる診断は？

A1　慢性骨髄性白血病（chronic myelogenous leukemia；CML）．

- 2 年前も白血球が 14,500/μL と増加している．分画では主に分葉核球が 80.0％

と増加，骨髄球0.5%の出現，好塩基球3.5%の増加がある．今回は，白血球が20,000/μLとさらに増加し，骨髄球3.5%の増加，後骨髄球1.0%の出現，好塩基球4.0%の増加がある．
- 年単位の経過で好中球主体に白血球が徐々に増加し，好塩基球増加，骨髄球や後骨髄球の出現・増加があることから，まずCMLが考えられる．

鉄則① 白血球増加症をみたら，どの白血球分画が増加しているかに注目しよう．

鉄則② 好塩基球増加，骨髄球・後骨髄球増加をみたら，まず慢性骨髄性白血病（CML）を疑おう．

ココがpoint 白血球増加症の鑑別[1]

- 白血球増加症をみたら，まず好中球，リンパ球，単球，好酸球，好塩基球，その他のどの白血球分画が増加しているかに注目する．
- 白血球増加症の原因となる白血球分画としては，成熟好中球（分葉核球，桿状核球）の増加が最も多い．
- 精査が必要になるのは，慢性の成熟好中球増加，幼若好中球（骨髄芽球，前骨髄球，骨髄球，後骨髄球）の出現・増加，リンパ球増加，白血病細胞増加，リンパ腫細胞出現，好酸球増加，単球増加などである．
- 白血球増加症をみたら，まず増加している白血球分画に注目して鑑別する．表41～43を参照（好酸球増加に関しては65頁表13参照）．
- 次に，赤血球，血小板の異常がないかに注目する．例えば，白血球高度増加＋貧血＋血小板減少なら，白血球分画が不明の段階でもまず急性白血病が疑われる．

表41 好中球増加（好中球>8,000/μL）の疾患

急性感染症 　局所的感染症（上気道炎，肺炎，髄膜炎，扁桃腺炎，腎盂腎炎，虫垂炎，膿瘍など） 　全身性感染症（敗血症など） 血管炎などの炎症性疾患 代謝性疾患 　尿毒症，アシドーシス，痛風発作など 中毒 　化学物質，薬剤 急性出血 急性溶血 造血器腫瘍 　1）骨髄増殖性腫瘍 　　慢性骨髄性白血病，真性赤血球増加症，本態性血小板血症，原発性骨髄線維症，慢性好中球性白血病	2）骨髄異形成/骨髄増殖性腫瘍 　慢性骨髄単球性白血病，BCR-ABL1陰性非定型慢性骨髄性白血病 組織壊死 　急性心筋梗塞，肺梗塞，手術，腫瘍壊死，火傷，壊疽など 生理的 　喫煙，運動，精神的ストレス，興奮，月経，出産など 薬剤 　G-CSF，ステロイド，エピネフリンなど

色字はよくみられる原因疾患．

表42 リンパ球増加（リンパ球＞3,500/μL）の疾患

感染症
　ウイルス感染症（特に麻疹，風疹，急性耳下腺炎，伝染性単核球症，肝炎），百日咳，結核，トキソプラズマ，梅毒など
造血器疾患
　慢性リンパ性白血病，悪性リンパ腫の白血化，成人T細胞白血病，マクログロブリン血症など
その他
　副腎機能不全，クローン病，潰瘍性大腸炎など

色字はよくみられる原因疾患．

表43 単球増加症（単球＞500/μL）の原因

感染症
　結核，感染性心内膜炎，梅毒，腸チフス，マラリア
血液疾患
　慢性骨髄単球性白血病，急性単球性白血病，骨髄異形成症候群，悪性リンパ腫，周期性好中球減少症
膠原病
　全身性エリテマトーデス（SLE），関節リウマチ
その他
　骨髄抑制からの回復期，サルコイドーシス，潰瘍性大腸炎

色字はよくみられる原因疾患．

【Q2】 CMLを確定する検査は？

【A2】 Ph染色体陽性，BCR-ABL融合遺伝子陽性の確認．

- 本例では，FISH法による9;22転座（BCR-ABL）の解析を行い，97.1%にBCR-ABLの融合シグナルを認めた．
- CMLと診断し，イマチニブ（グリベック®）の使用により寛解した．

ココがpoint　慢性骨髄性白血病（CML）の診断

- 慢性的な白血球（成熟好中球）の増加，好塩基球の増加，骨髄球・後骨髄球の出現・増加，血小板増加，貧血はあっても軽度などの所見から疑う．とりわけ好塩基球増加が特徴的．
- 好中球アルカリホスファターゼ（NAP）の低下，ビタミンB_{12}の増加の所見は，簡便に反応性白血球増加症と鑑別するのに有用．
- 確定診断は，Ph染色体陽性，BCR-ABL融合遺伝子陽性の確認．
- CMLの患者は，病初期には血算の異常があってもほとんどは無症状であり，しばしば見逃されている．

プラクティス1の 教訓

慢性的な好中球増加があり，好塩基球増加や骨髄球・後骨髄球の増加をみたら，CMLを見逃してはいけない．

プラクティス2　57歳男性．5年前からの白血球増加症． 頻度★★ 緊急度★

5年ほど前から人間ドックで軽度の白血球増加症を指摘され紹介受診．自覚症状はない．
今回：WBC 13,300/μL（SEG 54.5，EOS 2.5，BASO 1.0，LY 32.5，MONO 9.5%），
Hb 13.9 g/dL，PLT 20.1万/μL．他に異常所見はない．

[Q1] 5年来の軽度の白血球増加症があるが，最も考えられる原因は？

[A1] 反応性白血球増加症で，原因として喫煙を疑う．

- 慢性的な白血球増加症であり，CMLとの鑑別が最も重要．
- 本例の白血球分画が正常であることが重要．CMLに特徴的な好塩基球増加，骨髄球・後骨髄球の出現・増加はみられないので，CMLはまず否定的である．
- 白血球増加症は5年間も軽度のままで進行していない点からも，CMLは考えにくい．
- 健康成人にみられる慢性的な白血球増加症の原因として最も多いのは喫煙である．
- 本例でも20本/日×30年間の喫煙歴があった．
- 幸いに禁煙に成功し，人間ドックでの白血球数は1年後9,000/μL，2年後8,500/μL，4年後7,500/μLと正常化した．

鉄則❸ 慢性的な白血球増加症で白血球分画正常なら，まず喫煙を疑おう．

もっと知りたい　健康成人にみられる白血球増加症

- 白血球増加症は，心筋梗塞や脳梗塞の独立した危険因子であることが知られている．
- 当院人間ドック受診者4万人の解析によれば，健康成人の1.7%に白血球増加症を認めた．
- 白血球増加症と最も関連する因子は，喫煙（オッズ比5.39），次にBMI≧25（オッズ比2.96）だった．
- 以上より健康成人に白血球増加症をみたら，まず喫煙，次に肥満の関与を疑うべき．
- それでは，禁煙すれば白血球数は減少するのだろうか？　Yes．減少する！
- 当院人間ドック3年連続受診者2.5万人のなかで，喫煙継続者1,506名と禁

煙成功者 232 名で検討した．
- 喫煙者では，白血球数，好中球数とも経時的変化は認めなかった．一方，禁煙者では1年後は平均して白血球数で約 300/μL，好中球数で約 200/μL 減少した．3 年後も同程度の減少が続いていた．禁煙による白血球数減少効果は明らかであった．

> **プラクティス2の 教訓**
>
> 健康成人で白血球分画の異常を伴わない数年来の白血球増加症をみたら，まず喫煙を疑う．

プラクティス 3　　77 歳女性．進行性の白血球増加症．　　頻度 ★　緊急度 ★

他院で高血圧と脂質異常症でフォローされていたが，進行性の白血球増加症あり紹介受診．
WBC は 2 年前 11,100/μL から 1 年前 13,100/μL と増加．
1 か月前の血算：WBC 18,900/μL（MYELO 3.5，META 1.0，STAB 7.0，SEG 50.5，EOS 3.5，BASO 10.5，LY 15.5，MONO 8.5%），Hb 11.3 g/dL，MCV 92.0 fL，PLT 19.7 万/μL．

Q1　2 年来の白血球増加症があるが，最も考えられる診断は？

A1　CML．

- 慢性的な好中球増加，好塩基球 10.5% の増加，骨髄球・後骨髄球の出現などから，まず CML を考えたい．
- 当院で再検した血算も，他院の 1 か月前の血算とほぼ同様であった．
- 骨髄所見は顆粒球系の過形成と巨核球の増加があり，慢性期の CML として矛盾なかった．
- ところが，染色体分析では 20 細胞中 17 細胞に 46, XX, inv(9)(p12q13) の異常核型を認めたが，Ph 染色体は陰性であった．FISH 法による BCR-ABL 融合遺伝子も陰性であった．さらに major BCR-ABL キメラ mRNA も検出できなかった．
- 以上より，骨髄増殖性腫瘍（MPN）だろうが CML ではないと考えられた．

Q2　CML でないとすれば，診断は？

A2　慢性骨髄単球性白血病（chronic myelomonocytic leukemia；CMML）．

- 白血球分画に注目すると単球数は 18,900/μL×8.5% =1,607/μL（>1,000/μL）と増加しており，その後も単球数は 2,000/μL 前後と単球増加症が続いた．

- 持続的な単球増加症，Ph 染色体陰性，BCR-ABL 融合遺伝子陰性，末梢血も骨髄も芽球は 20％未満，血球の形態異常は軽度だがクローン性の染色体異常を認める，などの所見から CMML が最も考えられた．
- 他に BCR-ABL 1 陰性非定型 CML も鑑別疾患になるが，血球異形成が軽度，好塩基球が 2％以上に増加，貧血がないなどの所見から，これは否定的と考えた．

ココが point　慢性骨髄単球性白血病（CMML）の診断基準

表 44　慢性骨髄単球性白血病（CMML）の WHO 診断基準（2008 年）

(1) 持続的な単球増加＞1,000/μL
(2) Ph 染色体陰性あるいは BCR-ABL 融合遺伝子陰性
(3) *PDGFRA* あるいは *PDGFRB* 再構成を認めない（本例では未確認）
(4) 末梢血も骨髄でも芽球（骨髄芽球，単芽球，前単球を含む）が 20％未満
(5) 1 血球系以上にわたり異形成がある．
　　異形成がないか，わずかな場合は，①後天性の染色体異常，②3 か月以上の単球増加，③他の原因による単球増加症の除外を満たす．

ココが point　慢性骨髄単球性白血病（CMML）vs. 慢性骨髄性白血病（CML）vs. 非定型 CML[2]

表 45　慢性骨髄性白血病（CML），慢性骨髄単球性白血病（CMML），BCR-ABL 1 陰性非定型 CML の比較

	CML	CMML	BCR-ABL 1 陰性非定型 CML
好塩基球増加	＋	−〜＋	±
骨髄球・後骨髄球増加	＋	＋	＋
単球増加	±	2＋	±
血球異形成	−	±〜2＋	2＋
貧血	±	−〜＋	＋〜2＋
BCR-ABL	＋	−	−

鉄則 4　慢性白血球増加症の鑑別疾患に，慢性骨髄単球性白血病（CMML）を忘れない．

プラクティス 3 の 教訓

血算だけでは一見 CML のようにみえる CMML がある．

> **もっと知りたい** 骨髄増殖性腫瘍（MPN）と特徴的分子マーカー[4,5]
> - 慢性的な好中球増加症をきたすMPNには，CML，真性赤血球増加症（PV），本態性血小板血症（ET），原発性骨髄線維症（PMF），慢性好中球性白血病（CNL）がある．
> - 骨髄異形成/骨髄増殖性腫瘍に分類されるCMMLやBCR-ABL1陰性非定型CMLでも，慢性的な好中球増加症をきたす．
> - 上記の疾患で最も特徴的な分子マーカーは，CMLにおけるBCR-ABL融合遺伝子である．
> - 次に*JAK2* V617F遺伝子変異であり，PVで96％，ETで55％，PMFで65％，CMMLで3〜9％に認められる．
> - 最近になり，CSF3R遺伝子変異がCNLとBCR-ABL1陰性非定型CMLの27例中16例（59％）に認められたと報告された．

プラクティス4　51歳女性．1年前からの白血球増加症．　頻度 ★　緊急度 ★

1年ほど前から口内炎や手指の皮膚感染が多くなり，同時に白血球増加症が続くということで紹介受診．リンパ節腫脹はなく，肝臓，脾臓とも触知しない．
紹介状の血算：WBC 20,500/μL（SEG 24.2，EOS 0.4，LY 40.2，MONO 2.6，異常LY 32.6％），Hb 13.6 g/dL，PLT 35.9万/μL，LDH 192 U/L，Ca 9.5 mg/dL．

Q1　白血球増加症で異常リンパ球32.6％を認めるが，最も疑われる疾患は？

A1　慢性リンパ性白血病（CLL），成人T細胞白血病（adult T-cell leukemia；ATL）．

- 慢性の異常リンパ球増加症があることで，CLL，ATLが疑われる．
- 当院での血算も紹介状とほぼ同様であった．細胞形態を観察すると，異常リンパ球の一部に強い切れ込みのある核がみられた．

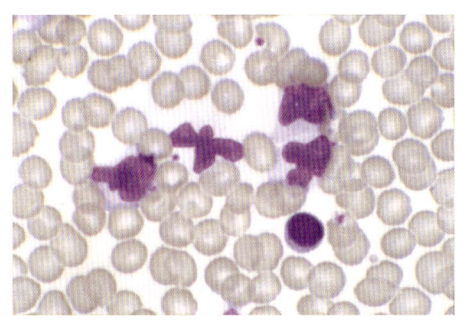

図24 異常リンパ球（本例ではないが，同様の細胞を認めた）
異常リンパ球の一部は，核に切れ込みや分葉があり核の形が花弁状．
（岡田 定，西原崇創（編）：内科レジデントアトラス．医学書院，2001，p214[6]より）

- 異常リンパ球の特徴的な形態より，ATLを強く疑った．

> **鉄則 ⑤** 血算の数値把握だけでなく，血球の形態観察をルーチンにしよう．

ココがpoint　血球の形態観察

- 血液診療では，昔も今も血球の形態観察はとても重要．
- 本例のような ATL では，末梢血の異常リンパ球を観察することで強く疑うことができる．
- 骨髄異形成症候群（MDS）の診断は，血球の形態観察が勝負である．
- 汎血球減少症があり，末梢血に 1 個でも faggot cell を見つければ，急性前骨髄球性白血病と診断できる．すぐに全トランス型レチノイン酸（ATRA）の開始である．
- 溶血性貧血，血小板減少，尿蛋白・潜血があるとき，破砕赤血球が確認できれば，血栓性血小板減少性紫斑病/溶血性尿毒症症候群（TTP/HUS）の可能性が高い．すぐに血漿交換を開始すべきである．
- 血算というデジタルデータの把握だけでなく，血球形態というアナログデータの把握もルーチンにしよう．

【Q2】 ATL の診断を確定するために必要な検査は？

【A2】 細胞表面マーカー，HTLV-1 抗体，末梢血単核球の HTLV-1 プロウイルス解析．

- 細胞表面マーカーは CD2，CD3，CD4，CD25 陽性，CD8 陰性であり，活性化したヘルパー T 細胞の形質を示した．HTLV-1 抗体は陽性．
- HTLV-1 プロウイルス解析で，単クローン性の組み込み（矢印）が証明された（図 25）．

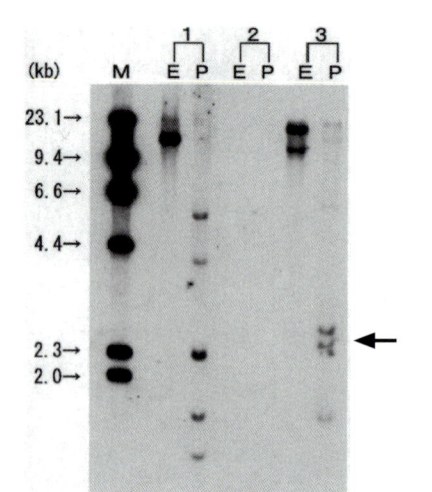

図 25　HTLV-1 サザンブロット
HTLV-1 プロウイルス陽性（2 種類のクローンの混在）
1：陽性コントロール，2：陰性コントロール，3：本例
M：サイズマーカー，制限酵素　E：Eco R1，P：Pst 1

Q3 最終診断は？

A3 ATL（慢性型）．

- 成人T細胞白血病/リンパ腫（ATLL）には，急性型，リンパ腫型，慢性型，くすぶり型の4病型がある．
- リンパ球数，異常リンパ球の％，花弁細胞の有無，LDH，補正Ca値，腫瘍によるリンパ節腫脹，腫瘍病変などによって分類される．
- 本例では，リンパ球数≧4,000/μL，異常リンパ球（＋），花弁細胞（＋），LDH≦2N，補正Ca＜5.5 mEq/L，リンパ節腫脹（－）より，慢性型と判定される．
- 口内炎や手指の皮膚感染の治療だけで，ATL（慢性型）に対しては経過観察とした．

プラクティス4の 教訓

血球形態の観察が，即，診断につながることがある．

ココがpoint　末梢血の"異常リンパ球"

- 末梢血に"異常リンパ球"を認める場合は，異型リンパ球，白血病細胞，リンパ腫細胞（悪性リンパ腫の白血化）を鑑別する必要がある．
- まず形態観察が重要だが，形態だけでこれらを確実に鑑別することは困難である．
- 「異常リンパ球＝異型リンパ球」ではない．"異常リンパ球"の多くは腫瘍細胞であり，異型リンパ球は反応性リンパ球である．
- 慢性の異常リンパ球増加なら，CLL，ATL，悪性リンパ腫（濾胞性リンパ腫，マントル細胞リンパ腫，脾辺縁帯リンパ腫など），ヘアリーセル白血病などの可能性を考える．

✓ 最終チェック

❶ 白血球増加症をみたら何に注目する？
  ➡ **白血球分画！**

❷ 好塩基球増加，骨髄球・後骨髄球増加をみたら，まず何を疑う？
  ➡ **慢性骨髄性白血病（CML）！**

❸ 慢性的な白血球増加症で白血球分画正常なら，まず何を疑う？
  ➡ **喫煙！**

❹ 慢性の単球増加症をみたら，まず何を疑う？
  ➡ **慢性骨髄単球性白血病（CMML）！**
❺ 血算の数値把握だけでなく，何をルーチンにすべき？
  ➡ **血球の形態観察！**

参考文献

1) 岡田　定：誰も教えてくれなかった血算の読み方・考え方．医学書院，2011，pp54-74
2) 日本血液学会（編）：血液専門医テキスト．南江堂，2011，pp36-37，pp229-231
3) 阿部達生（監）：New 専門医を目指すケース・メソッド・アプローチ―血液疾患．第2版，日本医事新報社，2012，pp155-162
4) Rodgers GP, Young NS：The Bethesda Handbook of Clinical Hematology. 3rd ed, Lippincott Williams & Wilkins, Philadelphia, 2013, pp96
5) Maxson JE, Gotlib J, Pollyea DA, et al：Oncogenic *CSF3R* Mutations in Chronic Neutrophilic Leukemia and Atypical CML. N Engl J Med 368：1781-1790, 2013
6) 岡田　定，西原崇創（編）：内科レジデントアトラス．医学書院，2001，p214

〔岡田　定〕

4 白血球分画異常
―― その異常，放っておいてもいい？

鉄則

1. 異型リンパ球増加（10%以上または1,000/μL以上）をみたら，伝染性単核球症とサイトメガロウイルス（CMV）感染症を疑おう．
2. 白赤芽球症と播種性血管内凝固症候群（DIC）をみたら，まず癌の骨髄転移と造血器腫瘍を疑おう．
3. 原因不明の好酸球増加症をみたら，まずアレルギー反応（特に薬剤や健康食品が原因）を疑おう．
4. 若い女性に四肢末梢のnon-pitting edemaと著明な好酸球増加症をみたら，好酸球性血管性浮腫を考えよう．
5. 慢性の高度好塩基球増加症をみたら，まず慢性骨髄性白血病（CML）を疑おう．

- 白血球の分画の異常で血液内科に紹介される患者は多い．
- 白血球分画の異常には，経過観察だけでよい場合もあるが，緊急対応が必要な場合や見逃すと致命傷になる場合もある．
- 白血球分画の異常にも適切に対応できるようになろう．

プラクティス1 　50歳男性．異型リンパ球出現．　頻度★★　緊急度★

20日ほど前から発熱，咽頭痛，頸部リンパ節腫脹が続き，12日前に他院を受診．そこで「異型リンパ球があり，白血病の疑いがある」と説明され，当院血液内科に紹介受診．全身状態は良好．

他院の検査所見：WBC 8,400/μL（SEG 18.5，BASO 0.5，LY 36.5，MONO 6.5，AL 38.0%），Hb 15.7 g/dL，PLT 9.4万/μL，LDH 325 U/L，AST 46 U/L，ALT 77 U/L．

Q1 異型リンパ球を38.0%認めるが，最も考えられる疾患は？

A1 伝染性単核球症またはCMVの初感染．

- 発熱，咽頭痛，リンパ節腫脹が10日も続くのは，通常の感冒ではない．

- 異型リンパ球は，ウイルス感染症でよくみられるが，通常のウイルス感染症ではせいぜい数％が多い．
- 本例では異型リンパ球が38％（10％以上あるいは1,000/μL以上）と著明に増加しており，Epstein-Barrウイルス（EBV）の初感染の伝染性単核球症やCMVの初感染が最も考えられる．
- 発熱，咽頭痛，頸部リンパ節腫脹，血小板減少，軽度の肝機能障害があることも，それに矛盾しない．ただし，50歳という年齢は非典型的である．

【Q2】 EBVあるいはCMVの初感染を確定するには？

【A2】 EBVとCMVのウイルス抗体価の検査．

- 患者には，「EBVまたはCMVという特殊なウイルスの初感染が考えられます．白血病ではありません．自然に軽快すると思います」と説明し，EBVとCMVのウイルス抗体価の検査を施行した．
- その後，EBVのVCA-IgG 320倍，VCA-IgM 80倍，EBNA 10倍以下が判明し，伝染性単核球症と確定診断した．
- なお，CMV-IgG 40倍，CMV-IgM 10倍以下であり，CMVは既感染と診断した．

鉄則① 異型リンパ球増加（10％以上または1,000/μL以上）をみたら，伝染性単核球症とサイトメガロウイルス（CMV）感染症を疑おう．

ココがpoint 異型リンパ球

- ウイルス感染症で出現頻度が高い．重症感染症，自己免疫性疾患，薬剤性でも出現する．
- 異型リンパ球は反応性リンパ球（CTLやNK細胞）であり，腫瘍細胞ではない．したがって，患者に「白血病が疑われます」と説明して無用な不安を与えてはいけない．
- 伝染性単核球症では，異型リンパ球が10％以上または1,000/μL以上で，リンパ球が50％以上または5,000/μL以上になることが多い．

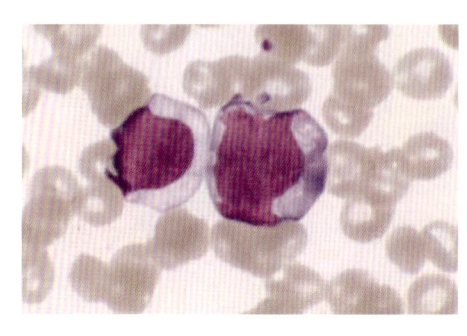

図26 末梢血
左が正常リンパ球，右が異型リンパ球．
〔岡田 定，西原崇創（編）：内科レジデントアトラス．医学書院，2001，p220[2)]より〕

ココがpoint　EBV 関連の疾患

- EBV の初感染が伝染性単核球症.
- EBV は急性感染症だけでなく，稀に慢性活動性 EBV 感染症，EBV 関連血球貪食症候群，EBV 関連腫瘍（Burkitt リンパ腫，上咽頭癌，Hodgkin リンパ腫）などを発症させる.

プラクティス1の 教訓

異型リンパ球は腫瘍細胞ではない．10%以上も出現していたら，まず EBV と CMV 感染症を疑おう．

プラクティス2　55 歳男性．腰痛.

頻度 ★　緊急度 ★★

1 か月半前から腰痛あり，徐々に増強．近医での X 線写真には異常なく，疼痛は NSAIDs ではわずかしか改善しない．1 週間前に MRI を施行され L1 と L3 に骨打ち抜き像を認め，多発性骨髄腫が疑われ当院に紹介受診．経過中，20 kg の体重減少と口渇あり．意識清明，体温 36.5℃，呼吸数 16/分，脈拍 90/分（整），血圧 134/74 mmHg，SpO₂ 97%（室内気）．WBC 13,200/μL (Erbl 1/100 WBC, MYELO 1.5, META 3.0, STAB 0.5, SEG 77.0, EOS 2.0, LY 12.5, MONO 3.0, BLAST 0.5%)，Hb 13.3 g/dL，MCV 78.8 fL，PLT 6.6 万/μL，Ret 0.97%，CRP 4.59 mg/dL，TP 8.7 g/dL，Alb 4.6 g/dL，BUN 42.7 mg/dL，Cr 1.04 mg/dL，T-Bil 0.9 mg/dL，ALP 1,252 U/L，LDH 860 U/L，AST 83 U/L，ALT 36 U/L，Ca 13.7 mg/dL，IP 4.6 mg/dL，PT-INR 1.65，APTT 44.2 秒（基準値：25.0〜36.0 秒），D-ダイマー 54.8 μg/mL，尿蛋白（2＋），尿潜血（＋）．

Q1 高度な疼痛があり多彩な異常所見を認めるが，プロブレムリストはどうなるか？

A1 ＃1 腰痛と腰椎骨打ち抜き像，＃2 高度体重減少，＃3 白赤芽球症，＃4 肝胆道系酵素上昇，＃5 高カルシウム血症，＃6 播種性血管内凝固症候群（DIC），＃7 蛋白血尿．

- ＃1 腰痛と腰椎骨打ち抜き像．腰痛の原因は腰椎骨打ち抜き像との関連で考えられる．
- ＃2 高度体重減少．悪性腫瘍など消耗性疾患を考える．
- ＃3 白赤芽球症．赤芽球と幼若好中球を認める白赤芽球症があり，骨髄の重大な病態が疑われる．
- ＃4 肝胆道系酵素上昇．何らかの肝胆道系疾患が考えられる．
- ＃5 高カルシウム血症．悪性腫瘍関連を疑う．

- #6 DIC．血小板 6.6 万/μL と減少，D-ダイマー 54.8 μg/mL と増加し，DIC の病態である．
- #7 蛋白血尿．腎障害もある．

【Q2】「多発性骨髄腫疑い」での紹介だが，そうだろうか？

【A2】癌の骨髄転移のほうが疑われる．

- 多発性骨髄腫とすれば，#1 腰痛と腰椎骨打ち抜き像，#3 白赤芽球症，#5 高カルシウム血症，#7 蛋白血尿などは合致する．しかし，#2 高度体重減少（1.5 か月で 20 kg 減少），貧血がない，アルブミン正常，ALP 高値などは，非典型的である．
- 骨髄を含めた癌の全身転移とすれば，#1〜#7 はすべて合致する．ALP 高値も合致する．
- 以上より，多発性骨髄腫よりも癌の骨髄転移を疑った．

鉄則❷　白赤芽球症と播種性血管内凝固症候群（DIC）をみたら，まず癌の骨髄転移と造血器腫瘍を疑おう．

ココがpoint　白赤芽球症（leukoerythroblastosis）

- 白赤芽球症とは，本来は末梢血に出現しないはずの赤芽球と幼若好中球（骨髄芽球，前骨髄球，骨髄球，後骨髄球など）が末梢血に出現する所見．
- 骨髄に何らかの異常がある重大な病態であるが，意外に見逃されていることが多い．
- 白赤芽球症をきたす基礎疾患としては，悪性腫瘍の骨髄転移，白血病，骨髄異形成症候群（MDS），多発性骨髄腫，高度な溶血や出血，感染症（結核や骨髄炎），骨髄線維症などがある．
- しばしば DIC を合併する．

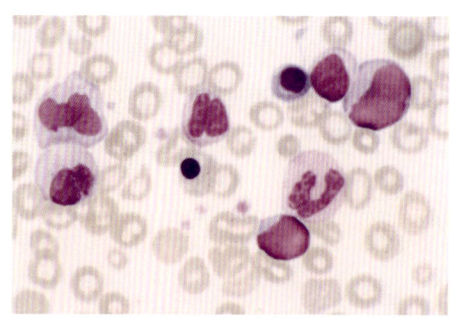

図 27　末梢血
白赤芽球症．赤芽球と幼若好中球を認める．
〔岡田　定，西原崇創（編）：内科レジデントアトラス．医学書院，2001，p204[2)]より〕

> **もっと知りたい**　「多発性骨髄腫の3つのNo」[5]
> - ティアニー先生のベスト・パールの1つに，「多発性骨髄腫の3つのNo」がある．
> - 「多発性骨髄腫の3つのNo」とは，①発熱なし，②ALPの上昇なし，③脾腫なし，である．
> - 多発性骨髄腫では，造血器腫瘍でよくみられるはずの①腫瘍熱や，②脾腫はなく，骨病変が有名なのに，③ALPは上昇しない，というのである．
>
> - 本例は，確かに一見すると多発性骨髄腫と誤診されそうだが，「多発性骨髄腫の3つのNo」の1つであるALP高値からも，骨髄腫は否定的であった．

Q3 精査治療のために入院となったが，診断のために最も重要な検査は？

A3 体幹部CT，骨髄検査，消化管内視鏡検査など．

- 体幹部CTでは，全身性に多発性のリンパ節腫大，多発性びまん性の骨転移像を認め，胆嚢に原発巣を疑う壁肥厚を認めた．
- 骨髄生検では，腺癌の浸潤を認めた．

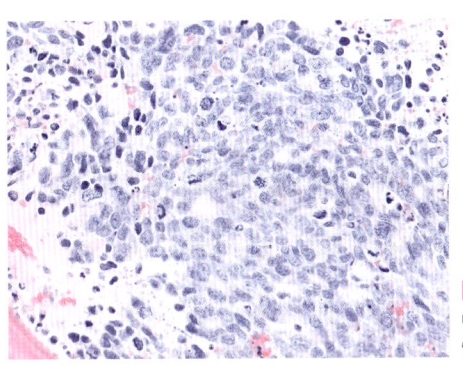

図28　骨髄生検
中等〜大型異型細胞がシート状に増殖．転移性低分化腺癌と診断．

- 上部消化管内視鏡検査では，十二指腸球部から下行部にかけて転移性腫瘍を疑う所見を認め，同部の生検により骨髄と同じ低分化腺癌と診断された．

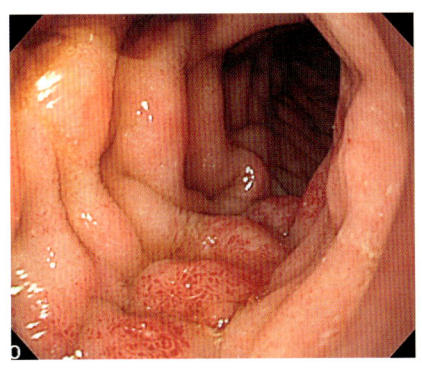

図29　上部消化管内視鏡
十二指腸球部から下行部に点状出血を伴う不整なびらん面あり．

プラクティス2の 教訓

骨痛，白赤芽球症，高カルシウム血症，腎障害からは，癌の骨髄転移と多発性骨髄腫とを鑑別しよう．

> **ココが point** **がんはコモンディジーズ**
> - 日本人の死因の第1位はがん，第2位は心疾患，第3位は肺炎，第4位は脳血管障害．
> - 日本人の2人に1人はがんに罹患し，3人に1人はがんで死亡する．

プラクティス3　33歳女性．好酸球増加．
頻度 ★★☆　緊急度 ★☆☆

他院の人間ドックで好酸球増加を指摘され，当院血液内科に紹介受診．数年前からときどき軽度の腹部膨満感と便秘がある．既往歴はなく身体所見にも異常なし．
人間ドックの結果：WBC 9,300/μL (SEG 34.5, EOS 44.0, BASO 1.0, LY 14.0, MONO 6.5%), Hb 12.7 g/dL, PLT 22.0万/μL．その他，画像所見を含めて異常なし．なお，昨年の人間ドックの血算は正常．

[Q1] 好酸球が44.0％（絶対数4,092/μL）と増加しているが，その原因について問診すべきことは？

[A1] アレルギー歴，新たに開始した薬剤（生薬や漢方薬を含めて）や健康食品がないか．

- 好酸球増加をきたす原因は実にさまざまだが，最も多いのは何らかのアレルギー．
- 人間ドックの各種の検査でも好酸球増加以外の異常はなかったことより，まずアレルギーを疑った．
- 問診では明らかなアレルギー歴はなかった．
- 新たに開始した薬剤がないかを尋ねたが，「使用していない」ということだった．しかし，「半年ほど前から通販で健康食品を始めた」ということがわかった．
- そこで，それが好酸球増加の原因の可能性があることを説明して中止してもらった．
- 健康食品中止2週間後には，WBC 5,500/μL (SEG 50.0, EOS 23.0, BASO 1.5, LY 17.0, MONO 8.5%), Hb 12.8 g/dL, PLT 25.2万/μLと，好酸球は44.0％から23.0％に改善した．さらに1か月後には，好酸球数は完全に正常化した．
- 以上より，健康食品に対するアレルギーが原因の好酸球増加症だったと診断した．

ココが point 好酸球増加症(好酸球>500/μL)の原因[1]

- 最も多い原因は,アレルギー性疾患.軽度の好酸球増加症の原因として,本例のような漢方薬,生薬,健康食品などは見逃されていることが多い.
- 高度の好酸球増加症を呈して診断にしばしば苦慮する疾患として,好酸球性血管性浮腫,好酸球増加症候群(HES),Churg-Strauss症候群〔多発血管炎合併好酸球性肉芽腫症(eosinophilic granulomatosis with polyangiitis;EGPA)〕などがある.
- 好酸球増加症の原因疾患を列挙すると表46のように多岐にわたる.

表46 好酸球増加症をきたす疾患

アレルギー性疾患 　花粉症,アトピー性皮膚炎,気管支喘息,蕁麻疹,薬剤アレルギー,アレルギー性鼻炎,湿疹,好酸球性血管性浮腫 寄生虫疾患 　旋毛虫症,条虫症,回虫症,日本住血吸虫症,肺吸虫症,ジストマ症,アニサキス症,フィラリア症 皮膚疾患 　天疱瘡,類天疱瘡,乾癬,好酸球性膿疱 膠原病および血管炎 　多発性動脈炎,アレルギー性肉芽腫性血管炎(Churg-Strauss症候群),好酸球性筋膜炎,関節リウマチ 呼吸器疾患 　好酸球性肺浸潤(PIE)症候群 肉芽腫性疾患 　Wegener肉芽腫症,サルコイドーシス,好酸球性肉芽腫症,木村病	消化器疾患 　好酸球性胃腸炎,潰瘍性大腸炎,クローン病,膵炎 内分泌疾患 　副腎機能不全,甲状腺機能亢進症 感染症 　猩紅熱,結核,ニューモシスチス肺炎 血液疾患 　慢性骨髄性白血病,真性赤血球増加症,悪性リンパ腫,慢性好酸球性白血病 悪性腫瘍 　肺癌,卵巣癌,転移を伴う悪性腫瘍 好酸球増加症候群 その他 　家族性,特発性,放射線照射,摘脾,血液透析

鉄則 ③ 原因不明の好酸球増加症をみたら,まずアレルギー反応(特に薬剤や健康食品が原因)を疑おう.

プラクティス3の 教訓

好酸球増加症をきたす原因は多岐にわたるが,まずアレルギーに関する問診が重要である.

プラクティス4　　31歳女性.下腿浮腫,好酸球増加.　　頻度 ★　緊急度 ★

2週間ほどから両側の足に浮腫が出現.浮腫が下腿まで進行したので当院に受診.特に既往歴なく全身状態は良好.バイタルサインに異常なし.両側下腿と足に中等度のnon-pitting edemaを認める.
WBC 12,300/μL(SEG 42.5,EOS 37.0,BASO 0.5,LY 13.5,MONO 6.5%),
Hb 14.4 g/dL,PLT 29.2万/μL,血液生化学検査や尿所見に異常なし.甲状腺機能も正常.

Q1 好酸球増加症の原因として最も考えられる疾患は？

A1 好酸球性血管性浮腫.

- 本症を初めて診たときは診断に苦慮するが，一度でも経験すると診断は容易である．
- 両側下腿と足の non-pitting edema からはリンパ浮腫や粘液水腫が鑑別疾患に挙がるが，若い女性で好酸球が 37.0％（絶対数 4,551/μL）と著明な好酸球増加症があることより，典型的な好酸球性血管性浮腫と診断した．
- 著明な好酸球増加症からは好酸球増加症候群/慢性好酸球性白血病（HES/CEL）や Churg-Strauss 症候群が鑑別疾患に挙がるが，臓器障害や血管炎を疑う所見はなく否定した．
- プレドニン® 20 mg/日を 10 日間使用．これにより急速に浮腫は改善し，1 か月後には好酸球も正常化した．

鉄則 4 若い女性に四肢末梢の non-pitting edema と著明な好酸球増加症をみたら，好酸球性血管性浮腫を考えよう．

もっと知りたい　好酸球性血管性浮腫[4]

- 1984 年に Gleich らにより episodic angioedema associated with eosinophilia（N Engl J Med 310：1621-1626, 1984）として提唱された疾患．日本では再発しない例が多い．
- 稀な疾患だと思われているが，一般外来で稀ならず遭遇する．
- 当院では 5 年間で 19 例を経験した．その特徴を列挙すると，①若い女性（平均 28 歳），②急激な四肢遠位部の著明な non-pitting edema で発症，③初診時から著明な好酸球増加（3,528〜17,212/μL），④ほとんどが無治療で自然治癒，⑤浮腫は発症 2〜3 週目がピークで以後改善，⑥好酸球増加は 3〜4 週目がピークで 8 週目には全例 3,000/μL 以下に減少．

プラクティス 4 の　教訓

著明な好酸球増加症を呈する「好酸球性血管性浮腫」を記憶しよう．

プラクティス 5　　34 歳女性．好塩基球増加．　　頻度 ★☆☆　緊急度 ★☆☆

健康診断で好塩基球増加を指摘され，当院血液内科に紹介受診．全身状態は良好．
1 年前の健診結果：WBC 5,800/μL（STAB 1.5，SEG 58.0，EOS 0.5，BASO 8.5，LY 26.0，MONO 5.5％），Hb 15.2 g/dL，PLT 35.1 万/μL．
今回の健診結果：WBC 7,400/μL（MYELO 0.5，STAB 1.5，SEG 54.0，EOS 2.5，BASO 13.5，LY 26.5，MONO 1.5％），Hb 14.7 g/dL，PLT 38.6 万/μL，他の検査所見に異常なし．

Q1 好塩基球増加の原因として最も疑われる疾患は？

A1 CML.

- 好塩基球は 1 年前も 8.5％（絶対数 493/μL）と増加し，今回は 13.5％（絶対数 999/μL）とさらに増加している．
- 自覚症状なく 1 年以上高度の好塩基球増加が続き，今回は骨髄球 0.5％も出現していることから，他疾患に伴う反応性の好塩基球増加は考えにくく，CML を疑った．

Q2 CML を確定する検査は？

A2 Ph 染色体陽性，BCR-ABL 融合遺伝子陽性の確認．

- FISH 法による 9;22 転座（BCR-ABL）の解析で，BCR-ABL 陽性細胞を 64.9％に認めた．
- ビタミン B_{12} は 5,100 pg/mL と著増し，NAP も低下しており，CML として合致．
- すぐにイマチニブを開始し，1 か月後には好塩基球は正常化した．

鉄則 5 慢性の高度好塩基球増加をみたら，まず慢性骨髄性白血病（CML）を疑おう．

ココが point 好塩基球増加（＞100/μL）の原因[1]

- 好塩基球数が 100/μL 以上であれば，好塩基球増加と判断する．
- 一過性の軽度の増加はしばしばみられるが，その多くは反応性増加である．
- 慢性的に高度の増加があれば，腫瘍性の血液疾患を考える．その代表が CML である．

表 47 好塩基球増加をきたす疾患

血液疾患
　慢性骨髄性白血病，真性赤血球増加症，骨髄異形成症候群，Hodgkin リンパ腫，マクログロブリン血症，急性好塩基性白血病
アレルギー疾患
その他
　甲状腺機能低下症，潰瘍性大腸炎，水痘など

プラクティス 5 の 教訓

原因不明の高度の好塩基球増加で発症する CML を見逃さない．

✓ 最終チェック

❶ 異型リンパ球増加（10％以上または1,000/μL以上）をみたら何を疑う？
➡ **伝染性単核球症とCMV感染症！**

❷ 白赤芽球症と播種性血管内凝固症候群（DIC）をみたらまず何を疑う？
➡ **癌の骨髄転移と造血器腫瘍！**

❸ 原因不明の好酸球増加症をみたらまず何を疑う？
➡ **アレルギー反応（特に薬剤や健康食品が原因）！**

❹ 若い女性に四肢末梢のnon-pitting edemaと著明な好酸球増加症をみたら何を考える？
➡ **好酸球性血管性浮腫！**

❺ 慢性の高度好塩基球増加症をみたらまず何を疑う！
➡ **慢性骨髄性白血病（CML）！**

参考文献
1) 岡田　定：誰も教えてくれなかった血算の読み方・考え方．医学書院，2011，pp75-113
2) 岡田　定，西原崇創（編）：内科レジデントアトラス．医学書院，2001，p204, p220
3) 樋口敬和：その他の白血球分画異常．今日の臨床サポート，2013
4) 岡田　定：好酸球性血管性浮腫．JIM 11：338-340, 2001
5) ローレンス・ティアニー：ティアニー先生のベスト・パール．医学書院，2011，p67

（岡田　定）

5 白血球減少症
——まずウイルス感染症を疑おう

鉄則

1. 軽度の白血球減少症と異型リンパ球をみたら，まずウイルス感染症を疑おう．
2. 一断面の情報だけでなく時間軸の情報で診断しよう．
3. 重症感があり白血球減少症と異型リンパ球を認めれば，急性HIV感染症を見逃さない．
4. 白血球減少症の鑑別疾患に鉄欠乏性貧血を加えよう．

- 外来で白血球減少症を診たときの対応を身につけよう．
- 原因はウイルス感染症が圧倒的に多いが，見逃しやすい疾患もある！

プラクティス1　45歳男性．白血球減少症．　　頻度 ★★　緊急度 ★★

他院の健康診断で白血球減少症を指摘され紹介受診．特に自覚症状なく全身状態は良好．リンパ節腫脹や肝脾腫は認めない．
紹介状のデータ：WBC 1,700/μL（STAB 1.5，SEG 39.5，EOS 9.0，BASO 2.0，LY 29.5，MONO 17.0，AL 1.5％），Hb 15.0 g/dL，PLT 8.1万/μL，CRP 0.49 mg/dL，他は正常．

Q1　白血球数1,700/μLと減少を認めるが，原因をどう考えるか？

A1　ウイルス感染症を疑う．

- 白血球減少症で特に好中球が39.5％と減少し，異型リンパ球が1.5％と出現．血小板も8.1万/μLと減少．CRPは0.49 mg/dLとごく軽度の増加．
- 以上の所見を呈する原因として最もありそうなのは，ウイルス感染症である．
- しかし，本人は，風邪症状はなかったという．

Q2　ウイルス感染症でないとすれば，どのような疾患がありうるか？

A2　再生不良性貧血（AA），骨髄異形成症候群（MDS），急性白血病など．

- 白血球減少症（好中球減少症），血小板減少症からは，AA，MDS，急性白血病などの造血器疾患の可能性がある．肝硬変による脾機能亢進症もありうる．
- この時点で造血器疾患を否定するためには骨髄検査が必要だが行わなかった．

【Q3】外来でどう対応するか？

【A3】1～2週間後に血液検査を再検する．

- 外来受診日は健診の4日後だったが，WBC 3,300/μL（SEG 58.5，EOS 3.5，LY 28.5，MONO 9.5%），Hb 14.9 g/dL，PLT 12.6万/μL と，白血球減少（好中球減少）は回復傾向で，異型リンパ球は消失し，血小板減少も回復傾向であった．
- 2週間後には WBC 4,800/μL（分画正常），Hb 13.7 g/dL，PLT 14.8万/μL と正常化した．
- 以上の経過より，白血球減少症の原因として造血器疾患は否定された．ウイルス感染症の症状はなかったが，ウイルス感染症の存在が最も考えられた．

鉄則① 軽度の白血球減少症と異型リンパ球をみたら，まずウイルス感染症を疑おう．

鉄則② 一断面の情報だけでなく時間軸の情報で診断しよう．

ココがpoint 白血球減少症

- 白血球減少症には，好中球減少症（好中球＜1,500/μL）とリンパ球減少症（リンパ球＜1,500/μL）がある．

表48 好中球減少症（好中球＜1,500 μL）の原因

感染症
ウイルス感染症，重症感染症，腸チフスなど
薬剤
抗腫瘍薬，抗甲状腺薬など
自己免疫疾患
全身性エリテマトーデス，Felty症候群
血液疾患
鉄欠乏性貧血，再生不良性貧血，骨髄異形成症候群，急性白血病，巨赤芽球性貧血など
脾機能亢進症
肝硬変，Banti症候群

色字は頻度が高い疾患．

表49 リンパ球減少症（リンパ球＜1,500/μL）の原因

感染症
　HIV感染症，結核
造血器疾患
　再生不良性貧血，Hodgkinリンパ腫
薬剤
　抗腫瘍薬，ステロイド，免疫抑制薬
その他
　放射線照射，全身性エリテマトーデス

ココがpoint　診断を時間軸で考える

- 現時点の情報だけでは診断できなくても，時間経過の情報を加えることにより容易に診断できることがある．
- 本例のようなウイルス感染症による一過性の血算の異常は，その例である．
- 本例の紹介状の情報だけでは造血器疾患の可能性が残る．しかし全身状態と血算の異常の程度からは仮に造血器疾患であっても，1〜2週間経過をみることのリスクは高くない．
- 初診の段階で造血器疾患を除外するためには骨髄検査まで必要だが，1〜2週間後に血算を再検するだけで造血器疾患は容易に除外できる．
- もちろん，本例と違って緊急性や重篤性が高い疾患が考えられる場合は，一刻を争って診断に迫る必要がある．
- 症状，身体所見，検査所見の情報を，一断面だけでなく時間軸で診断しよう．

ココがpoint　医学的決断を規定する4つの因子[6]

- 医学的決断を規定する4つの因子とは，①緊急性，②重篤性，③有病率，④治療可能性．
- 緊急性とは，治療開始までのスピードが予後にどれだけ影響するかどうか．好中球が500/μL以下で発熱があれば，緊急性は高く緊急の対応が必要．
- 重篤性とは，生命や臓器機能に大きな影響のある病態・疾患が存在するかどうか．血小板が0.5万/μLであれば，生命に関わる重篤な出血のリスクが高く緊急の対応が必要．
- 有病率とは，その疾患がどれくらいの確率で存在するかどうか．本例の紹介状と初診時の血算を対比すれば，造血器疾患の確率はかなり低いと判断される．
- 治療可能性とは，治療介入で予後をどれくらい変えうるかどうか．本例のように良性のウイルス疾患の可能性が高ければ治療介入の必要はなく，時間軸を使って診断できる．

プラクティス1の　教訓

軽度の白血球減少症（好中球減少症）をみたら，まずはウイルス感染症を疑って1〜2週間経過をみてみよう．

プラクティス2　　30歳男性．白血球減少症と血小板減少症．　頻度 ★☆☆　緊急度 ★★★

1週間ほど続く水様便と38℃台の発熱あり，他院でシプロフロキサシンとアセトアミノフェンを処方された．解熱したが白血球減少症と血小板減少症があり当院に紹介受診．
WBC 1,700/μL（NE 51.0，EOS 0.5，BASO 0.5，LY 43.0，MONO 3.0，AL 2.0％），
Hb 14.8 g/dL，PLT 5.7万/μL，CRP 0.36 mg/dL，AST 176 U/L，ALT 104 U/L，LDH 592 U/L．

【Q1】 白血球1,700/μLの減少と血小板5.7万/μLの減少があるが，疑わしい疾患は？

【A1】 何らかのウイルス感染症．

- 白血球減少症（好中球減少症）があり異型リンパ球も出現している．CRPは0.36 mg/dLとごく軽度の増加であり，何らかのウイルス感染症が疑わしい．
- しかし，通常のウイルス感染症にしては，1週間も水様便と38℃台の発熱が続き，肝機能障害も認めることは異様である．

【Q2】 通常のウイルス感染症として対応してよいか？

【A2】 No！　急性HIV感染症を除外する必要がある．

- 急性HIV感染症を疑って丁寧に問診すると，男性同性愛者であることがわかった．
- 性行為時の感染予防はなく，最後の性交渉は症状発現の2週間前だったという．
- 以上より強く急性HIV感染症を疑った．

【Q3】 急性HIV感染症を確定するための検査は？

【A3】 HIV抗体，HIV-RNA．

- リスク行為から1〜2か月以内ではHIV抗体はまだ陰性のことがあり，より早期に陽性になるHIV-RNA検査も必要．
- 本例ではHIV抗体は陰性で，HIV-RNAは1.0×10^{6}コピー/mL以上と陽性であることが判明し，急性HIV感染症と診断．

- CMV-IgM 抗体も陽性であり，急性サイトメガロウイルス（CMV）感染症の共感染も判明した．

鉄則 3 重症感があり白血球減少症と異型リンパ球を認めれば，急性 HIV 感染症を見逃さない．

ココがpoint　急性 HIV 感染症の診断

- 急性 HIV 感染症でよくみられる症状は，発熱，リンパ節腫脹，咽頭炎，発疹，筋肉痛，下痢，頭痛などである．
- 症状だけでは通常のウイルス感染症と区別がつかないが，重症感のあることが多い．
- HIV に感染して 2～6 週間後に患者の 4～9 割が上記の症状を呈するが，多くは 1～2 週間の経過で自然に軽快する．そのため，本症を疑わなければ容易に見逃すことになる．
- 本例のように白血球減少，異型リンパ球出現，血小板減少をきたす．また伝染性単核球症様症状を呈することもあり，Epstein-Barr ウイルス（EBV）感染や CMV 感染でなければ積極的に疑うべきである．
- HIV の急性感染期では HIV スクリーニング検査は陰性のことが多いので，疑わしければ HIV-RNA の検査も必要．
- HIV 曝露の危険が最も高いのは，HIV 感染者あるいは HIV 感染のリスクのある人との性的接触である．その他，薬物静注に使用する道具の共有，粘膜や傷のある皮膚への汚染の可能性のある血液接触などがある．丁寧な問診が診断の手掛かりになることが多い．
- 急性 HIV 感染症をみたら，他の性感染症にも注意が必要．淋病，クラミジア，梅毒，ヘルペス，尖圭コンジローマ，B 型肝炎，C 型肝炎などを，約 30％で合併している．

プラクティス 2 の 教訓

急性 HIV 感染症は見逃しやすい．重症感のあるウイルス感染症をみたら，積極的に疑って丁寧な問診をしよう．

プラクティス 3　32 歳女性．白血球減少症，貧血．

頻度 ★★　緊急度 ★

中学生の頃から貧血があったということだが，最近特に疲れやすくなり外来受診．
WBC 2,800/μL（NE 62.5，EOS 4.0，BASO 1.5，LY 29.5，MONO 2.5％），Hb 6.5 g/dL，MCV 60.6 fL，PLT 22.7 万/μL．

[Q1] ヘモグロビンが 6.5 g/dL と高度の貧血があるが，どのような貧血か？

[A1] 鉄欠乏性貧血．

- 月経のある女性の慢性貧血で，MCV 60.6 fL の高度小球性貧血であり，鉄欠乏性貧血の可能性が高い．
- 本例ではフェリチンが 0.5 ng/mL 以下と高度の低下があり，鉄欠乏性貧血と確定した．

[Q2] 白血球は 2,800/μL と軽度減少しているが，鉄欠乏性貧血と関連があるか？

[A2] Yes！ 鉄欠乏性貧血で白血球減少症をきたすことがある．

- 鉄欠乏性貧血があると，白血球減少症をきたすことがあるのはよく知られている．
- 本例では，鉄剤の開始により 1 か月後には白血球 4,600/μL，ヘモグロビン 9.2 g/dL，4 か月後には白血球 5,900/μL，ヘモグロビン 14.2 g/dL と，白血球減少症も貧血も改善した．

ココがpoint　鉄欠乏性貧血での白血球数と血小板数

- 鉄欠乏性貧血があると，白血球数は正常または軽度減少する．ただし，活動性の出血があれば白血球数は増加する．
- 白血球のなかでは特に好中球が減少し，少数の過分葉好中球を認めることもある．
- 鉄欠乏性貧血があると，血小板数は軽度増加することが多い．ただし重症貧血では減少傾向になる．

もっと知りたい　好中球減少症の原因[5]

- ブラジルの大学病院の外来で，好中球減少（コーカシア系では 1,800/μL 未満，アフリカ系では 1,500/μL 未満）のある 97 人（平均年齢 40 歳，18〜78 歳）を対象として，総合的なアプローチによって好中球減少症の原因が明らかになるかを検討した．
- 問診，診察，血液・生化学・免疫・感染症・骨髄検査，胸部 X 線，腹部エコーなどが施行された．
- 結果は，慢性特発性好中球減少症 34.0％，化学物質への曝露 16.5％，感染症 9.3％，自己免疫性疾患 9.3％，血液疾患 7.3％，甲状腺疾患 8.2％，人種によるもの 7.2％，薬剤性 2.1％，周期性好中球減少症 2.1％，鉄欠乏 2.1％

と診断された.
- 感染症,自己免疫性疾患,血液疾患,甲状腺疾患,鉄欠乏が原因の場合は,原因治療により好中球の増加が得られた.

鉄則 4 白血球減少症の鑑別疾患に鉄欠乏性貧血を加えよう.

プラクティス3の 教訓

鉄欠乏性貧血に合併する白血球減少症は,鉄剤の治療により改善する.

✓ 最終チェック

❶ 軽度の白血球減少症と異型リンパ球をみたら,まず何を疑う?
➡ **ウイルス感染症!**

❷ 一断面の情報だけでなくどのような情報で診断する?
➡ **時間軸の情報!**

❸ 重症感があり白血球減少症と異型リンパ球を認めたら,何を見逃さない?
➡ **急性HIV感染症!**

❹ 鉄欠乏性貧血で白血球減少症をきたすことがある?
➡ **Yes!**

参考文献

1) 岡田 定:誰も教えてくれなかった血算の読み方・考え方.医学書院,2011,pp114-123
2) 日本血液学会(編):血液専門医テキスト.南江堂,2011,pp337-339
3) 樋口敬和:好中球減少.今日の臨床サポート,2013
4) Noel P, Jaben EA:Neutropenia. In:Rodgers GP, Young NS:The Bethesda Handbook of Clinical Hematology, 3rd ed, Lippincott Williams & Wilkins, Philadelphia, 2013, pp401-403
5) Lima CSP, Paula EV, Takahashi T, et al:Causes of incidental neutropenia in adulthood. Ann Hematol 85:705-709, 2006
6) 前野哲博,松村真司(編):帰してはいけない外来患者.医学書院,2012,pp1-30

(岡田 定)

6 血小板減少症
―― 検査結果で血小板が少なかったらどうする？

鉄則

1. 血小板減少症の患者をみたら，出血傾向を確認して再検しよう．
2. 血小板2万/μL以下は，原則，緊急対応．
3. 血小板減少症をみたら，最低限，血算（白血球分画，網赤血球も），PT，APTT，フィブリノゲン，D-ダイマー（FDP）は調べよう．
4. 白血球と赤血球の異常にも注意．
5. 薬剤使用歴（頓用薬，市販薬，サプリメントも含めて）をよく問診しよう．
6. 「血小板減少＝出血性疾患」ではない．血小板減少を伴う血栓性疾患もある．

- 偽性血小板減少症にだまされるな．
- 緊急対応が必要かどうか判断できるようになろう．
- 慢性肝疾患の血小板減少では，5万/μL以下は少ない．
- 薬剤性血小板減少症は見逃されやすい．

プラクティス1 　30歳男性．生来健康．　　　頻度 ★★☆　緊急度 ★☆☆

健康診断で血小板数2.7万/μLと血小板減少を指摘された．近医での再検でも血小板数1.1万/μLであり，至急の受診を指示されて来院．出血症状は特になく，2日前にテニスをしたが問題なかったという．
WBC 4,600/μL，Hb 15.9 g/dL，PLT 1.1万/μL．

- 血小板数が1.1万/μLと著明な血小板減少を認める．
- しかし，出血傾向はなく白血球と赤血球にも異常を認めない．

Q1 まず行うことは？

A1 血小板数の再検！

- 血小板数の再検を行う．
- EDTA依存性偽性血小板減少症の可能性を考慮して，末梢血塗抹標本での血小板凝集像の確認，EDTA以外の抗凝固薬（フッ化ナトリウム，クエン酸ナトリウム，ヘパリンなど）を用いた採血も行う．

鉄則1 血小板減少症の患者をみたら，出血傾向を確認して再検しよう．

> **ココがpoint 血小板減少症の患者をみたら，まず以下のことを確認する**
> ①出血傾向の有無
> ②血小板数の再検
> ③末梢血塗抹標本の鏡検（血小板凝集像がないか）
> ④白血球と赤血球の異常について確認

- 本例では，末梢血塗抹標本の鏡検で血小板の凝集像を認めた．
- 抗凝固薬としてフッ化ナトリウムを用いて再検したところ，血小板数は15.1万/μLであった．
- EDTA依存性偽性血小板減少症と診断した．

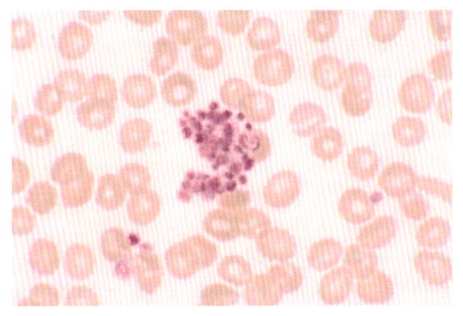

図30 EDTA依存性偽性血小板減少症でみられた血小板凝集像
EDTA依存性偽性血小板減少症の末梢血標本．血小板の凝集像がみられる．

Q2 対応は？

A2 治療は必要ない．今後の採血でも偽性血小板減少症を認める可能性が高いが，心配ないことを説明する．

> **もっと知りたい　EDTA 依存性偽性血小板減少症について**[3]
> - EDTA 依存性偽性血小板減少症は，0.1～0.2%（1,000 人に 1～2 人）にみられる．
> - EDTA により血小板表面の抗原のエピトープが変化して，免疫グロブリンと反応して凝集する．
> - そのため，自動血球計算装置が凝集した血小板を血小板と認識しないために，カウントされる血小板数が減少して偽性血小板減少症をきたす．
> - 採血後の時間によって凝集の程度が異なり（60～90 分で最大），血小板数が変動する．
> - カウントでは血小板減少を認めるが，当然，出血傾向は認めない．
> - 白血球と赤血球は正常．

プラクティス 1 の 教訓

血小板減少をみたら，本当に血小板が減少しているのかを確認する！　EDTA 依存性偽性血小板減少症以外にも，検体の一部凝固でもカウント上血小板減少をきたすことがある．

プラクティス 2　49 歳女性．　頻度 ★★☆　緊急度 ★☆☆

半年前にくも膜下出血でクリッピングを施行し，バルプロ酸ナトリウム（デパケン®）を開始した．その後，徐々に血小板減少が進行し血液内科にコンサルト．出血症状は認めていない．
WBC 5,400/μL（SEG 50.0，EOS 1.0，BASO 0.5，LY 43.5，MONO 5.0%），Hb 12.8 g/dL，PLT 6.4 万/μL，PT-INR 0.90，APTT 30.8 秒（基準値：25.0～36.0 秒），フィブリノゲン 280.0 mg/dL，D-ダイマー＜0.5 μg/mL．

【Q1】 対応は？

【A1】 緊急性はないが，血小板減少の原因について精査する．

- 血小板数は 6.4 万/μL と血小板減少を認めるが，出血傾向はない．
- 血小板減少を認めるのは以下の状況がありうるが，緊急性はさまざまである．
  ①出血症状を認める患者で検査したら，血小板減少を認めた．
  ②出血症状以外の理由で検査したら，血小板減少を認めた．
  ③健診などで偶然，血小板減少を認めた．

鉄則 ❷　血小板 2 万/μL 以下は，原則，緊急対応．

ココがpoint 他の血球に異常がない血小板減少に対する対応

- 血小板数10万/μL以上で出血傾向がない場合，通常は経過観察．
- 血小板数5～10万/μLの場合，精査が必要．
- 血小板数5万/μL以下の場合は精査・治療が必要．
- 血小板数2万/μL以下の場合は緊急の対応が必要．

- 緊急性を判断したら，血小板減少の原因を考える．
- 本例では，白血球分画も含め血小板以外の血球に明らかな異常は認めず，フィブリノゲン，PT，APTTも正常範囲だった．

Q2 血小板の減少の原因は？

A2 薬剤性血小板減少症が疑われる．

Q3 血小板減少症のスクリーニングで最低限必要な検査は？

A3 血算（白血球分画，網赤血球も），PT，APTT，フィブリノゲン，D-ダイマー（FDP）．

鉄則 3 血小板減少症をみたら，最低限，血算（白血球分画，網赤血球も），PT，APTT，フィブリノゲン，D-ダイマー（FDP）は調べよう．

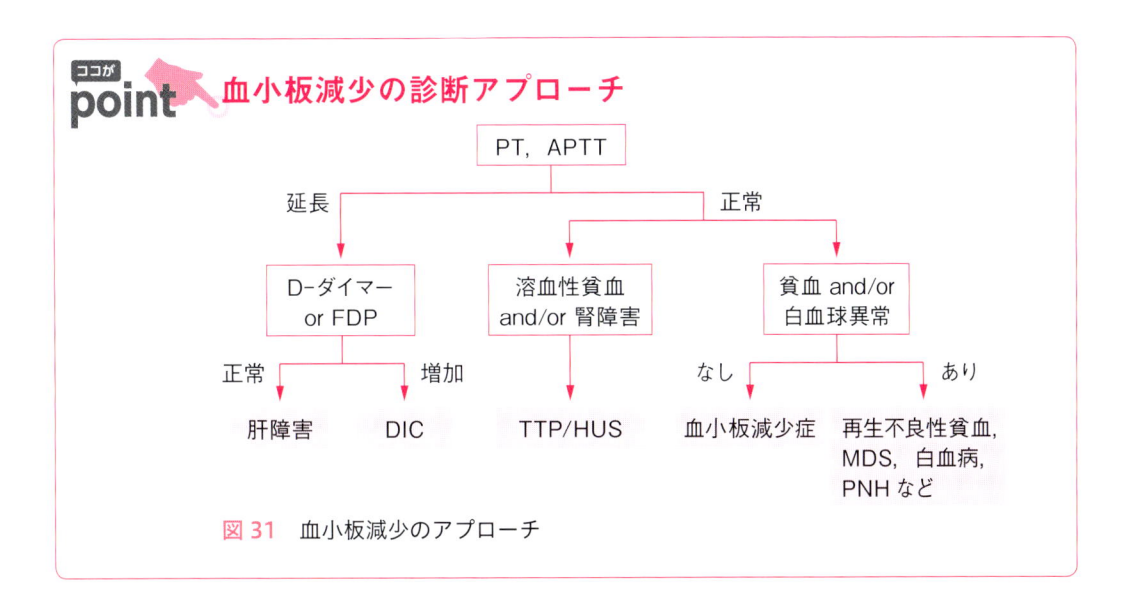

ココがpoint 血小板減少の診断アプローチ

```
              PT, APTT
        延長 ↙        ↘ 正常
    D-ダイマー      溶血性貧血      貧血 and/or
    or FDP         and/or 腎障害    白血球異常
   ↙正常  ↘増加         ↓           ↙なし  ↘あり
  肝障害   DIC        TTP/HUS     血小板減少症  再生不良性貧血,
                                              MDS，白血病，
                                              PNHなど
```

図31 血小板減少のアプローチ

- 本例の追加検査では溶血を示唆する所見なく，腎障害も認めなかった．また，血小板以外の血球に異常なく，血小板減少症単独と考えられる．
- デパケン®を半年前に開始してから徐々に血小板減少が進行していることから，薬剤性血小板減少症が疑われる．

鉄則 ❹ 白血球と赤血球の異常にも注意．

- 血小板減少をきたす原因は，
  ① 骨髄での血小板の産生低下
  ② 末梢での破壊亢進や消費
  ③ 血小板の分布異常（脾臓にプールされて末梢血に出てこない）が主である．

表50 血小板減少の原因

血小板産生低下	血小板破壊亢進・消費	血小板分布異常	その他の原因
巨核球の低形成 ・再生不良性貧血 ・骨髄浸潤（造血器腫瘍，骨髄転移） ・抗腫瘍薬や放射線療法の副作用 ・ウイルス感染症（EBV，CMV，VZV，HIVなど） **無効造血** ・巨赤芽球性貧血 ・骨髄異形成症候群 ・発作性夜間ヘモグロビン尿症	**免疫性機序** ・免疫性血小板減少症 ・同種免疫性血小板減少症 ・二次性血小板減少症（全身性エリテマトーデス，リンパ増殖性疾患など） ・薬剤性免疫性血小板減少症（キニジン，ヘパリンなど） **非免疫性機序** ・播種性血管内凝固症候群 ・血栓性血小板減少性紫斑病/溶血性尿毒症症候群	・脾機能亢進症（肝硬変，Banti症候群など）	**血小板の喪失または希釈** ・大量輸血後など **先天性（遺伝性）血小板減少症** ・先天性無巨核球性血小板減少症 ・May-Hegglin異常 ・Bernard-Soulier症候群 ・Wiskott-Aldrich症候群

鉄則 ❺ 薬剤使用歴（頓用薬，市販薬，サプリメントも含めて）をよく問診しよう．

> **ココがpoint 最近の感染症，薬剤使用歴についてよく問診する**
> - 出血の既往歴と家族歴，最近の感染症，旅行歴，薬剤使用歴について詳しく問診する．
> - 血小板減少をきたす可能性のある薬剤は多い．
> - 特に，最近（1か月以内で）開始した薬剤や間欠的に使用する薬剤が原因として多い．
> - 患者が自分で購入している市販薬やサプリメントが原因になることも多く，処方薬以外の薬剤もしっかり問診する．

もっと知りたい 薬剤性血小板減少症について[4]

- さまざまな薬剤が血小板減少の原因として報告されている．ヘパリン，キニン，抗リウマチ薬，抗菌薬，抗痙攣薬，H_2ブロッカー，NSAIDs，利尿薬，免疫抑制薬が多い．
- 機序として下記の①，②があるが，「薬剤依存性抗体による破壊」が大部分である．
  ①薬剤依存性抗体による産生抑制，破壊
  ②非免疫機序による破壊
- 診断の確定は通常困難である．
- 薬剤を中止して血小板の増加を認めることにより診断される場合が多い．
- 治療は被疑薬の中止である．

プラクティス2の 教訓

血小板減少をみたら緊急性を判断して対応を考える！

プラクティス3 31歳女性． 頻度 ★ 緊急度 ★★★

1か月前から前腕に点状出血が出現し，3日前には鼻出血を認め点状出血の範囲が拡大した．近医で血小板数3,000/μLを指摘され紹介受診．
WBC 4,800/μL，Hb 13.2 g/dL，PLT 3,000/μL，PT-INR 1.10，APTT 32.1秒（基準値：25.0〜36.0秒），フィブリノゲン 310.0 mg/dL，D-ダイマー 0.61 μg/mL．

- 血小板数が3,000/μLと著明な血小板減少を認め，出血傾向も伴っている．

Q1 対応は？

A1 緊急に精査・治療を開始する！

- 血小板減少はあるが，PT，APTTが正常で，赤血球と白血球の異常はない．
- 何らかの原因による血小板単独の減少症である．
- 血小板減少が著明で出血症状を伴っており，緊急の精査・治療が必要．

鉄則 ② 血小板2万/μL以下では，原則，緊急対応．

- 白血球分画に異常なく，末梢血塗抹標本では血小板凝集像はなかった．
- 他に血小板減少をきたす疾患は否定的であり，特発性血小板減少性紫斑病（免疫性血小板減少症：ITP）と診断し，副腎皮質ホルモンによる治療を開始した．

プラクティス3の 教訓

全身性疾患の可能性がなく，血小板以外の血球に異常がなければ，ITP をまず考える．

プラクティス4　34 歳女性．　頻度 ★☆☆　緊急度 ★★★

家人から眼が黄色いことを指摘され，近医眼科で血液の異常と言われ紹介受診．2 日前に一時的に集中力の低下を自覚した．出血傾向には気づいていない．
WBC 5,200/μL，Hb 6.8 g/dL，PLT 6,000/μL，Ret 8.09％，PT-INR 1.04，APTT 35.1 秒（基準値：25.0～36.0 秒），フィブリノゲン 268.8 mg/dL，D-ダイマー＜0.5 μg/mL，Cr 0.95 mg/dL，T-Bil 4.4 mg/dL（D-Bil 0.3 mg/dL），LDH 570 U/L．

Q1　考えられる疾患と対応は？

A1　血栓性血小板減少性紫斑病（TTP）と血漿交換！[5, 6]

- 網赤血球増加，間接ビリルビンと LDH 上昇を伴った貧血であり，溶血性貧血と血小板減少が同時に存在していると考える．
- TTP/溶血性尿毒症症候群（HUS）の可能性が高く，腎障害を伴っていないので TTP が疑われた．
- 末梢血液塗抹標本で破砕赤血球を認めた．
- 緊急入院して TTP の診断で血漿交換を開始した．
- TTP は，血小板減少，溶血性貧血，腎機能障害，発熱，動揺性精神神経症状（Moschcowitz の 5 徴）を特徴とするが，すべてが揃うことは少ない．
- 早期診断，早期治療が重要であり，5 徴すべてが揃わなくても治療を開始する．
- 破砕赤血球を伴う細血管障害性溶血性貧血と血小板減少症を認めたら，TTP の可能性が高いと考えて血漿交換を考慮する．
- 腎機能障害，動揺性精神神経症状は，血小板血栓による症状である．
- 本例で 2 日前に自覚した集中力の低下は，動揺性精神神経症状だったと考えられる．

鉄則 ❻　「血小板減少＝出血性疾患」ではない．血小板減少を伴う血栓性疾患もある．

ココがpoint　血小板数減少を伴う血栓性疾患

- 血小板減少を伴う血栓性疾患には以下のような疾患がある．
  - ①TTP/HUS
  - ②播種性血管内凝固症候群（DIC）
  - ③抗リン脂質抗体症候群（anti-phospholipid antibody syndrome；APS）
  - ④ヘパリン起因性血小板減少症（HIT）

プラクティス4の　教訓

TTPは5徴がすべて揃うことは稀．細血管障害性溶血性貧血と血小板減少症を認めたら，TTPを積極的に疑って治療を開始する．

プラクティス5　43歳男性．

頻度 ★　　緊急度 ★★★

アルコール性肝硬変で入院歴がある．数日前からの呼吸困難が増強し来院．出血症状はない．WBC 9,300/μL，Hb 8.1 g/dL，MCV 76.1 fL，PLT 74,000/μL，PT-INR 1.74，APTT 29.9秒（基準値：25.0〜36.0秒），フィブリノゲン 168.2 mg/dL，D-ダイマー 1.1 μg/mL，T-Bil 14.2 mg/dL，ALP 461 U/L，LDH 275 U/L，AST 86 U/L，ALT 37 U/L，γGTP 98 U/L．

Q1 血小板減少と貧血の原因は？

A1 脾機能亢進症と消化管出血．

- T-Bil高値でPT延長もある肝硬変であり，非代償性肝硬変と考えられる．
- D-ダイマーの明らかな上昇はなく，肝障害に伴う血小板減少の可能性が最も高い（図31）．
- 肝硬変による門脈圧亢進症と脾臓うっ血のために脾機能亢進症をきたし，血小板が脾臓に貯留して循環血小板数が減少している病態を考える．
- 脾機能亢進症だけで血小板数が5万/μL以下に減少することは少ないが，凝固因子の低下も伴うため出血傾向をきたすことが多い．
- 食道静脈瘤からの出血が疑われ，軽度のMCVの低下があることから慢性的な出血による鉄欠乏性貧血の合併が考えられる．

Q2 対応は？

A2 上部消化管内視鏡検査．

- 上部消化管内視鏡検査を行い，静脈瘤を確認して可能なら止血処置を行う．
- 血小板減少については経過観察とするが，止血困難の場合は，血小板，新鮮凍

結血漿（FFP）輸血を考慮する．
- 呼吸困難もあることから，胸水貯留の可能性もある．
- 貧血が呼吸困難の原因と判断されれば，赤血球輸血も考慮する．

プラクティス5の 教訓

肝硬変に伴う脾機能亢進症による血小板減少では凝固因子の低下を伴う．血小板数だけでは出血の危険性を評価できない．

☑ 最終チェック

❶ 血小板減少症をみたらまず行うことは？
➡ 出血傾向を確認して，血小板を再検！

❷ 緊急対応が必要な血小板数は？
➡ 2万/μL 以下！

❸ 血小板減少症のスクリーニングで最低限必要な検査は？
➡ 血算（白血球分画，網赤血球も），PT，APTT，フィブリノゲン，D-ダイマー（FDP）！

❹ 血算で確認することは？
➡ 白血球と赤血球の異常！

❺ 注意して問診すべきことは？
➡ 頓用薬，市販薬，サプリメントを含めた薬剤使用歴！

❻ 「血小板減少＝出血性疾患」？
➡ No！ 血小板減少を伴う血栓性疾患もある．

参考文献

1) Sekhon SS, Roy V：Thrombocytopenia in adults；a practical approach to evaluation and management. South Med J 99：491-498, 2006
2) Stasi R：How to approach thrombocytopenia. Hematology (Am Soc Hematol Educ Program) 2012：191-197, 2012
3) 米山彰子，中原一彦：偽性血小板減少症と真の血小板減少との鑑別．日本臨牀 61：569-574, 2003
4) Aster RH, Bougie DW：Drug-induced immune thrombocytopenia. N Engl J Med 357：580-587, 2007
5) George JN：How I treat patients with thrombotic thrombocytopenic purpura；2010. Blood 116：4060-4069, 2010
6) 藤村吉博：血栓性血小板減少性紫斑病．臨床血液 53：185-195, 2012

（樋口敬和）

7 血小板増加症

―― 本態性血小板血症の理解を深めよう

鉄則

1. 慢性の高度の血小板増加症をみたら，まず本態性血小板血症（ET）を疑おう．
2. 血液疾患に関連した偽性の検査値異常にだまされない．
3. ET の治療．血栓症発症の高リスク群ではハイドロキシウレア＋アスピリン．
4. ET のようにみえる慢性骨髄性白血病（CML）を見逃さない．
5. ET で貧血，白赤芽球症，脾腫，涙滴赤血球をみたら骨髄線維症を考える．

- 慢性の高度の血小板増加症を的確に鑑別診断できるようになろう．
- 特に本態性血小板血症（essential thrombocythemia；ET）の診断，治療がポイント．

プラクティス 1　74 歳女性．高度の血小板増加症．　頻度 ★　緊急度 ★★

2 か月前の健康診断で血小板が約 100 万/μL と高度の増加あり紹介受診．高血圧でカンデサルタンとアムロジピンを使用中．特に自覚症状はない．
WBC 8,900/μL（NE 70.5，EOS 4.5，BASO 3.5，LY 16.5，MONO 5.0％），Hb 13.6 g/dL，PLT 90.5 万/μL，Cr 0.61 mg/dL，Na 141 mEq/L，K 5.9 mEq/L，LDH 299 U/L，CRP 0.06 mg/dL，ビタミン B_{12} 1,400 pg/mL．

Q1 2 か月来，血小板が 90 万～100 万/μL と高度の増加があるが，可能性の高い 2 疾患は？

A1 ET と CML．

- 血小板高度増加，好塩基球増加，ビタミン B_{12} 増加からは，ET も CML も考えられる．
- 白血球数は 8,900/μL と軽度の増加であり，血小板だけの慢性の高度の増加からは，ET の可能性のほうが高い．

- CMLも除外できないが，CMLでは白血球数はより増加し骨髄球や後骨髄球が出現するのが一般的．

鉄則 ① 慢性の高度の血小板増加症をみたら，まず本態性血小板血症（ET）を疑おう．

ココがpoint 血小板増加症をみたら

- 血小板増加症をみたら，表51の疾患が鑑別疾患になる．
- 慢性の高度の血小板増加症では，クローナルな増加が考えられる．

表51 血小板増加症をきたす疾患

反応性増加
　鉄欠乏性貧血，急性・慢性炎症性疾患，外傷・外科手術後，脾摘後，膠原病，悪性腫瘍，薬剤（エピネフリン，サイトカイン製剤）
生理的増加
　運動，妊娠，分娩
クローナルな増加
　本態性血小板血症，慢性骨髄性白血病，真性赤血球増加症，原発性骨髄線維症，骨髄異形成症候群

色字は頻度が高い疾患．

Q2 K 5.9 mEq/L とカリウムの高値を認めるが，治療の必要は？

A2 治療の必要はない．

- 本例のように高度の血小板増加症があると，採血後の血液凝固に伴い血小板からカリウムが大量に流出して偽性高カリウム血症を呈する．
- 真性の高カリウム血症の存在は，腎機能正常，健診の心電図所見からも否定的．
- したがって，治療の必要はない．

ココがpoint 偽性の検査値異常あれこれ

- 血液疾患関連で偽性の検査値異常がしばしばみられる．
  ①偽性低酸素血症，偽性低血糖症
    白血病や真性赤血球増加症（PV）で，高度に増加した血球がスピッツ内で酸素や糖を消費することで生じる．
  ②偽性血小板減少症
    抗凝固薬（EDTA）の使用にもかかわらずスピッツ内で血小板凝集が生じることにより，血球計測器では血小板数が誤って低くカウントされる現象である．
  ③偽性高カリウム血症
    本例のような高度の血小板増加症でもみられるが，より多い原因は，採血後のスピッツ内での溶血である．

④偽性低ナトリウム血症
　　正浸透圧性（多発性骨髄腫，脂質異常症が原因）と高浸透圧性（高血糖，マンニトール・グリセオール使用が原因）がある．
⑤偽性汎血球減少症，偽性電解質異常
　　点滴をしている同じ腕からの採血で生じる．
⑥偽性 APTT 延長症
　　ヘパリンロックされた静脈留置ラインからの採血で生じる．
⑦体位性偽性貧血
　　臥位で採血するとヘマトクリットが低値になることがある（「もっと知りたい」参照）．

もっと知りたい　体位性偽性貧血[5]

- 臥位で採血するとヘマトクリットが低値になることがあり，体位性偽性貧血と呼ばれる．
- 28 人の健常者（男性 7 人，女性 21 人，平均年齢 33.6 歳）を対象とした研究がある．
    - ▶ 臥位と立位での血漿容量とヘマトクリットを測定した．
    - ▶ 臥位から立位への体位変換により，平均ヘマトクリットは $37.7\pm2.8\%$ から $41.8\pm3.2\%$ に増加（$p<0.001$）し，血漿容量は $2,770\pm460$ mL から $2,350\pm390$ mL に有意に減少した（$p<0.001$）．
    - ▶ これは，臥位から立位になると，相対的にヘマトクリットが $11.3\pm3.6\%$ 増加したことに相当．
    - ▶ 血漿容量の変化は，体位変換後 10〜15 分と急速に生じ，ヘマトクリットの変化は立位後 20 分以内に生じた．
- 臥位で認めた貧血は，血漿の変化によるものであり赤血球量に関係しないので体位性偽性貧血と呼ばれる．

鉄則❷　血液疾患に関連した偽性の検査値異常にだまされない．

Q3 CML を否定し，ET を積極的に診断するのに有用な 2 つの検査は？

A3 BCR-ABL 融合遺伝子検査と *JAK2* 遺伝子変異検査．

- 本例では FISH による BCR-ABL 融合遺伝子は陰性であり CML は否定された．
- *JAK2* V617F 遺伝子変異は陽性であり，クローナルな異常が証明された．
- 骨髄検査では，大型の巨核球が高度に増加し骨髄球系と赤芽球系の増生は認めなかった．骨髄異形成症候群（MDS）を疑う血球の形態異常もなかった．
- 以上より ET と診断した．

> **ココがpoint** 本態性血小板血症（ET）の診断と *JAK2* 遺伝子変異[3]
> - ET の WHO 診断基準（2008 年）は，下記の 4 つを満たすことである．
>   ①血小板数が 45 万/μL 以上．
>   ②巨核球の増生があり，骨髄球系と赤芽球系の増生はほとんどない．
>   ③PV，CML，原発性骨髄線維症（PMF），MDS を除外できる．
>   ④*JAK2* V617F などのクローナルな異常があるか，反応性血小板増加症の所見がない．
> - *JAK2* V617F 遺伝子変異の陽性率は，PV で 96％，ET で 55％，PMF で 65％，慢性骨髄単球性白血病（CMML）で 3〜9％といわれている[4]．

- 本例では上記診断基準の 4 つを満たした．

[Q4] 治療はどうする？

[A4] ハイドロキシウレアと少量アスピリン．

- 血栓症発症のリスクが問題になる．本例は血栓症の既往はないが，年齢が 74 歳（≧60 歳）であり高リスク群になる．
- したがって，ハイドロキシウレアと少量アスピリンを使用する．

> **ココがpoint** 本態性血小板血症（ET）の血栓症発症のリスクと治療[7]
> - 血栓症の発症リスクによって治療方針を決める．
>
> 表52 本態性血小板血症（ET）の血栓症発症のリスク
>
> | | |
> |---|---|
> | 低リスク群 | 以下のすべてを満たす
　年齢＜60 歳
　血栓症の既往なし
　血小板数＜150 万/μL |
> | 中リスク群 | 低リスク群でも高リスク群でもない |
> | 高リスク群 | 以下のいずれかを満たす
　年齢≧60 歳
　血栓症の既往あり
　血小板数≧150 万/μL |
>
> - 低リスク群と中リスク群は，経過観察あるいはアスピリン．ただし血小板数が 150 万/μL 以上の場合は，アスピリンはハイドロキシウレアで血小板を減少させてから使用する．
> - 高リスク群は，ハイドロキシウレアとアスピリン．

鉄則 ③ ET の治療．血栓症発症の高リスク群ではハイドロキシウレア＋アスピリン．

プラクティス1の 教訓

慢性の高度の血小板増加をみたらまず ET を考える．CML，PV，PMF，MDS が鑑別疾患になる．

プラクティス2

46歳男性．
高度の血小板増加症と白血球増加症．

頻度 ★　　緊急度 ★★

人間ドックで高度の血小板増加症と白血球増加症を指摘され紹介受診．自覚症状はない．WBC 14,000/μL（PRO 0.5，MYELO 1.0，META 0.5，SEG 64.5，EOS 1.0，BASO 11.0，LY 18.5，MONO 2.0，AL 1.0％），Hb 16.1 g/dL，PLT 174.3万/μL．

Q1 血小板 174.3万/μL，WBC 14,000/μL と増加しているが，可能性の高い2疾患は？

A1 ET と CML．

- 非常に高度の血小板増加症であり，まず ET を疑う．
- しかし，骨髄球・後骨髄球の出現と好塩基球 11.0％の増加もあり，CML も考えられる．
- FISH 法で BCR-ABL 融合遺伝子陽性（70.8％）が判明し，CML と診断．
- イマチニブの使用により，約1か月後には白血球 3,400 μL（好塩基球 2.5％），ヘモグロビン 14.9 g/dL，血小板 42.8万/μL と正常化した．

鉄則 ④ ET のようにみえる慢性骨髄性白血病（CML）を見逃さない．

ココが point　本態性血小板血症（ET）と慢性骨髄性白血病（CML）

- 両者とも白血球増加と血小板増加を認める．一般的には，ET では白血球増加よりも血小板増加が著明であり，CML では血小板増加よりも白血球増加が著明．その意味では，本例は非典型的．
- 両者とも好塩基球増加をきたすが，CML のほうが著明．CML では幼若好中球の出現が多い．
- Ph 染色体，BCR-ABL 融合遺伝子は，CML に特異的．
- ET か CML かで治療法が全く異なるので，両者の鑑別はとても重要．

> **プラクティス 2 の 教訓**
>
> 血小板が著増して一見 ET のようにみえる CML がある．

プラクティス 3　　69 歳男性．ET でフォロー中．　　頻度 ★☆☆　緊急度 ★☆☆

特に既往症はなく約 20 年前から血小板増加を指摘され，10 年前に ET と診断されている．少量アスピリン単剤で治療中である．

4 年前：WBC 6,200/μL (MYELO 0.5, META 0.5, STAB 0.5, SEG 72.0, EOS 2.0, BASO 1.0, LY 16.5, MONO 7.0%), Hb 11.0 g/dL, MCV 87.1 fL, PLT 84.8 万/μL, Ret 1.64%．

今回：WBC 6,100/μL (Erbl 3/100 WBC, MYELO 2.0, META 1.0, STAB 1.5, SEG 84.5, BASO 1.5, LY 6.5, MONO 3.0%), Hb 9.5 g/dL, MCV 88.8 fL, PLT 61.7 万/μL, Ret 1.41%．

Q1　4 年前と今回の血算では，何が変化しているか？

A1　ヘモグロビンが 11.0 g/dL から 9.5 g/dL に低下，血小板も 84.8 万/μL から 61.7 万/μL に低下，赤芽球 (3 個/100 白血球) の出現．

- 年齢が 69 歳 (≧60 歳) で ET の高リスク群であり，通常はハイドロキシウレア＋アスピリンの適応であるが，貧血が進行しアスピリンだけを使用していた．
- 年単位で，貧血がゆっくり進行する一方，血小板増加症は徐々に改善した．さらに赤芽球が出現するようになった．

Q2　貧血進行，血小板増加症の改善，赤芽球出現から最も疑われる病態は？

A2　本態性血小板血症後骨髄線維症 (post-ET MF)．

- ET は発症後約 20 年の経過があり，貧血が進行し，骨髄球や後骨髄球だけでなく赤芽球の出現 (白赤芽球症) を認めている．
- さらに約 2 年前から涙滴赤血球を認め，新たに脾臓を触知するようになった．LDH は 577 U/L と高値であった．以上より，post-ET MF が最も疑われた．
- 骨髄穿刺は dry-tap であり，骨髄生検では過形成で巨核球の増加があり線維化を伴っていた．

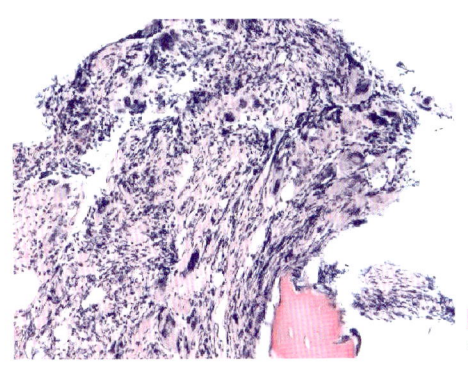

図32 骨髄生検
骨髄の線維化を認める.

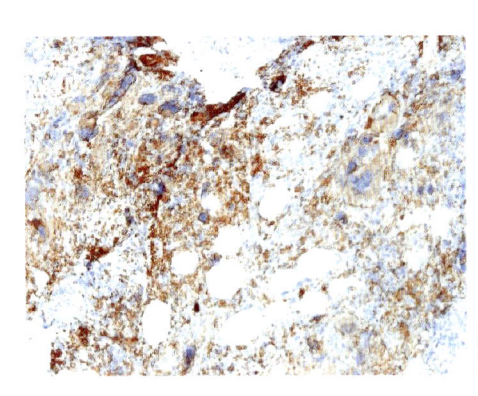

図33 骨髄生検
巨核球（CD42b 陽性細胞）が増加している.

- 以上より，post-ET MF と診断した．

鉄則 5 ET で貧血，白赤芽球症，脾腫，涙滴赤血球をみたら骨髄線維症を考える．

ココが point 本態性血小板血症後骨髄線維症（post-ET MF）

表53 本態性血小板血症後骨髄線維症（post-ET MF）の診断基準

必須項目①と②と付加的項目2項目以上で診断する．
必須項目
　①以前に WHO 分類で ET と診断
　②grade 2〜3，grade 3〜4 の骨髄線維化
付加的項目
　①貧血あるいは基準値から Hb 2 g/dL 以上の低下
　②白赤芽球症
　③脾腫（左肋骨弓から5 cm 以上の脾臓触知，新たに脾臓を触知）
　④LDH の上昇
　⑤次の症状が1つ以上（6か月間に10％以上の体重減少，盗汗，37.5℃を超える発熱）

- 本例では，必須項目①と②と付加的項目の①，②，③，④を認めた．
- ET から post-ET MF を発症するリスクは，10年で3.9％，15年で6％といわれる．
- ET から急性骨髄性白血病（AML）への移行は，10年で2.6％，15年で5.3％．
- PV でも約15％が，診断後平均10年で post-PV MF を発症する．

プラクティス3の 教訓

ETやPVに続発する骨髄線維症や急性白血病を見逃さない．

✓ 最終チェック

❶ 慢性の高度の血小板増加症をみたら，まず何を疑う？
  ➡ **本態性血小板血症（ET）！**

❷ ETにみられる偽性の検査値異常は？
  ➡ **偽性高カリウム血症！**

❸ 血栓症発症高リスク群のETの治療は？
  ➡ **ハイドロキシウレア＋アスピリン！**

❹ ETのようにみえる，見逃してはいけない疾患は？
  ➡ **慢性骨髄性白血病（CML）！**

❺ ETで貧血，白赤芽球症，脾腫，涙滴赤血球をみたら，何を考える？
  ➡ **骨髄線維症！**

参考文献

1) 岡田 定：誰も教えてくれなかった血算の読み方・考え方．医学書院，2011，pp144-150
2) 日本血液学会（編）：血液専門医テキスト．南江堂，2011，pp225-228
3) 樋口敬和：血小板増加．今日の臨床サポート，2013
4) Parikh AR, Olnes MJ：The myeloproliferative neoplasms；Polycythemia vera, essential thrombocythemia, and primary myelofibrosis. In：Rodgers GP, Young NS（eds）：The Bethesda Handbook of Clinical Hematology. 3rd ed, Lippincott Williams & Wilkins, Philadelphia, 2013, pp96
5) Jacob G, Raj SR, Ketch T, et al：Postural pseudoanemia：posture-dependent change in hematocrit. Mayo Clin Proc 80：611-614, 2005
6) 押見和夫（監）：WHO分類第4版による白血病・リンパ系腫瘍の病態学．中外医学社，2009，pp39-43
7) 日本血液学会（編）：造血器腫瘍診療ガイドライン2013年版．金原出版，2013，pp82-83

（岡田 定）

8 汎血球減少症
——系統的にアプローチしよう

鉄則

① 汎血球減少症をみたら，まず"非"骨髄疾患を除外しよう．

② 汎血球減少症をきたす"非"骨髄疾患は，①脾腫をきたす疾患，②感染症，③全身性エリテマトーデス（SLE），④播種性血管内凝固症候群（DIC），⑤発作性夜間ヘモグロビン尿症（PNH）．

③ 汎血球減少症をきたす骨髄疾患は，①再生不良性貧血（AA），②骨髄異形成症候群（MDS），③骨髄の置換，④巨赤芽球性貧血，⑤血球貪食症候群（HPS）．

④ 比較的高齢者に汎血球減少症と血球形態異常をみれば，まずMDS を疑おう．

⑤ 汎血球減少症で好中球と網赤血球の高度減少をみれば，まずAA を疑おう．

⑥ 複数の疾患が重なって 2 系統血球減少症や汎血球減少症を呈することがある．

- 汎血球減少症に遭遇することは意外に多い．
- 「汎血球減少症＝血液疾患」とはいえない．「汎血球減少症＝造血器疾患」でもない．
- 汎血球減少症に系統的なアプローチができるようになろう．

プラクティス 1　71 歳女性．白血球と血小板減少． 頻度 ★★★　緊急度 ★

腹部の発疹で皮膚科を受診．その際に軽度の白血球減少と血小板減少を指摘され，血液内科に紹介受診．既往に結核による左肺切除と HCV 抗体陽性がある．
WBC 2,700/μL（STAB 1.5，SEG 60.0，EOS 1.5，LY 29.5，MONO 7.5％），Hb 12.3 g/dL，MCV 96.8 fL，PLT 5.3 万/μL，TP 7.4 g/dL，Alb 3.6 g/dL，BUN 12.4 mg/dL，Cr 0.76 mg/dL，LDH 196 U/L，AST 66 U/L，ALT 19 U/L．

【Q1】 軽度の白血球減少と中等度の血小板減少の原因をどう考える？

【A1】 肝硬変を疑う．

- 軽度の白血球減少（好中球主体の減少ではなく，白血球分画のすべてが同等に減少），中等度の血小板減少，TP 正常・Alb 減少（グロブリンの増加），AST 高値，HCV 抗体陽性などから，肝硬変が最も疑われる．
- 白血球減少と血小板減少をきたす機序として，肝硬変⇒脾腫⇒脾機能亢進症⇒汎血球減少症の病態が考えやすい．

【Q2】 肝硬変と診断するための追加する検査は？

【A2】 画像検査（腹部 CT や腹部エコー）．

- 腹部 CT では，肝表面の不整，肝左葉の腫大と右葉の萎縮，側副血行路の発達，脾腫など肝硬変の典型的な所見を認めた．

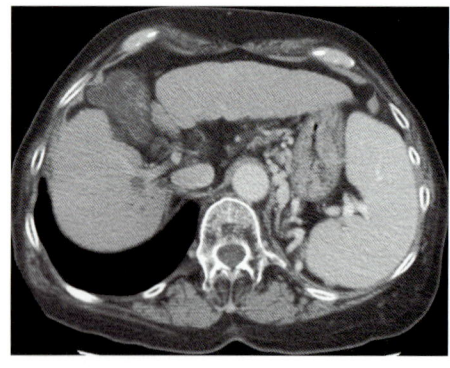

図 34　腹部 CT
肝左葉の腫大と右葉の萎縮，脾腫などを認める．

> **鉄則❶** 汎血球減少症をみたら，まず"非"骨髄疾患を除外しよう．

ココがpoint　汎血球減少症の鑑別診断

- 汎血球減少症があると，「汎血球減少症＝血液疾患」と見なされて血液内科に紹介されることが多い．
- しかし，「汎血球減少症＝骨髄疾患」ではない．本例のような"非"骨髄疾患である肝硬変が原因で，脾腫（脾機能亢進症）をきたして汎血球減少症を呈することは稀ではない．
- 当然のことながら，骨髄検査をしても肝硬変は診断できない．
- 汎血球減少症をきたす"非"骨髄疾患には，①脾腫をきたす疾患（肝硬変，特発性門脈圧亢進症，悪性リンパ腫，サルコイドーシスなど），②感染症（粟粒結核，全身性真菌症，重症敗血症，ウイルス感染症，マラリア），③SLE，④DIC，⑤PNH などがある．

表 54 汎血球減少症をきたす疾患

骨髄検査で診断できない疾患
　脾腫をきたす疾患
　　肝硬変，特発性門脈圧亢進症，悪性リンパ腫，サルコイドーシス
　感染症
　　粟粒結核，全身性真菌症，重症敗血症，ウイルス感染症，マラリア
　全身性エリテマトーデス
　播種性血管内凝固症候群
　発作性夜間ヘモグロビン尿症
骨髄検査で診断できる疾患
　再生不良性貧血
　骨髄異形成症候群
　骨髄の他の細胞による置換
　　白血病（急性前骨髄球性白血病が代表），癌の骨髄転移，多発性骨髄腫，悪性リンパ腫，
　　骨髄線維症
　巨赤芽球性貧血
　血球貪食症候群

色字は頻度が高い疾患．

鉄則 2 汎血球減少症をきたす"非"骨髄疾患は，①脾腫をきたす疾患，②感染症，③全身性エリテマトーデス（SLE），④播種性血管内凝固症候群（DIC），⑤発作性夜間ヘモグロビン尿症（PNH）．

鉄則 3 汎血球減少症をきたす骨髄疾患は，①再生不良性貧血（AA），②骨髄異形成症候群（MDS），③骨髄の置換，④巨赤芽球性貧血，⑤血球貪食症候群（HPS）．

プラクティス1の 教訓

「汎血球減少症＝血液疾患，骨髄疾患」とは限らない．汎血球減少症をみたら，まず肝硬変などの"非"骨髄疾患を除外しよう．

プラクティス2　60歳男性．進行性の汎血球減少症． 頻度★★　緊急度★★

健診で汎血球減少症を指摘されて紹介受診．1年前に大動脈弁置換術を受けている．
半年前の血算：WBC 3,400/μL，Hb 13.6 g/dL，MCV 96.9 fL，PLT 12.6万/μL．
今回：WBC 2,100/μL（SEG 37.0，EOS 2.0，BASO 2.0，LY 46.5，MONO 12.5％），
Hb 11.5 g/dL，MCV 102.1 fL，PLT 7.4万/μL，Ret 1.08％，巨大血小板（＋），LDH 227 U/L．

Q1 進行性の汎血球減少症を認めるが，どのような疾患を考える？

A1 まずMDS．または急性白血病やAA．

- 60歳男性で汎血球減少症が半年前から認められ，月単位で進行している．白血球分画では好中球が減少し相対的なリンパ球と単球の増加がある．貧血は軽度大球性で網赤血球は保たれている．血球形態に巨大血小板の異常がある．LDHは軽度高値．
- 以上からは，まずMDSを疑う．急性白血病の初期も除外できない．AAも可能性がある．

[Q2] 確定診断するために必須の検査は？

[A2] 骨髄検査．

- MDS，急性白血病，AAを鑑別するには，骨髄検査は必須である．
- 骨髄検査では，最低限血球形態のチェックと染色体分析が必要．
- 骨髄はやや低形成であり，微小巨核球，環状鉄芽球の増加，低分葉成熟好中球を認め，芽球の増加はなかった．以上よりMDS（RCMD-RS）と診断した．
- 染色体分析では，del(5)(q?), -7を含む染色体異常を認めた．
- MDSの予後予測のIPSS分類では，①骨髄での芽球は5％未満（0点），②染色体は予後不良核型（1点），③血球減少は3系統（0.5点）なので，スコア1.5でINT-2になる．

鉄則 ④ 比較的高齢者に汎血球減少症と血球形態異常をみれば，まずMDSを疑おう．

ココがpoint 骨髄異形成症候群（MDS）を疑うとき
- 比較的高齢者に原因不明の慢性的な貧血や血小板減少がみられるとき．
- 血算では，汎血球減少症，2系統の血球減少症（貧血と白血球減少または血小板減少）が多い．血球形態異常，幼若好中球や芽球の出現もある．貧血は正球性～大球性が多い．
- MDSに特異性の高い4つの血球形態異常は，①低分葉好中球（Pelger核異常），②脱顆粒好中球，③微小巨核球，④環状鉄芽球．

ココがpoint 不応性貧血（骨髄異形成症候群）の診断基準（特発性造血障害に関する調査研究班，平成22年改訂）
- 臨床所見は，慢性貧血が主で，ときに出血傾向，発熱．
- 1血球以上の持続的な血球減少．成人でヘモグロビン10 g/dL未満，好中球数1,800/μL未満，血小板数10万/μL未満．
- 骨髄は正ないし過形成．ときに低形成．
- WHO分類での必須基準は4項目．
  ①末梢血と骨髄の芽球比率が20％未満．
  ②血球減少や異形成の原因となる他の造血器あるいは非造血器疾患が除外で

③単球数が 1,000/μL 未満.
　　　④t(8;21)(q22;q22), t(15;17)(q22;q12), inv(16)(p13q22) または t(16;16)(p13;q22) の染色体異常を認めない.
- 決定的基準は 2 項目.
　　①骨髄での異形成が, 異形成の程度区分で Low 以上.
　　②分染法または FISH 法で, MDS が推測される染色体異常を認める.
- 補助基準は 3 項目.
　　①MDS で認められる遺伝子異常が証明できる.
　　②網羅的ゲノム解析で, ゲノム異常が証明できる.
　　③フローサイトメトリーで異常な形質を有する骨髄系細胞が証明できる.

Q3 骨髄検査で診断できる汎血球減少症をきたす疾患は他に何がある？

A3 異常細胞による骨髄の置換（白血病以外にも癌の骨髄転移，多発性骨髄腫，悪性リンパ腫，骨髄線維症），巨赤芽球性貧血，HPS（表54）.

- 汎血球減少症をきたす骨髄疾患としては，AA と MDS が有名だが，白血病〔特に急性前骨髄球性白血病（APL）〕，多発性骨髄腫，悪性リンパ腫，骨髄線維症でもありうる.
- 巨赤芽球性貧血も汎血球減少症をきたすが，高度の大球性貧血がより特徴的である.
- HPS では，高度の汎血球減少症を呈し，高熱の持続，肝脾腫，肝障害，DIC などが目立つことが多い.

鉄則 ③ 汎血球減少症をきたす骨髄疾患は，①再生不良性貧血（AA），②骨髄異形成症候群（MDS），③骨髄の置換，④巨赤芽球性貧血，⑤血球貪食症候群（HPS）.

プラクティス 2 の 教訓

比較的高齢者に原因不明の汎血球減少症や形態異常をみれば，まず MDS を疑おう.

プラクティス 3　　35 歳男性．全身倦怠感とめまい．　　頻度 ★　緊急度 ★★★

3 か月前から全身倦怠感とめまいが徐々に進行し，がまんできなくなり外来を受診．
意識清明，血圧 108/62 mmHg，脈拍 78/分（整），呼吸数 20/分，体温 37.4℃．
WBC 1,800/μL（SEG 6.0, EOS 0.5, BASO 0.5, LY 88.0, MONO 5.0%），Hb 5.3 g/dL，MCV 100.7 fL，PLT 5.2 万/μL，Ret 0.44%（0.66 万/μL），CRP 0.29 mg/dL．

【Q1】 最も考えられる診断は？

【A1】 AA．

- 35歳と比較的若年者で，数か月で進行した高度の汎血球減少症がある．
- 白血球は1,800/μLと減少しているが，特に好中球が6.0%（108/μL）と相対的・絶対的に高度に減少し，リンパ球は88.0%と相対的に増加している．網赤血球は0.44%（0.66万/μL）と高度に減少している．
- 上記の所見はAAとして典型的である．もちろん，MDSや急性白血病も否定はできない．

【Q2】 どう対応する？ 最も危惧される合併症は？

【A2】 緊急入院が必要．敗血症などの重症感染症が最も危惧される．

- 好中球が108/μLと著明な低下があり，体温37.4℃の微熱がある．CRPは0.29 mg/dLとまだ増加していないが，いつでも敗血症など重症感染症に陥る可能性がある．
- 貧血もさらに進行すればショックになりうる．
- 本例は緊急入院になった．
- 骨髄検査では，高度低形成で異常細胞はなく典型的なAAの所見だった．
- AAの重症度基準では，①好中球200/μL未満，②網赤血球2.0万/μL未満よりStage 5の最重症型になる．

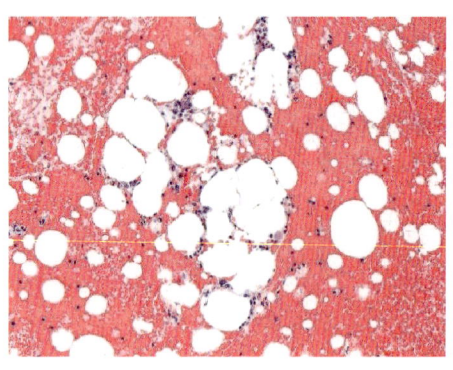

図35 骨髄
3血球系統とも著しく減少し脂肪細胞が目立つ．

鉄則5 汎血球減少症で好中球と網赤血球の高度減少をみたら，まずAAを疑おう．

ココが point 再生不良性貧血（AA）の診断基準（特発性造血障害に関する調査研究班，平成 22 年改訂）

- 臨床所見は，貧血，出血傾向，ときに発熱．
- 以下の 3 項目のうち，少なくとも 2 項目を満たす．
  ① ヘモグロビン 10 g/dL 未満
  ② 好中球数 1,500/μL 未満
  ③ 血小板数 10 万/μL 未満．
- 汎血球減少症の原因となる他の疾患を認めない．
- 診断の確実性が増す検査所見．
  ① 網赤血球増加がない．
  ② 骨髄穿刺所見で有核細胞は原則として減少．減少がない場合も巨核球の減少とリンパ球比率の上昇がある．造血細胞の異形成は顕著でない．
  ③ 骨髄生検所見で造血細胞が減少．
  ④ 血清鉄値の上昇と不飽和鉄結合能の低下．
  ⑤ 胸腰椎 MRI で造血組織の減少と脂肪組織の増加所見．

プラクティス 3 の 教訓

汎血球減少症で好中球と網赤血球の高度減少をみたら，AA を疑う．高度の好中球減少を認めれば，重症感染症合併に注意する．

プラクティス 4　70 歳女性．
免疫性血小板減少症（ITP）と新たな貧血．

頻度 ★　緊急度 ★★

10 年前に ITP と診断され 3 年前にヘリコバクター・ピロリの除菌療法を施行．その後は無治療で，WBC 3,000〜4,000/μL，Hb 11 g/dL 前後，PLT 4 万/μL 台でほぼ安定していた．2 か月ほど前から労作時息切れやめまいがあり，近医で貧血を指摘され鉄剤を投与されていた．しかし症状が進行するということで当院に受診．消化器症状はない．
WBC 3,300/μL，Hb 6.9 g/dL，MCV 88.7 fL，PLT 5.0 万/μL，Ret 8.82%，Fe 51 μg/dL，TIBC 252 μg/dL，FRN 134 ng/mL，LDH 320 U/L，T-Bil 0.9 mg/dL，I-Bil 0.3 mg/dL．

Q1 以前からの血小板減少に加えて新たに貧血を認めるが，考えられる疾患は？

A1 消化管出血または自己免疫性溶血性貧血（Evans 症候群）．

- 血小板 5.0 万/μL の減少は，以前からの ITP のためと考える．
- ヘモグロビンは普段の 11 前後から 6.9 g/dL まで低下している．鉄剤を内服していたが正球性貧血で網赤血球が 8.82 % と増加し，LDH も軽度増加している．
- 著明な網赤血球の増加からは，まず出血か溶血の病態を考える．
- 出血とすれば消化管出血が最もありうる．溶血ならば自己免疫性溶血性貧血（AIHA，ITP との合併なので Evans 症候群）もありうる．

【Q2】 追加すべき検査は？

【A2】 便潜血，上部・下部の消化管内視鏡，ハプトグロビン，クームズテストなど．

- 便潜血は陰性．上部と下部の消化管内視鏡には異常なかった．
- ハプトグロビン＜10 mg/dL と著減し，クームズテストは直接，間接とも強陽性だった．
- 以上より，AIHA（Evans 症候群）と診断した．
- プレドニゾロン 1 mg/kg から開始し，約 1 か月後にはヘモグロビンは 10.0 g/dL まで回復した．

鉄則 6 複数の疾患が重なって 2 系統血球減少症や汎血球減少症を呈することがある．

ココが point 出血か溶血か

- 網赤血球の増加は，出血，溶血，骨髄抑制からの回復期などでみられる．
- 本例では出血と溶血を疑ったが，他院で鉄欠乏性貧血？と診断されて鉄剤を使用されていたので，まず消化管出血を除外するために消化管内視鏡を施行した．
- 便潜血陰性で内視鏡所見にも異常がないので，クームズテストをすると強陽性でハプトグロビンも感度以下であり，AIHA（Evans 症候群）の診断に至った．
- 結果的には，消化管内視鏡をする必要がなかったことになる．

プラクティス 4 の 教訓

複数の血球減少症をみたら，特異性の高い所見（本例では網赤血球高値）に注目して鑑別診断をしよう．

✓ 最終チェック

❶ 汎血球減少症をみたら，まず除外すべき疾患は？
➡ "非"骨髄疾患！

❷ 汎血球減少症をきたす"非"骨髄疾患は？
➡ ①脾腫をきたす疾患，②感染症，③全身性エリテマトーデス（SLE），④播種性血管内凝固症候群（DIC），⑤発作性夜間ヘモグロビン尿症（PNH）！

❸ 汎血球減少症をきたす骨髄疾患は？
➡ ①再生不良性貧血（AA），②骨髄異形成症候群（MDS），③骨髄の置換，④巨赤芽球性貧血，⑤血球貪食症候群（HPS）！

❹ 比較的高齢者に汎血球減少症と血球形態異常をみたときにまず疑う疾患は？
➡ MDS！

❺ 汎血球減少症で好中球と網赤血球の高度減少をみたときにまず疑う疾患は？
➡ AA！

参考文献

1) 骨髄不全症候群（特発性造血障害）；診断と治療の進歩．日本内科学会雑誌 101：1879-2041，2012
2) 阿部達生（監）：New 専門医を目指すケース・メソッド・アプローチ 血液疾患．第2版，日本医事新報社，2012, pp22-34, pp83-95
3) 岡田 定：誰も教えてくれなかった血算の読み方・考え方．医学書院，2011, pp152-173
4) Scheinberg P, Young NS, Liu JM：Differential Diagnosis of Pancytopenia. In：Rodgers GP, Young NS（eds）：The Bethesda Handbook of Clinical Hematology. 3rd ed, Lippincott Williams & Wilkins, Philadelphia, 2013, pp66-69
5) 樋口敬和：汎血球減少．今日の臨床サポート．2013

（岡田 定）

⑨ リンパ節腫脹
── まず触診で鑑別しよう

鉄則

1. 圧痛のある弾性軟のリンパ節腫脹は，まず炎症性反応性疾患を考えよう．
2. 1.5 cm 以上で圧痛のない硬いリンパ節腫脹は，まず悪性腫瘍を考えよう．
3. 若年者で数週間の発熱と圧痛のある弾性硬のリンパ節腫脹は，壊死性リンパ節炎を疑う．
4. 圧痛のない弾性硬のリンパ節腫脹で，結核，梅毒，トキソプラズマのリンパ節炎もある．
5. Tissue is the issue. 腫瘍性病変をみたら組織診断をつけよう．

- リンパ節腫脹は血液疾患でしばしばみられ，その鑑別診断は重要．
- 鑑別診断でまず重要なのはリンパ節の触診所見．

プラクティス 1 　18 歳女性．両側頸部リンパ節腫脹． 頻度 ★★☆　緊急度 ★☆☆

2 週間前から微熱と咽頭痛，3 日前から両側頸部リンパ節腫脹と 38℃ 台の発熱あり受診．咽頭発赤，両側扁桃腫大，両側の頸部と腋窩に直径 0.5〜4.0 cm 大で圧痛のある弾性軟のリンパ節を多数触知．肝臓と脾臓も肋骨弓下に触知した．
WBC 16,600/μL（SEG 23.0，STAB 7.0，LY 50.0，MONO 5.0，AL 15.0％），Hb 16.0 g/dL，PLT 19.7 万/μL，LDH 1,662 U/L．

【Q1】最も考えられる診断は？

【A1】伝染性単核球症．

- 風邪症状と圧痛のある弾性軟のリンパ節腫脹から，まず炎症性反応性疾患を考える．
- 若年者，咽頭・扁桃炎，肝脾腫，異型リンパ球が 10％ 以上，LDH 増加などもあり，典型的な伝染性単核球症と考えられる．

> **鉄則 1** 圧痛のある弾性軟のリンパ節腫脹は，まず炎症性反応性疾患を考えよう．

Q2 伝染性単核球症の診断確定に必要な検査は？リンパ節生検の適応は？

A2 診断確定に必要な検査はEpstein-Barrウイルス（EBV）の抗体検査．生検の適応はない！

- VCA-IgG 160倍，EBNA10倍以下であり，EBVの初感染即ち伝染性単核球症と診断．
- EBVの抗体検査によって伝染性単核球症の診断は確定できるので，生検の適応はない．
- 若い女性の首に一生残るような傷を，安易に作ってはならない．

Q3 伝染性単核球症の治療は？ 抗菌薬の適応は？

A3 治療は対症療法．抗菌薬の適応はない！

- 発熱や疼痛が強ければ，NSAIDsを使用する．
- ウイルス感染症であり，当然，抗菌薬の適応はない．
- ペニシリン系の抗菌薬は，高頻度に皮疹を生じることから禁忌である．
- 本例は，経過観察だけで約1週間後には解熱し，リンパ節も急速に縮小した．

ココがpoint　伝染性単核球症の診断

- 2～3週間も続く発熱，扁桃・咽頭炎，圧痛のある弾性軟のリンパ節腫脹，肝脾腫．
- 異型リンパ球が10%以上または1,000/μL以上で，リンパ球が50%以上または5,000/μL以上になることが多い．
- 伝染性単核球症とよく似た臨床症状を呈する感染症は，サイトメガロウイルス（CMV）感染症，急性HIV感染症，ヒトヘルペスウイルス6型（HHV-6）感染症．それぞれ特異抗体で鑑別する．
- EBV抗体のパターンは，表55のようになる．急性期で最もよくみられるのは，本例のようなVCA-IgG陽性でEBNA陰性，あるいはVCA-IgM陽性．

表55 EBウイルス感染と抗体のパターン

	未感染	既感染	初感染（伝染性単核球症）	
			急性期	回復期
VCA-IgG	−	+	2+	+
VCA-IgM	−	−	+	−
EA-DR-IgG	−	−	2+	+
EBNA	−	+	−	−～+

VCA：viral capsid antigen, EA：early antigen, EBNA：Epstein-Barr nuclear antigen.

プラクティス1の　教訓

リンパ節腫脹に圧痛があって弾性軟であれば，炎症性反応性疾患を考える．その代表的疾患は伝染性単核球症．その診断は EBV 抗体パターンで行う．

プラクティス2　　73歳男性．腋窩腫瘤．　　頻度 ★☆☆　緊急度 ★☆☆

半年ほど前から左の腋窩に腫瘤があり徐々に増大するということで受診．他に症状はなく，「痛くもかゆくもないのでずっと放置していた」という．
診察では左腋窩に圧痛のない弾性硬の直径 8 cm 大のリンパ節腫脹を認めた．他に異常なし．

[Q] 最も考えられる診断は？

[A] 悪性リンパ腫．

- 圧痛のない弾性硬で直径 8 cm 大の大きなリンパ節腫脹であり，まず悪性腫瘍を考える．
- 全身状態が良好で他に症状もなく，リンパ節は石様硬というほど硬くもないことから，癌のリンパ節転移よりも悪性リンパ腫のほうを考えた．
- 入院精査となり，生検により悪性リンパ腫〔びまん性大細胞型 B 細胞リンパ腫（DLBCL）〕と診断した（図 36 参照）．

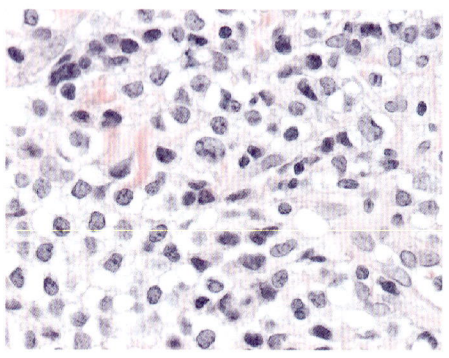

図 36　左腋窩リンパ節
びまん性大細胞型 B 細胞リンパ腫．

- 各種検査でもリンパ腫は左腋窩に限局しており，化学療法と放射線療法を施行した．その後，長期寛解が得られている．

鉄則 ② 1.5 cm 以上で圧痛のない硬いリンパ節腫脹は，まず悪性腫瘍を考えよう．

鉄則 ⑤ Tissue is the issue.　腫瘍性病変をみたら組織診断をつけよう．

リンパ節腫脹の診察による鑑別

- リンパ節腫脹をみたら，分布，部位，性状，他の症状に注目する．特に触診での性状が大切．
- リンパ節の性状では，圧痛の有無，硬さ，大きさ，可動性がポイント．
- 圧痛のある軟らかいリンパ節腫脹は，まずウイルスや細菌感染症などの炎症性反応性疾患を考える．ただし，結核，トキソプラズマ，梅毒などによる慢性のリンパ節炎では，無痛性で硬くなりうる．
- 1.5 cm 以上の大きさで圧痛のない硬いリンパ節腫脹は，悪性腫瘍の可能性が高い．悪性リンパ腫では弾性硬，癌のリンパ節転移では石様硬になる．ただし，稀に悪性腫瘍でも軽度の圧痛を伴うことがある．
- 本例のように，「リンパ節が腫れていても，痛みがないから大丈夫」と放置している患者は意外に多い．

腋窩リンパ節の触診法

- 左側の腋窩リンパ節の触診は，患者の左腕を左手で支えて右手で行う（図37 参照）．
- 右側の腋窩リンパ節の場合は，その逆．
- 腋窩の一番底部から第2～5指を揃えて指頭を押しつけて滑らせて触診する．

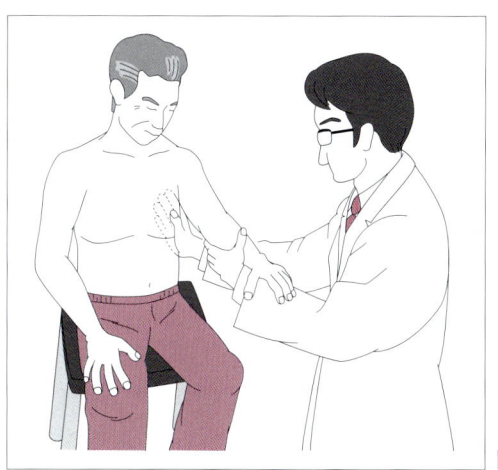

図37 腋窩リンパ節の触診法

プラクティス2の 教訓

大きくて硬くて痛くないリンパ節は，悪性腫瘍の可能性が高い．

プラクティス3　21歳女性．両側頸部リンパ節腫脹．

頻度 ★☆☆　　緊急度 ★★☆

約1か月前より両側頸部リンパ節腫脹と39℃台の発熱が続き，近医で抗菌薬と解熱薬を処方されたが，リンパ節腫脹は悪化傾向のため当院に受診．体重減少や盗汗はない．
リンパ節は両側頸部に数個ずつ触知され，直径1.0～1.5 cm大で圧痛があり弾性硬である．
咽頭炎・扁桃炎の所見はなく，肝脾も触知しない．
WBC 2,200/μL（分画は正常），Hb 13.1 g/dL，PLT 14.1万/μL，LDH 1,065 U/L．

[Q] 最も考えられる診断は？

[A] 壊死性リンパ節炎．

- 全身状態は比較的良好な若い女性で，頸部に限局した比較的小さな圧痛のあるリンパ節腫脹であり，炎症性反応性疾患を疑う．一方で，1か月も続く発熱，弾性硬のリンパ節腫脹，LDH高値からは，悪性リンパ腫も否定できない．
- 各種ウイルス抗体検査では特異的な所見はなく，抗核抗体陰性で各種画像検査も異常なかった．
- 臨床的には壊死性リンパ節炎を最も疑ったが，確定診断は困難であり，本人・家族と相談しリンパ節生検を施行した．これにより壊死性リンパ節炎の診断が確定した．
- 少量のプレドニン®の使用により，急速に解熱しリンパ節腫脹も改善した．

鉄則 ❸ 若年者で数週間の発熱と圧痛のある弾性硬のリンパ節腫脹は，**壊死性リンパ節炎**を疑う．

ココがpoint　壊死性リンパ節炎の診断

- 若い女性に多い．数週間続く不明熱の原因疾患の1つ．咽頭炎・扁桃炎は起こさない．
- リンパ節腫脹の性状は，良性か悪性か判断に迷う所見を呈する．炎症性反応性疾患のように圧痛があるが，悪性リンパ腫のように弾性硬である．
- 上記の臨床所見から疑うことは容易だが，確定診断にはリンパ節生検が必要．

> **ココが point** **リンパ節腫脹の原因と広がり**
> - 感染症によるリンパ節腫脹では，起因する病原体により広がりが異なる．
> - 細菌，マイコバクテリア，真菌，クラミジア，寄生虫では，感染領域で限局性．
> - EBV，CMV，HIV，トキソプラズマなどでは播種性が多い．
> - 悪性リンパ腫など免疫系の悪性疾患は播種性が多い．
> - 固形癌のリンパ行性の転移は，通常は限局性．
> - 右鎖骨上窩では縦隔，肺，食道の悪性腫瘍の転移．左鎖骨上窩（Virchow リンパ節）では腹腔内臓器の悪性腫瘍の転移．

プラクティス3の 教訓

若い女性で原因不明熱を呈し，圧痛のある弾性硬のリンパ節腫脹をみたら，壊死性リンパ節炎を想起する．

プラクティス4　　90歳女性．不明熱と左頸部リンパ節腫脹． 　頻度 ★　緊急度 ★

虚血性心疾患，高血圧あり近医でフォローされていた．1年ほど前から不定期に数日〜10日ほど 38℃ 台の発熱と全身倦怠感を繰り返すということで受診．
左頸部に直径 1 cm 大の弾性硬で圧痛のないリンパ節を2個触知．他に有意な所見なし．
WBC 12,700/μL（NE 89.5，BASO 1.0，LY 6.0，MONO 3.5%），Hb 8.4 g/dL，MCV 86.7 fL，PLT 20.8 万/μL，Ret 1.95%，CRP 2.60 mg/dL，TP 6.1 g/dL，Alb 2.9 g/dL，Cr 1.29 mg/dL，AST 13 U/L，ALT 4 U/L，LDH 166 U/L，FRN 80.2 ng/mL，sIL-2R 1,110 U/mL．

Q1 可能性の高い診断は？

A1 リンパ節結核，悪性リンパ腫．

- 弾性硬で圧痛のないリンパ節腫脹，不明熱，sIL-2R の軽度増加から，悪性リンパ腫の可能性がある．ただし，わずかなリンパ節腫脹で1年間も発熱が続くのは非典型的．
- 超高齢者で1年続く不明熱，正球性貧血，CRP の軽度増加，頸部リンパ節腫脹から，リンパ節結核の可能性は十分ある．弾性硬で圧痛がないリンパ節腫脹の所見も矛盾しない．
- 入院精査となり，胸腹部 CT では頸部リンパ節腫脹以外に異常なく，骨髄所見にも異常なかった．

Q2 診断のための追加検査は？

A2 T-SPOT，リンパ節生検．

- T-SPOT は 50 以上（陽性）であり結核の可能性は濃厚と考えた．しかし，悪性リンパ腫かリンパ節結核かを確定診断するにはリンパ節生検が必要と考え生検した．
- リンパ節生検の結果，乾酪壊死，類上皮細胞と Langhans 巨細胞からなる肉芽腫，抗酸菌を認め（図 38，39 参照），リンパ節結核と最終診断した．
- 治療は年齢を考慮して，イソニアジド 300 mg，リファンピシン 300 mg，エタンブトール 500 mg を 9 か月間続けることにした．

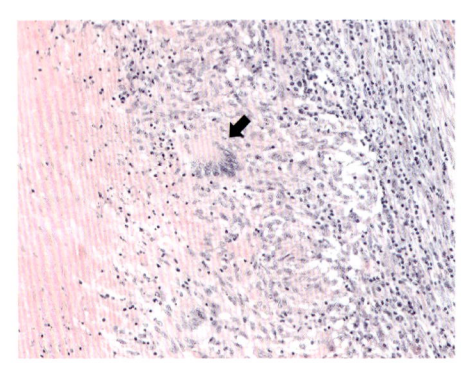

図 38　リンパ節
リンパ節の内部は壊死巣が広がり，その周囲には類上皮細胞からなる肉芽腫があり，Langhans 巨細胞（矢印）もみられる．

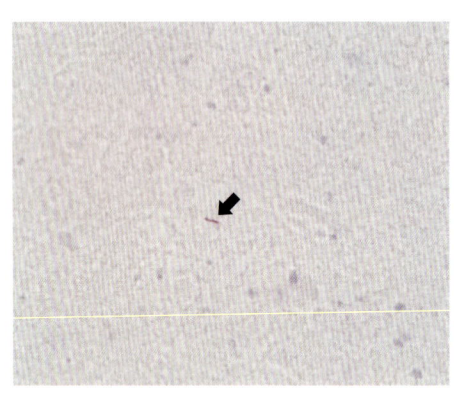

図 39　リンパ節の Ziehl-Neelsen 染色
抗酸菌（矢印）を認める．

鉄則 4 圧痛のない弾性硬のリンパ節腫脹で，結核，梅毒，トキソプラズマのリンパ節炎もある．

鉄則 5 Tissue is the issue.　腫瘍性病変をみたら組織診断をつけよう．

ココが point　リンパ節腫脹をきたす主な疾患

表 56　リンパ節腫脹をきたす主な疾患

1) 炎症性疾患
　　ウイルス感染症
　　　伝染性単核球症，サイトメガロウイルス感染症，麻疹，風疹，AIDS，HHV-6 感染症
　　細菌感染症
　　　化膿菌，結核，性病，ネコひっかき病
　　その他
　　　梅毒，ツツガムシ病，トキソプラズマ症，寄生虫
2) 造血器腫瘍
　　悪性リンパ腫，リンパ性白血病，骨髄性白血病，成人 T 細胞白血病，マクログロブリン血症，アミロイドーシス
3) 癌のリンパ節転移
4) 反応性増殖
　　自己免疫性疾患
　　　全身性エリテマトーデス，関節リウマチ，皮膚筋炎
　　薬物アレルギー
　　　ヒダントイン，カプトリル，ヒドララジン
　　その他
　　　壊死性リンパ節炎，皮膚病性リンパ節炎，サルコイドーシス，Castleman 病，木村病，血清病，川崎病，成人発症 Still 病
5) 内分泌疾患
　　甲状腺機能亢進症，Addison 病
6) 脂質代謝異常
　　Gaucher 病，Niemann-Pick 病

色字は頻度が高い疾患．

ココが point　リンパ節生検の適応

- リンパ節生検の適応は，リンパ節腫脹の原因として悪性腫瘍が疑われ，生検でしか診断がつかないと考えられるとき．**プラクティス 2** の悪性リンパ腫や癌のリンパ節転移の場合である．
- あるいは，不明熱など原因疾患が不明で，生検が診断確定に有用な場合．**プラクティス 3** の壊死性リンパ節炎や，**プラクティス 4** のリンパ節結核，他にサルコイドーシス，Castleman 病などがある．
- 全身性リンパ節腫脹がある場合，生検部位は頸部リンパ節を選択する．鼠径部や腋窩のリンパ節は非特異的所見が多いので，可能な限り避ける．
- 悪性リンパ腫が疑われるときは，リンパ節全体を生検する．針吸引生検では正確な診断はできない．

プラクティス 4 の　教訓

圧痛がなくて硬いリンパ節腫脹だからといって悪性腫瘍とは限らない．慢性リンパ節炎のこともある．

☑ 最終チェック

❶ 圧痛のある弾性軟のリンパ節腫脹で考える疾患は？
  ➡ **炎症性反応性疾患！**

❷ 1.5 cm 以上で圧痛のない硬いリンパ節腫脹で考える疾患は？
  ➡ **悪性腫瘍！**

❸ 若年者で数週間の発熱と圧痛のある弾性硬のリンパ節腫脹で疑う疾患は？
  ➡ **壊死性リンパ節炎！**

❹ 圧痛のない弾性硬のリンパ節腫脹はすべて悪性腫瘍？
  ➡ **No！　結核，梅毒，トキソプラズマのリンパ節炎もある！**

❺ 腫瘍性病変をみたら？
  ➡ **組織診断をつける！　Tissue is the issue！**

参考文献

1) 品川克至：リンパ節腫大 (1) 非感染症を中心に．渡辺 彰：リンパ節腫大 (2) 感染症を中心に．金澤一郎，永井良三（編）：今日の診断指針．第 6 版，医学書院，2010，pp35-38
2) 阿部達生（監）：New 専門医を目指すケース・メソッド・アプローチ　血液疾患．第 2 版，日本医事新報社，2012，pp176-197
3) Fletcher RH, Boxer LA, Tirnauer JS：Evaluation of peripheral lymphadenopathy in adults. UpToDate 2013
4) 萩原蒋太郎：リンパ節腫脹．今日の臨床サポート，2013

（岡田　定）

III

[救急外来編]

1 高度の貧血
―― 高度の貧血をみたら，すぐ輸血？

鉄則

1. 「高度の貧血＝緊急輸血」ではない．全身状態，貧血の原因で適応を決めよう．
2. 高度貧血でも心不全など重篤な合併症がなければ，緊急で輸血しなくてよい．
3. 薬剤で治療可能な高度貧血も，原則，輸血しない．
4. 輸血が必要な病態と判断すれば，躊躇せず輸血する．
5. 高度貧血以外の検査所見にも注目しよう．

- 貧血の検査データだけでなく患者の状態をよく評価しよう．
- 高度の貧血でも慢性に進行すると症状は軽い．
- 貧血に対する輸血の適応を理解しよう．

プラクティス 1 　31歳女性． 　　　　　　頻度 ★★☆　緊急度 ★☆☆

2か月前から微熱，全身倦怠感，下肢のむくみを認めていた．来院当日，階段で息切れを自覚し救急外来を受診．眼瞼結膜の貧血と両下腿に軽度の浮腫を認める．他の身体所見に異常はない．
WBC 4,400/μL (SEG 51.5, EOS 3.0, BASO 2.0, LY 38.5, MONO 5.0%), RBC 241万/μL, Hb 4.0 g/dL, Ht 15.4%, MCV 63.9 fL, PLT 33.9万/μL, 胸部X線異常なし．

Q1 Hb 4.0 g/dLと高度の貧血があるが，緊急で輸血する？

A1 No！　貧血は高度だが心不全などの徴候がなく慢性に進行したものと考えられる．緊急の赤血球輸血の適応はない．

鉄則 ① 「高度の貧血＝緊急輸血」ではない．全身状態，貧血の原因で適応を決めよう．

鉄則 ❷ 高度貧血でも心不全など重篤な合併症がなければ，緊急で輸血しなくてよい．

Q2 貧血の原因は？

A2 鉄欠乏性貧血！

- 31歳の女性にみられた MCV 63.9 fL の小球性貧血であり，鉄欠乏性貧血を第一に考える．
- その後，血清鉄 8 μg/dL（↓），TIBC 472 μg/dL（↑），フェリチン 5.4 ng/mL（↓）が判明し，鉄欠乏性貧血と確定診断した．
- 便潜血検査も行ったが陰性であり，原因は過多月経と考えられた．

ココがpoint 貧血に対する赤血球輸血の適応[1]

- ゆっくりと進行する貧血では，心血管系が心拍出量を増やして貧血に適応するとともに，ヘマトクリットが低下して末梢まで血液が行き渡るようになり，さらにヘモグロビン酸素飽和曲線が右にシフトして組織への酸素供給が保たれるようになる．したがって，慢性的な貧血では高度な貧血になるまで症状が顕著にならない場合が多い．
- 自覚症状が軽微なために貧血が高度になって初めて受診することもあるが，貧血が高度でも心不全などの重篤な合併症がなければ赤血球輸血の適応はない．検査所見だけで焦らない！
- 補充療法で治療が可能な貧血（鉄欠乏性貧血，巨赤芽球性貧血など）も，薬剤の使用で貧血は速やかに改善する（少なくともそれ以上進行しない）ので，通常，輸血の適応はない．
- しかし，薬剤で治療可能な貧血（鉄欠乏性貧血，巨赤芽球性貧血など）であっても，心不全などが合併している場合は赤血球輸血が適応になる．患者の状態で判断する！

鉄則 ❸ 薬剤で治療可能な高度貧血も，原則，輸血しない．

プラクティス 2　58歳男性.

頻度 ★☆☆　　緊急度 ★★☆

14年前に胃癌のため胃切除術を受けた．1年前からときどきふらつくようになり，1か月前から下肢のむくみ，両上下肢のしびれと味覚異常を自覚．来院当日ふらつきが強くなり救急外来を受診．
結膜に貧血，舌に発赤を認める．心・肺に異常所見なし．両足背から下腿に浮腫を認める．WBC 3,600/μL（STAB 0.5，SEG 80.0，EOS 2.0，BASO 1.5，LY 13.5，MONO 2.5％），RBC 110万/μL，Hb 5.6 g/dL，Ht 16.3％，MCV 148.0 fL，PLT 14.8万/μL，T-Bil 1.2 mg/dL，LDH 802 U/L，AST 22 U/L，ALT 19 U/L．胸部X線異常なし．

【Q1】 問診で確認することは？

【A1】 胃切除の範囲！

- 確認したところ，胃を全摘したとのこと．

【Q2】 考えられる疾患は？

【A2】 胃全摘術後のビタミン B_{12} 欠乏による巨赤芽球性貧血．

【Q3】 緊急に赤血球輸血を行う？

【A3】 No！ 心不全を示唆する症状はなく，緊急の赤血球輸血の適応はない．

鉄則 ❶　「高度の貧血＝緊急輸血」ではない．全身状態，貧血の原因で適応を決めよう．

鉄則 ❷　高度貧血でも心不全など重篤な合併症がなければ，緊急で輸血しなくてよい．

- ビタミン B_{12} 50 pg/mL未満（↓）と著明に低下しており，胃切除後の内因子欠乏による吸収障害が原因のビタミン B_{12} 欠乏性貧血と診断した．
- 葉酸は正常であった．
- ふらつきは貧血およびビタミン B_{12} 欠乏による亜急性連合性脊髄変性症の症状と考えた．
- 味覚異常もビタミン B_{12} 欠乏によるHunter舌炎の症状と考えた．

【Q4】 治療は？

【A4】 ビタミン B_{12} の筋肉内注射．

もっと知りたい ビタミン B_{12} は筋肉内注射でなければいけない？[2]
- 経口投与されたビタミン B_{12} の一部（1.2％）は内因子非依存性に吸収されるため，大量のビタミン B_{12} の経口投与でも治療は可能である．
- 経口投与する場合は 1,000〜2,000 μg を連日内服する．
- しかし，経口投与では進行して症状を伴った貧血の改善には即効性や確実性が不十分であり，ビタミン B_{12} 欠乏性貧血の治療には非経口投与が原則．
- 非経口投与は通常，筋肉内注射が行われるが，著明な血小板減少などで筋肉内注射が困難な場合は静注も可能である．
- ビタミン B_{12} の補充は生涯にわたる維持療法が必要になる．
- 維持療法は経口投与も可能であるが，長期にわたる内服とともに効果を定期的にモニターする必要がある．

鉄則 3 薬剤で治療可能な高度貧血も，原則，輸血しない．

【Q5】 ビタミン B_{12} 以外に補充療法を検討する必要があるのは？

【A5】 鉄剤！
- 胃全摘術後は胃酸も分泌されなくなるので鉄の吸収障害も生じ，鉄欠乏を伴うことがある．
- 本例でも，フェリチン 8.6 ng/mL（↓）と鉄欠乏状態にあった．
- ビタミン B_{12} 欠乏性貧血に対してビタミン B_{12} の補充を開始すると，赤血球造血が急激に回復して鉄欠乏性貧血が明らかになることがあり，必要に応じて鉄の補充も行う．
- 本例では，ビタミン B_{12} 開始と同時に経口鉄剤も投与した．

プラクティス1と2の 教訓

貧血が高度だからといって必ずしも輸血が必要なわけではない．独歩で来院した慢性の貧血患者に，緊急の輸血は通常は必要ない．

プラクティス 3　29歳女性．

頻度 ★☆☆　緊急度 ★★★

1か月前から運動時の息切れを自覚．来院当日，歩行時に気の遠くなるようなふらつきがあり救急外来を受診．
体温 36.9℃，血圧 116/60 mmHg，脈拍 126/分，呼吸 18/分．眼瞼結膜の貧血と眼球結膜の黄染あり．II/IVの収縮期心雑音を聴取し，脾臓を2横指触知．下腿に浮腫を認める．
WBC 5,600/μL（Erbl 3/100 WBC，STAB 0.5，SEG 80.0，EOS 7.0，BASO 1.5，LY 8.5，MONO 2.5%），RBC 70万/μL，Hb 2.6 g/dL，Ht 9.4%，MCV 134.3 fL，Ret 17.9%，PLT 26.9万/μL，T-Bil 4.3 mg/dL，LDH 454 U/L，AST 28 U/L，ALT 10 U/L．
胸部X線 CTR 54%の心陰影拡大．

Q1　緊急に赤血球輸血が必要？

A1　Yes！

- 約1か月の期間で進行した高度の貧血患者．貧血の症状が強く，頻脈，下腿の浮腫，心拡大があり，心不全を伴っていると考えられる．
- このような場合は赤血球輸血が必要．

Q2　貧血の原因は？

A2　溶血性貧血！

- MCV高値，網赤血球増加，赤芽球の末梢血出現，ビリルビンとLDHの上昇から，溶血性貧血と考えられる．

Q3　すぐに必要な検査は？

A3　直接，間接クームズテスト．

- 直接クームズテスト（4+），間接クームズテスト（3+）が判明した．
- 温式自己免疫性溶血性貧血（AIHA）と診断した．

Q4　輸血の際の問題は？

A4　赤血球製剤の選択．交差適合試験．

- 温式AIHA患者への赤血球輸血の際は，交差適合試験で副試験は必ず陽性になり（患者赤血球にIgGが結合している），患者血清中に同種抗体が存在して主試験も陽性になることがある．そのため，交差適合試験は常に不適合になってしまう．

- さらに，患者血清中の同種抗体が輸血された赤血球に反応して溶血させる可能性があり，赤血球輸血はできるだけ避けることが望ましいとされてきた．
- しかし，輸血が必要と判断される病態では，赤血球輸血を躊躇すべきでない．

鉄則 4 輸血が必要な病態と判断すれば，躊躇せず輸血する．

ココがpoint 自己免疫性溶血性貧血（AIHA）に対する輸血[3,4]

- 輸血する赤血球製剤を選択する際，抗体の対応抗原がわかっていれば対応抗原のない赤血球製剤を選択できるが，そのような状況はまずない．
- 実際にはほとんどの場合，抗体は汎反応性でありすべての赤血球と反応する．
- 問題となるのは赤血球に対する自己抗体が存在するために，赤血球に対する同種抗体が同時に存在していてもその検出が困難なことである．もし臨床的に問題となる同種抗体が存在していると，輸血された赤血球に反応して輸血副作用を起こす可能性がある．
- しかし，幸い同種抗体が存在する頻度は低いので，通常は血液型適合赤血球製剤を注意深く観察しながら輸血する．
- 溶血は血管外溶血であるため，輸血された赤血球に患者血清中の抗体が結合して溶血が起こってもある程度時間が経過してからであり，重篤な溶血を起こすことは稀である．
- ともかく，重篤な貧血があれば緊急で輸血することがより重要である．
- もちろん，同種抗体の検索は継続する必要がある．

プラクティス3の 教訓

輸血が必要な病態で，その効果が副作用のリスクに勝ると判断すれば，輸血を躊躇しない．

プラクティス4　56歳女性．　頻度★★　緊急度★★★

2か月前から下腿浮腫があり，1か月前から労作時呼吸困難が出現．来院当日，少し動くのもつらくなって近医を受診．WBC 13,200/μL，Hb 2.4 g/dL，PLT 6.0万/μLと高度な貧血を認め当院に紹介受診．意識清明，体温 37.1℃，血圧 100/60 mmHg，脈拍 114/分，呼吸 18/分．眼瞼結膜蒼白，眼球結膜黄染なし．大動脈弁領域にII/IV駆出性雑音聴取．肝脾は触知しない．両下腿に浮腫あり．

WBC 12,600/μL，RBC 70万/μL，Hb 2.5 g/dL，Ht 7.6%，MCV 108.6 fL，Ret 0.22%，PLT 2.1万/μL，Cr 0.68 mg/dL，UA 4.7 mg/dL，T-Bil 0.5 mg/dL，LDH 431 U/L，AST 14 U/L，ALT 6 U/L．胸部X線異常所見なし．

Q1 考えられる疾患は？

A1 急性白血病！

- 高度な貧血が目につくが，貧血以外の検査結果も重要である．
- 白血球増加と血小板減少を認め，急性白血病が疑われる．LDH 高値もこれを示唆する．
- 白血球分画は STAB 1.0，SEG 11.5，META 3.0，MYELO 3.0，EOS 1.0，LY 9.0，MONO 21.0，BLAST 50.5％であった．芽球を 50.5％認め急性白血病と診断した．

鉄則 5 高度貧血以外の検査所見にも注目しよう．

Q2 赤血球輸血は行う？

A2 Yes！

- 約 2 か月の経過で徐々に進行したと思われる貧血だが，高度の貧血による症状が強く，頻脈も認める．
- 貧血の原因が急性白血病であり，輸血以外に貧血を改善させる手段がない．赤血球輸血の適応である．

鉄則 4 輸血が必要な病態と判断すれば，躊躇せず輸血する．

Q3 診断のために必要な検査は？

A3 骨髄検査！

- 骨髄穿刺を施行し，過形成骨髄でミエロペルオキシダーゼ（MPO）染色陽性で Auer 小体を有する芽球の増殖を認めた．
- 芽球以外の細胞もかなり残存しており，微小巨核球や好中球の偽 Pelger 核異常など形態異常も認め，骨髄異形成に関連した変化を有する急性骨髄性白血病（acute myeloid leukemia with myelodysplasia-related changes；AML-MRC）と診断した．
- 以前から骨髄異形成症候群（MDS）の状態で慢性的な貧血があり，徐々に進行して急性白血病に移行したと考えられる．
- そのために高度な貧血になるまで耐えられたのではないかと推測される．

プラクティス4の 教訓

高度な貧血に比べて軽度の異常所見であっても，貧血以外の検査所見を見逃してはいけない．基本的な検査だけで大体の診断がつき迅速に対応できる場合が多い．急性白血病でも高度な貧血と比べて白血球増加が軽度なこともある．

✔ 最終チェック

❶ 「高度の貧血＝緊急輸血」？
 ➡ No！　緊急輸血の適応は，全身状態，貧血の原因で決める！

❷ 高度貧血で心不全を合併している場合は，緊急輸血？
 ➡ Yes！

❸ 薬剤で治療可能な高度貧血に輸血する？
 ➡ 原則しない！

❹ 自己免疫性溶血性貧血に通常の赤血球輸血は禁忌？
 ➡ No！　輸血が必要な病態と判断すれば，躊躇せず輸血する！

❺ 高度貧血をみたときは何に注目する？
 ➡ 貧血以外の検査所見！

参考文献

1) Saxena S, Rabinowitz AP, Johnston C, et al：Iron-deficiency anemia：a medically treatable chronic anemia as a model for transfusion overuse. Am J Med 94：120-124, 1993
2) Carmel R：How I treat cobalamin (vitamin B_{12}) deficiency. Blood 112：2214-2221, 2008
3) Petz LD：A physician's guide to transfusion in autoimmune haemolytic anaemia. Br J Haematol 124：712-716, 2004
4) Ness PM：How I encourage clinicians to transfuse mismatched blood to patients with autoimmune hemolytic anemia in urgent situations？ Transfusion 46：1859-1862, 2006

（樋口敬和）

2 不明熱，高度の出血傾向
―― いつまでも不明では困る，高度の出血傾向はemergencyだ

鉄則

1. 不明熱の原因として，白血病や悪性リンパ腫を忘れない．
2. 播種性血管内凝固症候群（DIC）があっても，救命目的の侵襲的止血処置は必ずしも禁忌でない．
3. DICの治療で最も重要なのは，基礎疾患のマネジメント．
4. 特発性血小板減少性紫斑病（免疫性血小板減少症；ITP）での緊急止血には，血小板輸血，免疫グロブリン大量療法，ステロイドパルス療法．

- 不明熱に強くなろう．
- DICをみたら，まず基礎疾患の治療．そして抗凝固療法，補充療法．

プラクティス1　64歳女性．　頻度 ★☆☆　緊急度 ★★★

約2週間前から38℃台の発熱が持続．近医にて感冒と診断され投薬を受けたが改善しなかった．来院当日，呂律が回らなくなり救急外来受診．MRIで橋正中部に高信号を認め脳梗塞が疑われ入院．表在リンパ節は触知せず，肝臓を2横指触知．
WBC 4,000/μL，Hb 11.4 g/dL，PLT 14.4万/μL，Cr 0.90 mg/dL，ALP 587 U/L，LDH 2,885 U/L，AST 200 U/L，ALT 107 U/L，γGTP 112 U/L，CRP 4.08 mg/dL．胸腹部CTで軽度の肝脾腫あり．

【Q1】 疑われる疾患は？

【A1】 悪性リンパ腫，特に血管内大細胞型B細胞リンパ腫（intravascular large B-cell lymphoma；IVLBCL）．

Q2 診断のために次に行うことは？

A2 骨髄検査．

> **ココが point　不明熱（fever of unknown origin；FUO）[1]**
> - 不明熱は古典的には1961年に，「38.3℃以上の発熱が数回にわたり3週間以上継続し，1週間の入院検索でも診断に至らないもの」と定義された．
> - 現在では診断の進歩によって必ずしも入院する必要はなく期間も問題にされない．
> - 感染症，悪性腫瘍，膠原病，炎症性疾患，薬剤を主な原因とする古典的不明熱の他に，HIV関連不明熱，好中球減少症を伴う不明熱，院内発症不明熱に分類される．
> - 古典的不明熱の原因は，診断の進歩とともに大きく変化している．
> - 悪性腫瘍の割合は最近になるにつれて低下している．
> - 白血病や悪性リンパ腫では，表在リンパ節や肝脾腫を触知することがあり，画像診断でもリンパ節腫大や肝脾腫を認めることが診断を疑うきっかけとなる．さらに，血算の異常やLDH高値を伴うことが多く，何らかの診断の手がかりとなる所見があることが多い．
> - 白血病や悪性リンパ腫が疑われる場合には，骨髄検査（表面マーカー検査や染色体・遺伝子検査なども含む）やリンパ節生検で診断に至ることが多く，積極的にアプローチする．

鉄則 ① 不明熱の原因として，白血病や悪性リンパ腫を忘れない．

- 白血病や悪性リンパ腫は，発熱を初発症状とすることがある．
- 原因が不明な発熱の原因として，これらの疾患も常に念頭において精査すべきである．
- 本例では，表在リンパ節は触知せず，全身のCTでは軽度の肝脾腫を認める以外に異常はなかった．しかし，LDHが極めて高値であり悪性リンパ腫を疑って骨髄穿刺を施行した．
- 骨髄ではリンパ系腫瘍細胞と考えられる異常細胞を3％認め，臨床所見からIVLBCLと考えた．
- CHOP（シクロホスファミド，アドリアマイシン，ビンクリスチン，プレドニゾロン）療法を施行し，速やかに解熱して状態は改善した．
- 後日判明した骨髄細胞のフローサイトメトリーによる表面マーカー検査では，CD5（−），CD10（−），CD19（＋），CD20（＋），κ鎖（＋）のクローナルなB細胞集団を認めた．
- また，可溶性IL-2受容体は7,130 U/mLと高値であった．

- 以上よりIVLBCLと診断し，リツキシマブを加えたR-CHOP療法を継続し退院した．

> **もっと知りたい　血管内大細胞型B細胞リンパ腫（IVLBCL）[2]**
> - IVLBCLは，びまん性大細胞型B細胞リンパ腫（DLBCL）の亜型として独立した疾患．
> - 全身の微小血管内に腫瘍細胞が増殖し，臓器障害をきたす．
> - 本邦ではAsian variantであることが大部分で，多臓器不全，肝脾腫，汎血球減少，血球貪食症候群（HLH）を伴って発症することが多い．
> - 不明熱と多臓器不全や神経症状をみた際に考慮すべき疾患．
> - LDHおよび可溶性IL-2受容体が上昇していれば，可能性が高くなる．
> - 診断のためには，骨髄浸潤を伴うことが多いことから骨髄検査を行うが，random skin biopsyも有用である．

プラクティス1の 教訓

高齢者で不明熱，臓器障害，神経症状を認めた場合は，IVLBCLを鑑別疾患に加える！

プラクティス2　72歳男性．　　頻度★☆☆　緊急度★★★

1週間前から両側上下肢と臍周囲に皮下出血斑あり，3日前から倦怠感と食欲低下を自覚．来院当日，新鮮血を含む嘔吐あり，救急車で搬送入院．
血圧116/48 mmHg，脈拍102/分（整），呼吸36/分，体温36.5℃．結膜貧血あり，口腔粘膜出血あり．腹部：異常所見なし．直腸診：腫瘤触知せず，黒色便付着．
WBC 2,100/μL（SEG 5.0，MONO 1.0，LY 44.0，MYELO 0.5，異常PRO 49.5％），
Hb 6.1 g/dL，PLT 1.2万/μL，PT-INR 1.50，APTT 27.3秒（基準値：25.0～36.0秒），
D-ダイマー5.2 μg/mL，FDP 61.0 μg/mL，フィブリノゲン98.0 mg/dL，AT 105.0％，
CRP 4.45 mg/dL，BUN 33.7 mg/dL，Cr 0.88 mg/dL，T-Bil 0.6 mg/dL，AST 24 U/L，
ALT 15 U/L，LDH 342 U/L．

【Q1】活動性の上部消化管出血の可能性が高く，播種性血管内凝固症候群（disseminated intravascular coagulation；DIC）の合併がある．内視鏡的止血処置は禁忌だろうか？

【A1】No！　活動性の上部消化管出血に対して保存的治療では止血困難と考えられる．このような場合，DICが合併していても全身状態が許せば，緊急内視鏡および止血処置は救命のためには禁忌にならない．

- 入院後，緊急上部消化管内視鏡施行．胃体下部小彎側後壁に径 25 mm の潰瘍を認めた．
- 潰瘍底に出血性の露出血管を認めた．
- クリッピング，高周波凝固療法による処置で止血された．

鉄則 2 播種性血管内凝固症候群（DIC）があっても，救命目的の侵襲的止血処置は必ずしも禁忌でない．

Q2 考えられる疾患は？

A2 急性前骨髄球性白血病（APL）と DIC．

Q3 DIC の治療はどうする？

A3 血小板輸血および新鮮凍結血漿（FFP）輸注とプロテアーゼ阻害薬[3]．

- 「急性白血病に合併した線溶亢進型の DIC には，補充療法のみを行い抗凝固療法は特に必要ない」という意見もあるが，本邦では抗凝固療法が行われることが多い．
- 活動性の出血を止血処置したばかりであり，ヘパリンやヘパリノイドは出血の副作用のため使いにくい．出血のリスクの低いプロテアーゼ阻害薬のほうが安全と考えられる．
- 今後，遺伝子組換え型トロンボモジュリン製剤も，APL に合併した DIC に対する有効性が確立すれば用いられるかもしれない．
- 本例では血小板輸血と FFP 輸注を行い，ナファモスタットを開始した．
- 入院時の血液検査で異常前骨髄球を白血球分画で 49.5% に認め，塗抹標本にて faggot 細胞を認めた．
- 骨髄検査では異常前骨髄球が有核細胞の 86% を占めており，APL と診断した．
- その後，RT-PCR で *PML-RAR α* 融合遺伝子を確認し，染色体分析でも t(15;17) を認めた．

Q4 診断は？

A4 #1 APL，#2 DIC，#3 出血性胃潰瘍．

Q5 治療はどうする？

A5 全トランス型 レチノイン酸（ATRA）．

- ATRA（ベサノイド®）45 mg/m² の内服による治療を開始した．
- 凝固異常は急速に改善した．

鉄則 3　DIC の治療で最も重要なのは，基礎疾患のマネジメント！

- ATRA 開始後 3 日目，末梢血で APL 細胞数の増加を認めた．
- DIC は改善し出血もコントロールできていたので，イダルビシン（IDR）とシタラビン（AraC）による化学療法を追加して完全寛解を得た．

プラクティス 2 の 教訓

DIC があり全身状態不良だったが，内視鏡的処置で胃潰瘍底の露出血管が止血され救命できた．APL に合併した DIC には，基礎疾患の APL に対する ATRA 療法が著効する．

プラクティス 3　68 歳男性．
頻度 ★☆☆　緊急度 ★★★

1 週間前から歯磨きの際に出血するようになり，3 日前から下肢に皮下出血を認め救急外来受診．口腔粘膜に血腫と上下肢に皮下出血あり．

WBC 7,400/μL，Hb 14.4 g/dL，PLT 1.0 万/μL と血小板減少を認め緊急入院．

骨髄穿刺を含めた各種検査により ITP と診断し，プレドニゾロン 1 mg/kg を開始した．しかし，同日の夜に転倒して頭部を打撲した．意識は清明だったが，頭部 CT にて外傷性くも膜下出血を認めた．

【Q1】 緊急の止血のために行うことは？

【A1】 血小板輸血，免疫グロブリン大量療法，ステロイドパルス療法．

ココが point　特発性血小板減少性紫斑病（ITP）で緊急止血のための治療[4, 5]

- ITP 患者で出血を合併して緊急に止血が必要な場合は，以下の治療を行う．
  - ▶血小板輸血
    抗血小板抗体が存在するので輸血後の血小板増加は期待できないが，止血効果は期待できる．免疫グロブリン大量療法を併用すると血小板増加，止血効果が向上する．
  - ▶免疫グロブリン大量療法
    γグロブリン製剤 400 mg/kg を 5 日間点滴する．開始約 3 日後から血小板増加が得られる．
    血小板増加までに時間を要するので，緊急の止血には血小板輸血を併用する．

▶ステロイドパルス療法
通常用いられる量のステロイド（プレドニゾロン 0.5〜1 mg/kg）よりも早期の反応を期待して，メチルプレドニゾロン 1,000 mg/日を 3 日間投与する．これも血小板増加に 3 日は要する．

鉄則 ④ 特発性血小板減少性紫斑病（免疫性血小板減少症；ITP）での緊急止血には，血小板輸血，免疫グロブリン大量療法，ステロイドパルス療法．

Q2 他に考慮する薬剤は？

A2 トラネキサム酸（トランサミン®）とカルバゾクロム（アドナ®）．

- このような状況で有効性を検討したエビデンスはないが，有効である可能性があり考慮する．

プラクティス 3 の 教訓

ITP で緊急の止血が必要な場合，血小板輸血は血小板数増加がなくても止血には有効である．免疫グロブリン大量療法の併用，ステロイドパルス療法も考慮する．

✓ 最終チェック

❶ 不明熱の原因として忘れてはいけない血液疾患は？
➡ 白血病と悪性リンパ腫！

❷ 播種性血管内凝固症候群（DIC）があれば，救命のための侵襲的止血処置は禁忌？
➡ No！ DIC があっても救命のためには必ずしも禁忌ではない！

❸ DIC の治療で最も重要なのは？
➡ 基礎疾患のマネジメント！

❹ 特発性血小板減少性紫斑病（免疫性血小板減少症；ITP）での緊急止血のための治療は？
➡ 血小板輸血，免疫グロブリン大量療法，ステロイドパルス療法！

参考文献

1) Horowitz HW：Fever of unknown origin or fever of too many origins? N Engl J Med 368：197-199, 2013
2) Nakamura S, Ponzoni M, Campo E：Intravascular large B-cell lymphoma. In：Swerdlow SH, Campo E, Harris NL, et al (eds)：WHO Classification of Tumours of Haematopoietic and Lymphoid Tissues. IARC press, Lyon, 2008, pp252-253
3) 樋口敬和：内科医に必要な救急医療 DIC〈disseminated intravascular coagulation：播種性血管内凝固〉. 日本内科学会雑誌 101：3256-3260, 2012
4) Provan D, Stasi R, Newland AC, et al：International consensus report on the investigation and management of primary immune thrombocytopenia. Blood 115：168-186, 2010
5) 藤村欣吾, 宮川義隆, 倉田義之, 他：成人特発性血小板減少性紫斑病治療の参照ガイド 2012年版. 臨床血液 53：433-442, 2012

（樋口敬和）

3 高度の汎血球減少症
―― 白血球，赤血球，血小板，みんな少ない！これは大変！

鉄則

① 急性発症の高度汎血球減少症は，hematological emergency．
② 急性白血病，重症再生不良性貧血（AA），血球貪食症候群（HLH）が疑われれば，緊急入院．
③ 高度の汎血球減少症をみたら，緊急で骨髄検査．
④ 汎血球減少症で好中球と網赤血球の高度減少があれば，まずAAを疑う．
⑤ 高齢者で月～年単位の進行性の汎血球減少症をみたら，まず骨髄異形成症候群（MDS）を考える．
⑥ 急性白血病でも，汎血球減少症での発症や末梢血に白血病細胞を認めない例がある．

- 高度の汎血球減少症は重篤な造血障害であることが多い．
- 急性発症の汎血球減少症に緊急の対応ができるようになろう．

プラクティス 1 　　24 歳女性． 　　頻度 ★ 　　緊急度 ★★★

来院 7 日前より 40℃台の発熱が持続し，近医で解熱薬，抗菌薬など投与されたが解熱しなかった．入院当日心窩部痛と右季肋部痛が出現し，WBC 1,300/μL，Hb 10.8 g/dL，PLT 3.0 万/μL，LDH 5,690 U/L と異常値を認め当院に搬送された．
体温 38.2℃，血圧 88/49 mmHg，脈拍 80/分．眼球結膜に黄疸あり．表在リンパ節触知せず．呼吸音正常．胸骨左縁第 4 肋間付近で II/VI 収縮期雑音を聴取．心窩部から右季肋部に圧痛あり，肝を 3 横指，脾を 2 横指触知．
WBC 900/μL（STAB 18.0，SEG 63.0，LY 17.0，MONO 2.0％），Hb 10.5 g/dL，PLT 2.3 万/μL，PT-INR 1.07，APTT 54.1 秒（基準値：25.0～36.0 秒），フィブリノゲン 169.0 mg/dL，AT 47％，D-ダイマー 100.0 μg/mL 以上，TP 4.8 g/dL，Alb 2.7 g/dL，BUN 12.6 mg/dL，Cr 0.91 mg/dL，T-Bil 5.5 mg/dL，トリグリセリド 432 mg/dL，AST 1,517 U/L，ALT 487 U/L，LDH 5,368 U/L，ALP 846 U/L，γGTP 75 U/L，CRP 10.42 mg/dL．胸部 X 線異常なし．

【Q1】 どのように対応する？

【A1】 hematological emergency として緊急対応する！

- 7日前からの急な高熱が持続し，高度の汎血球減少症を伴っている．
- 骨髄またはその他の部位での重篤な造血障害の存在を意味し，hematological emergency としての対応が必要！

鉄則 1 急性発症の高度汎血球減少症は，hematological emergency.

【Q2】 考えられる疾患は？

【A2】 HLH，あるいは急性白血病＋敗血症性ショック＋播種性血管内凝固症候群（DIC）．

- 高熱と肝脾腫を認め，高度の汎血球減少と著明な凝固異常，LDH とトリグリセリドの著明高値を認める．
- 汎血球減少をきたす疾患のなかでは，HLH の可能性が最も高いと考えられる．
- 他には，末梢血中に芽球の増加を伴わない急性白血病に重症感染症を併発して敗血症性ショックと DIC を合併した可能性も考えられる．

【Q3】 救急外来で様子をみてよい？

【A3】 No！　緊急の入院が必要！

鉄則 2 急性白血病，重症再生不良性貧血（AA），血球貪食症候群（HLH）が疑われれば，緊急入院．

【Q4】 緊急で必要な検査は？

【A4】 骨髄検査．

- 汎血球減少症をきたす疾患のなかには骨髄検査を行わなくても診断可能な疾患もあるが，そのような場合には，これほど高度の汎血球減少をきたすことは稀．
- 汎血球減少症が高度の場合は，骨髄またはその他の部位での重篤な造血障害の存在を意味する．緊急に骨髄検査が必要．
- 本例では，すぐに骨髄検査を行い，血球貪食像を伴ったマクロファージの増加を認め，HLH と診断した．

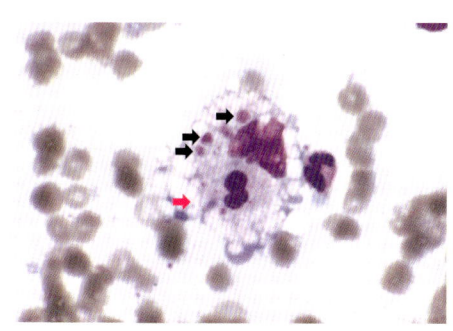

図40 骨髄所見
骨髄では血球貪食像を伴うマクロファージの増加を認めた．写真は好中球（➡）と血小板（➡）を貪食しているマクロファージ．

鉄則 3 高度の汎血球減少症をみたら，緊急で骨髄検査．

Q4 HLH の診断のために，他に参考になる検査は？

A4 血清フェリチンと可溶性 IL-2 受容体！

- 血清フェリチン 831,200 ng/mL，可溶性 IL-2 受容体 6,010 U/mL といずれも著明な高値であった．

ココがpoint　HLH-2004 による血球貪食症候群（HLH）の診断基準[1]

表57 HLH-2004 による血球貪食症候群の診断基準

以下の 8 項目のうち 5 項目以上を満たす．
1. ≧38.5℃ の発熱
2. 脾腫
3. 血球減少（末梢血で 2 系統以上の減少）
　　Hb＜9 g/dL
　　血小板＜10 万/μL
　　好中球＜1,000/μL
4. 高トリグリセリド血症（≧265 mg/dL）and/or 低フィブリノゲン血症（≦150 mg/dL）
5. 骨髄または脾臓またはリンパ節で血球貪食像を認める
6. NK 細胞活性低下または欠損
7. フェリチン≧500 ng/mL
8. 可溶性 IL-2 受容体≧2,400 IU/mL

- 本例は HLH-2004 診断基準で 7 項目を満たし，HLH と診断した．
- 日常臨床では，6 の NK 細胞活性は通常，評価困難．
- 診断基準に示された数値はあくまでも参考値として考える．経過中に基準を満たすようになることもある．
- 診断基準を満たさなくても，発熱，血球減少，LDH，フェリチン高値で HLH が疑われたら治療を開始して原因を検討する．
- 血球貪食症候群の病名は，hemophagocytic syndrome（HPS）よりも hemophagocytic lymphohistiocytosis（HLH）がよく用いられる．

【Q5】 成人の HLH の原因は？

【A5】 感染症（特にウイルス性），悪性リンパ腫，膠原病，稀に造血幹細胞移植後．

- 一次性（遺伝性）HLH は小児科領域の疾患であり，成人でみるのは二次性（反応性）の HLH がほとんど．
- 感染症のなかでは Epstein-Barr ウイルス（EBV）関連の頻度が最も多く重症例が多い．

ココがpoint 二次性（反応性）血球貪食症候群（HLH）の原因

表58　二次性（反応性）血球貪食症候群（HLH）の原因

1. 感染症
    - ウイルス性（VAHS）
    - 細菌性（BAHS）
    - その他（リケッチア，真菌，原虫）
2. 悪性リンパ腫関連（LAHS）
    - B 細胞性（B-LAHS）
    - T/NK 細胞性（T/NK-LAHS）
3. 膠原病関連
4. 造血幹細胞移植関連

- 本例では，悪性リンパ腫や膠原病を示唆する所見はなく，ウイルス性と考え治療を行った．
- 抗 EBV 抗体は，来院時 VCA-IgG 40×，VCA-IgM＜10，EBNA＜10 であったが，その後 VCA-IgM 抗体が陽性となり EBV 初感染によるウイルス性（virus-associated hemophagocytic syndrome；VAHS）と診断した．

【Q6】 治療は？

【A6】 免疫抑制療法と支持療法！

もっと知りたい　血球貪食症候群（HLH）の治療について

- HLH の症状は，T 細胞やマクロファージの異常な活性化の持続による高サイトカイン血症が原因と考えられている．
- これらの異常な活性化を抑制するために免疫抑制療法を行う．
- また，血球減少，肝障害，DIC，感染症などに対する支持療法も重要．
- 軽症であればγグロブリン療法やステロイド単独でも治療可能．
- 中等症以上では，ステロイドパルス療法，シクロスポリン，エトポシド投与

- 重症の場合は悪性リンパ腫に準じた多剤併用化学療法，同種造血幹細胞移植も考慮する．高サイトカイン血症の改善目的で血漿交換や，血液濾過を考慮する場合もある．
- 悪性リンパ腫関連 (lymphoma-associated hemophagocytic syndrome；LAHS) の場合は，早期に多剤併用化学療法を行う．

プラクティス1の 教訓

高熱と肝脾腫，高度の汎血球減少と凝固異常，LDH の著明高値があれば HLH を疑う．高度汎血球減少は hematological emergency！

プラクティス2 39歳女性．

頻度 ★　　緊急度 ★★★

1か月前から全身倦怠感，ふらつき，労作後の足のだるさを自覚．徐々に進行し，労作時呼吸困難，微熱も自覚するようになり救急外来受診．
血圧 108/62 mmHg，脈拍 84/分，体温 37.4℃．眼瞼結膜に貧血あり．第二肋間胸骨左縁に II/VI 心雑音聴取．肝脾触知せず．
WBC 1,200/μL（SEG 8.0，EOS 1.0，MONO 5.5，LY 85.5％），RBC 179万/μL，Hb 6.3 g/dL，Ht 15％，PLT 1.7万/μL，Ret 0.60％，Cr 0.7 mg/dL，T-Bil 0.5 mg/dL，AST 25 U/L，ALT 18 U/L，LDH 202 U/L，CRP 0.03 mg/dL．

Q1 考えられる疾患は？

A1 AA または急性白血病！

- 比較的若年の女性にみられた高度の汎血球減少症である．
- 白血球減少は顆粒球減少が主体で異常細胞はみられず，生化学検査でも特に異常がなく，AA が第一に疑われる．
- 末梢血液中に異常細胞はみられないが，急性白血病も鑑別に挙がる．

鉄則 4 汎血球減少症で好中球と網赤血球の高度減少があれば，まず AA を疑う．

Q2 どのように対応する？

A2 入院して骨髄検査！

> **鉄則 2** 急性白血病，重症再生不良性貧血（AA），血球貪食症候群（HLH）が疑われれば，緊急入院．

> **鉄則 3** 高度の汎血球減少症をみたら，緊急で骨髄検査．

- 緊急入院し，骨髄検査（穿刺吸引，生検）を施行し，AA と診断した．
- 胸腰椎 MRI で骨髄はびまん性に脂肪に置換されていた．

Q3 AA の重症度分類は？

A3 最重症！

- 網赤血球数 179 万/μL×0.6％＝1.07 万/μL，好中球数 1,200/μL×8％＝96/μL，血小板数 1.7 万/μL であり，最重症（Stage 5）と診断した（4 頁表 1 参照）．

プラクティス 2 の 教訓

高度な汎血球減少症があり，著明な顆粒球減少で異常細胞がない，網赤血球が著減し，生化学検査で明らかな異常はない．以上から，AA の可能性が高い！

プラクティス 3 　　85 歳女性． 　　　　頻度 ★★☆　緊急度 ★★☆

半年前よりめまいやふらつきを自覚．症状の増悪あり近医受診し，汎血球減少を認め当院外来に紹介受診．
血圧 108/52 mmHg，脈拍 66/分，呼吸 18/分，体温 36.5℃，眼瞼結膜は著明に貧血様．表在リンパ節触知せず，心雑音聴取せず，肝脾触知しない．下肢に皮下出血を認める．
WBC 1,800/μL（META 0.5，STAB 0.5，SEG 18.5，EOS 0.5，MONO 4.5，LY 75.5％），
RBC 137 万/μL，Hb 4.8 g/dL，Ht 13.9％，MCV 101.5 fL，PLT 4,000/μL，Ret 0.60％，
Cr 0.6 mg/dL，T-Bil 0.3 mg/dL，AST 24 U/L，ALT 16 U/L，LDH 204 U/L，
CRP 0.05 mg/dL，胸部 X 線異常なし．

Q1 緊急に輸血が必要？

A1 Yes！　緊急で血小板輸血を行う！　赤血球輸血には必ずしも緊急性はない．

- MCV は 101.5 fL でやや大球性貧血だが，LDH は正常であり薬剤で改善する巨赤芽球性貧血（しばしば汎血球減少の原因となるが）ではなさそう．
- 貧血は徐々に進行していると考えられ明らかな心不全はない．
- 著明な貧血であり赤血球輸血は必要だが，必ずしも緊急で行わなくてもいい．

- しかし，血小板数 4,000/μL と著明に減少しており，hematological emergency としての対応が必要．緊急で血小板輸血を行う．

Q2 最も考えられる疾患は？

A2 MDS！

- 高齢者にみられた半年の経過で徐々に進行する汎血球減少症であり，MDS が最も考えられる．
- 末梢血中に後骨髄球が出現しているのも MDS の可能性を示唆する．
- MDS では赤血球が軽度大球性になることが多い．

鉄則 ⑤ 高齢者で月～年単位の進行性の汎血球減少症があれば，まず骨髄異形成症候群（MDS）を考える．

Q3 診断のためにまず必要な検査は？

A3 骨髄検査！

鉄則 ③ 高度の汎血球減少症をみたら，緊急で骨髄検査．

- 骨髄穿刺を施行した．正形成骨髄で 3 系統の血球に異形成を認めた．
- 芽球は有核細胞の 3.8% を占め，MDS〔多血球系異形成を伴う不応性血球減少症（RCMD）〕と診断した．
- 染色体分析の結果は 46, XX[20] であり，IPSS は血球減少のみの 0.5 で低リスクと診断した．

プラクティス 3 の 教訓

高齢者で徐々に進行する汎血球減少症をみたら，まず MDS を考える．赤血球の軽度の大球性，幼若白血球の出現，LDH の軽度高値などがあればその可能性は高い．

プラクティス 4　68歳男性．
頻度 ★☆☆　緊急度 ★★★

2日前に歯肉出血があり歯科を受診し特に問題ないといわれたが，その後も出血が持続．近医を受診し WBC 900/μL，Hb 9.6 g/dL，PLT 1.2万/μL と高度の汎血球減少を指摘され，当院に紹介受診．
体温 37.6℃，血圧 134/76 mmHg，脈拍 78/分．口腔内血腫と下腿の皮下出血斑を認める．
WBC 700/μL（STAB 1.0，SEG 6.0，LY 73.0，MONO 1.0，BLAST 2.0，異常 PRO 17.0％），Hb 9.5 g/dL，PLT 0.8万/μL，PT-INR 1.25，APTT 30.4秒（基準値：25.0〜36.0秒），フィブリノゲン 368.0 mg/dL，D-ダイマー 69.3 μg/mL，AT 103.0％，Cr 0.71 mg/dL，T-Bil 0.7 mg/dL，AST 12 U/L，ALT 10 U/L，LDH 212 U/L，CRP 4.86 mg/dL．

【Q1】考えられる疾患と対応は？

【A1】急性白血病！　緊急入院して骨髄検査を行う！

- 急性の出血症状で発症し，高度の白血球と血小板減少を認める汎血球減少症である．
- 末梢血中に芽球と前骨髄球が増加しており，急性骨髄性白血病（AML），特に急性前骨髄球性白血病（APL）を疑う．
- D-ダイマー高値であり DIC と考える．
- Hematological emergency であり，緊急入院して骨髄検査を行う．

鉄則① 急性発症の高度汎血球減少症は，hematological emergency．

鉄則② 急性白血病，重症再生不良性貧血（AA），血球貪食症候群（HLH）が疑われれば，緊急入院．

鉄則③ 高度の汎血球減少症をみたら，緊急で骨髄検査．

- 骨髄検査を行い，異常な前骨髄球の著明な増加や faggot 細胞を認め APL と診断した．
- 全トランス型レチノイン酸（ATRA）による治療を開始した．
- その後，RT-PCR で *PML-RARα* 融合遺伝子を確認し，染色体分析でも t(15;17) を認めた．
- 急性白血病（特に APL），多発性骨髄腫，悪性リンパ腫，骨髄線維症などの骨髄疾患のために正常骨髄が異常細胞で置換されると，汎血球減少症をきたしうる．
- 急性白血病の初期には，末梢血中への芽球の出現が少なく（出現しない場合もある），白血球数が増加せずむしろ減少する場合がある．

鉄則 ❻ 急性白血病でも，汎血球減少症での発症や末梢血に白血病細胞を認めない例がある．

プラクティス4の 教訓

汎血球減少症をきたす骨髄疾患はAAやMDSだけではない！ 急性白血病などの骨髄を置換する造血器腫瘍でも汎血球減少症をきたすことがある！

☑ 最終チェック

❶ 急性の高度汎血球減少症への対応は？
　➡ **Hematological emergency として対応！**

❷ 緊急入院が必要な汎血球減少症を呈する疾患は？
　➡ **急性白血病，重症再生不良性貧血（AA），血球貪食症候群（HLH）！**

❸ 高度の汎血球減少症で緊急で行うべき検査は？
　➡ **骨髄検査！**

❹ 汎血球減少症で好中球と網赤血球が高度減少．まず何を疑う？
　➡ **AA！**

❺ 高齢者で月〜年単位で進行する汎血球減少症．まず考える疾患は？
　➡ **骨髄異形成症候群（MDS）！**

❻ 急性白血病では汎血球減少症をきたさない？ 必ず末梢血に白血病細胞を認める？
　➡ **No！ 汎血球減少症での発症や末梢血に白血病細胞を認めない例がある！**

参考文献

1) Henter JI, Horne A, Aricó M, et al：HLH-2004；Diagnostic and therapeutic guideline for hemophagocytic lymphohistiocytosis. Pediatr Blood Cancer 48：124-131, 2007
2) Weinzierl EP, Arber DA：The differential diagnosis and bone marrow evaluation of new-onset pancytopenia. Am J Clin Pathol 139：9-29, 2013
3) 「難治性貧血の診療ガイド」編集委員会：難治性貧血の診療ガイド—特発性造血障害の病態・診断・治療の最新動向．南江堂，2011

（樋口敬和）

4 外来化学療法中の患者のトラブル
―― 予防が大切！

鉄則

1. 抗腫瘍薬の血管外漏出は，すぐに症状が出ないことが多い．
2. 抗腫瘍薬の血管外漏出が疑わしければ，すぐに投与を中止して対処する．
3. 抗腫瘍薬の血管外漏出は，予防が最も重要．
4. 化学療法による嘔気も，予防が最も重要．
5. リツキシマブ開始後に呼吸困難があれば，まず infusion reaction を考える．

- 化学療法の副作用について理解を深めよう．
- 抗腫瘍薬の血管外漏出に適切に対処しよう．
- 分子標的薬など新規薬剤の特異な副作用を知ろう．

プラクティス1 　51歳女性．　　　頻度 ★★☆　緊急度 ★★★

びまん性大細胞型B細胞リンパ腫（DLBCL），臨床病期 IIIA に対して外来化学療法施行中．R-CHOP（リツキシマブ，シクロホスファミド，アドリアマイシン，ビンクリスチン，プレドニゾロン）療法3コース目を開始．リツキシマブに続いてアドリアマイシン 80 mg＋生理食塩水 100 mL の点滴静注を開始5分後，前腕の点滴刺入部付近の痛みを訴えた．血管に沿って圧痛を認めるが皮膚の変化はない．

【Q1】 点滴を継続してよいか？

【A1】 No！

- 抗腫瘍薬が血管外に漏出した場合，直後には皮膚に明らかな変化がなくても，後になって重篤な症状をきたすことがある．
- 漏出が疑われたら，その血管からの投与はすぐに中止する．

鉄則 1 抗腫瘍薬の血管外漏出は，すぐに症状が出ないことが多い．

鉄則 2 抗腫瘍薬の血管外漏出が疑わしければ，すぐに投与を中止して対処する．

Q2 造血器腫瘍に対する抗腫瘍薬で，血管外漏出に特に注意が必要な薬剤は？

A2 アントラサイクリンとビンカアルカロイド！

- 抗腫瘍薬のなかで起壊死性抗腫瘍薬は，血管外漏出で組織障害をきたしやすく，注意が必要．

ココがpoint 抗腫瘍薬の組織障害の強さ

表59 造血器腫瘍で頻用される抗腫瘍薬の組織障害

起壊死性抗腫瘍薬 (vesicant drug)	炎症性抗腫瘍薬 (irritant drug)	起炎症性抗腫瘍薬 (non-vesicant drug)
皮膚障害：高度	皮膚障害：中等度	皮膚障害：軽度
アントラサイクリン系薬剤 ビンカアルカロイド ラニムスチン	イホスファミド シクロホスファミド エトポシド カルボプラチン シスプラチン ダカルバジン	L-アスパラギナーゼ シタラビン ブレオマイシン メトトレキサート

Q3 起壊死性抗腫瘍薬の漏出が疑われたら？

A3 すぐに投与中止！

- 薬剤漏出が疑われたら直ちに投与を中止し，点滴ライン内の薬剤を吸引する．

ココがpoint 抗腫瘍薬漏出に対する処置[1]

- 点滴ラインを抜去して以下の処置を行う．
  ①ステロイドの局所皮下注射（有効性についてのエビデンスはないが）．
  ヒドロコルチゾンコハク酸エステルナトリウム（ソル・コーテフ®，サクシゾン®）100 mg（または水溶性プレドニン® 50～100 mg あるいはリンデロン® 4～8 mg）を生理食塩水と1～2％プロカインを1：1で混合したもの5～10 mL に溶解して漏出部周囲から中心部に向けて皮下注射する．
  ②冷罨法（→多くの薬剤：薬剤の拡散防止・消炎作用）．
  ③温罨法（→ビンカアルカロイド：薬剤の分散・吸収促進）．
  ④外用療法

0.1％アクリノール（リバノール®）液湿布
ステロイド軟膏外用（デルモベート軟膏®，ダイアコート軟膏®，リンデロン VG 軟膏®など）
冷湿布

⑤アントラサイクリンの漏出の場合は，注射薬のデクスラゾキサン（サビーン®）が使用できるようになった．漏出後 6 時間以内に，可能な限り速やかに点滴静注する．

【Q4】血管外漏出の対策で最も重要なことは？

【A4】漏出の予防！

- 血管外漏出の対策としては，予防が最も重要．
- 可能ならば中心静脈ライン（CVライン，PICC，CV ポートなど）から投与するのが望ましい．
- しかし，外来では CV ポートを挿入している患者以外は現実には困難であり，末梢ラインから投与することになる．

ココが point 末梢ラインからの抗腫瘍薬投与時の注意

- まずは漏出させない！
  - 投与前
    - 起壊死性抗腫瘍薬使用時：漏出したときの症状をあらかじめ説明し，異常があればすぐに報告してもらう．
    - 注射部位：手背部・関節部は避ける．
    - 注射針：翼状針は避けて血管内留置針を用いる．
    - 固定テープ：透明テープを用いる（観察しやすい）．
    - 抗腫瘍薬濃度：可能なら希釈する．
  - 注入時
    - 輸液ポンプは用いない．
    - 滴下速度低下時には血液逆流を確認する．
  - 注入後
    - 注射部位の観察（色調変化など）．

鉄則 ③ 抗腫瘍薬の血管外漏出は，予防が最も重要．

プラクティス 1 の 教訓

抗腫瘍薬の血管漏出の対策は予防が第一！　漏出してもすぐに症状がないことも多く，疑わしければすぐに中止して対処する．

プラクティス2　45歳男性．

頻度 ★★　緊急度 ★★

Hodgkinリンパ腫（結節硬化，臨床病期IIIA）に対して，外来で2コース目のABVD療法施行中．前日，アドリアマイシン，ブレオマイシン，ビンブラスチン，ダカルバジンを投与した．投与前にグラニセトロン（カイトリル®）2 mgを使用したが，帰宅後，嘔気が強くなり夕食が食べられず，当日，朝になっても嘔気が持続し食事摂取が困難なため来院．

Q1 化学療法後の嘔気対策で最も重要なことは？

A1 予防！

- 化学療法後に嘔気・嘔吐をきたすと，次回の化学療法で予測性嘔吐を10～44％で生じる．
- まずは嘔気を起こさせないことが重要！

鉄則4 化学療法による嘔気も，予防が最も重要！

ココがpoint　静脈内投与の抗腫瘍薬の催吐リスク

表60　静脈内投与の抗腫瘍薬の催吐リスク

催吐リスク	薬剤
高リスク	シスプラチン，シクロホスファミド（≧1,500 mg/m²），ダカルバジン，シクロホスファミドとアントラサイクリンの併用
中リスク	アザシチジン，ベンダムスチン，カルボプラチン，シクロホスファミド（＜1,500 mg/m²），シタラビン（＞1,000 mg/m²），ダウノルビシン*，ドキソルビシン（アドリアマイシン）*，イダルビシン*，イホスファミド
低リスク	ボルテゾミブ，シタラビン（≦1,000 mg/m²），エトポシド，ゲムシタビン，メトトレキサート，ミトキサントロン
リスク少	2-クロロデオキシアデノシン，ブレオマイシン，ブスルファン，フルダラビン，リツキシマブ，ビンブラスチン，ビンクリスチン

American Society of Clinical Oncology（ASCO）のガイドライン[2]より，造血器腫瘍によく使用される薬剤を選んで改変．
＊：シクロホスファミドとの併用で高リスクとなる．

ココがpoint　催吐リスクに応じた嘔気・嘔吐の予防（2011年のASCOのガイドライン）[2]

- 高リスク：ニューロキニン（NK)$_1$受容体拮抗薬＋セロトニン（5-HT$_3$）受容体拮抗薬＋ステロイド
- 中リスク：5-HT$_3$受容体拮抗薬＋ステロイド
- 低リスク：ステロイド
- 5-HT$_3$受容体拮抗薬としては，パロノセトロン（アロキシ®）を推奨．

- グラニセトロン（カイトリル®），アザセトロン（セロトーン®），ラモセトロン（ナゼア®）なども有効．
- ステロイドはデキサメタゾンを使用する．
- 補助薬としてロラゼパム（ワイパックス®）とジフェニルヒドラミン（レスタミン®）併用が有効．

- 造血器腫瘍に対する通常の化学療法で遷延性の嘔気・嘔吐をきたす頻度は比較的少ない．
- CHOP（シクロホスファミド，アドリアマイシン，ビンクリスチン，プレドニゾロン）療法などステロイドを含むレジメンも多く，デキサメタゾンは予防的にはあまり使用しない．化学療法投与前には 5-HT_3 受容体拮抗薬を使用することが多い．
- 本例でもグラニセトロンをあらかじめ使用していたが，嘔気が強く出てしまった．

【Q2】 嘔気に対してどう対応する？

【A2】 5-HT_3 受容体拮抗薬を再投与する．効果不十分ならデキサメタゾン 8 mg の併用も考慮．

プラクティス2の 教訓

抗腫瘍薬の催吐リスクに応じた適切な嘔気予防は，その後の化学療法の遂行にも極めて重要！

プラクティス3 　　**45歳男性．**　　頻度 ★★　緊急度 ★★★

DLBCL 臨床病期 IIIB で入院にて R-CHOP 1 コース目を施行し特に問題なかった．今回が外来での初めての化学療法．アセトアミノフェンとクロルフェニラミンマレイン酸（ポララミン®）の前投薬後，リツキシマブ 100 mg/時で点滴を開始．1 時間後，200 mg/時に速めたところ，顔面紅潮と息苦しさが出現．37.2℃の発熱を認め，SpO_2（室内気）が 90％に低下．意識清明．血圧 140/84 mmHg，脈拍 72/分，前胸部に紅斑あり．呼吸音に異常なし．

【Q1】 何を考える？

【A1】 リツキシマブによる infusion reaction！

- Infusion reaction とはリツキシマブなどモノクローナル抗体投与後に起こるアレルギー様反応．

- アレルギー性機序によるものではなく，リツキシマブ投与により免疫反応が惹起され，サイトカインの放出や補体の活性化に起因する機序で起こる．

鉄則 ⑤ リツキシマブ開始後に呼吸困難があれば，まず infusion reaction を考える．

ココが point　リツキシマブの副作用[3,4]

- リツキシマブの副作用としては infusion reaction の頻度が高い．
- 初回投与では半数以上に合併し，リンパ腫の骨髄浸潤例や末梢血中に腫瘍細胞が多い例で頻度が高い．
- 初回投与時，投与開始30分～2時間以内に生じることが多い．70％以上が初回投与時に合併するが，2回目以降にも生じることがある．
- 症状はⅠ型アレルギーに類似している．
- 皮膚瘙痒感，発疹，発熱，悪寒などが主な症状だが，ときに血圧低下，呼吸困難，低酸素血症，気管支痙攣，血管浮腫などが重症化することもある．
- 解熱鎮痛薬，抗ヒスタミン薬の前投薬を行う．
- 初回投与時は 25 mg/時の速度で開始し，症状がなければ1時間後に 100 mg/時に速度を上げ，さらに1時間後に問題なければ 200 mg/時とする．
- 初回投与で infusion reaction がみられなければ，2回目以降は 100 mg/時で開始して，問題なければ1時間後に 200 mg/時とすることが可能．

Q2 本例での対応は？

A2 リツキシマブの投与を中止して酸素投与！

- リツキシマブの投与を中止し生理食塩水に変更し，鼻カニューラで酸素2L/分を開始した．
- 30分後には顔面紅潮，息苦しさ，紅斑は軽快し，SpO_2（室内気）は98％まで改善した．

Q3 リツキシマブは，今日はもう使用しない？

A3 患者の状態によるが，リツキシマブ中止で改善すれば速度を 100 mg/時に遅くして再開可能．

- Infusion reaction が生じた場合は，投与を中止し生食に変更して状態を注意深く観察する．
- 中止のみで軽快すれば，中止時の50％の速度で投与再開は可能．
- 中止のみで改善しない場合は，抗ヒスタミン薬，ステロイド投与を行う．
- 低酸素血症に対して酸素投与を行い，急速に症状が増悪する場合にはアドレナリン 0.3 mg を大腿部に筋肉注射し，救急部に連絡し緊急入院する．

プラクティス3の 教訓

リツキシマブなどの抗体薬を使用する際は infusion reaction に注意が必要！ 投与2回目以降でも合併することがある！

✅ 最終チェック

❶ 抗腫瘍薬が血管外に漏出したらすぐにわかる？
➡ No！ すぐには症状が出ないことが多い！

❷ 抗腫瘍薬の血管外漏出．疑われる程度なら投与を継続してもよい？
➡ No！ 血管外漏出が疑わしければすぐに中止する！

❸ 血管外漏出の対策で最も重要なことは？
➡ 漏出の予防！

❹ 化学療法の嘔気対策で最も重要なことは？
➡ 嘔気の予防！

❺ リツキシマブ開始後に呼吸困難があればまず何を考える？
➡ Infusion reaction！

参考文献

1) 石原和之，山﨑直也：抗癌剤の血管外漏出とその対策．Skin Cancer 7：117-128, 1992
2) Basch E, Prestrud AA, Hesketh PJ, et al：Antiemetics；American Society of Clinical Oncology clinical guideline update. J Clin Oncol 29：4189-4198, 2011
3) Maloney DG：Anti-CD20 antibody therapy for B-cell lymphomas. N Engl J Med 366：2008-2013, 2012
4) Joerger M：Prevention and handling of acute allergic and infusion reactions in oncology. Ann Oncol 23（suppl）：x313-x319, 2012

（樋口敬和）

5 移植後の外来患者の急変
――移植後の特殊な病態を理解しよう

鉄則

1. 慢性移植片対宿主病（GvHD）患者は，液性免疫不全を伴う．
2. 液性免疫不全の感染症では，莢膜被包菌（特に肺炎球菌とインフルエンザ桿菌）を疑う．
3. 感染症の患者背景は，host（宿主）とexposure（曝露）で考える．
4. 同種移植後の感染症には，ドナー由来の感染がありうる．
5. 移植後の肺合併症をみたら，すぐに気管支鏡検査をする．

- 移植後の患者には特別な注意が必要だ．

プラクティス1　42歳男性．

頻度 ★　　緊急度 ★★★

ハイリスクの骨髄異形成症候群（MDS）に対して，1年6か月前にHLA一致の弟から同種末梢血幹細胞移植を施行．1年前（移植6か月後）から眼球，口腔，皮膚に慢性移植片対宿主病（graft versus host disease；GvHD）の症状あり，プレドニゾロン（PSL）7.5 mgとシクロスポリンA 150 mgを継続中．「今朝から39℃の発熱がある」という電話連絡あり，来院を指示．しかし，病院に行く準備をしている間にボーッとして呼びかけに応じなくなり，家人が救急車を要請して救急外来に受診．
GCS（グラスゴー・コーマ・スケール）E3V3M4（10点），血圧78/40 mmHg，脈拍120/分，体温38.8℃，項部硬直あり，両側下腿に紫斑を認めた．
WBC 18,700/μL（NE 88.0，LY 3.0，MONO 9.0％），Hb 10.9 g/dL，PLT 2.2万/μL，PT-INR 2.5，APTT 48.0秒（基準値：25.0～36.0秒），フィブリノゲン 110 mg/dL，FDP 86 μg/mL．

Q1 どのような疾患を疑う？

A1 敗血症＋髄膜炎を疑う．特に莢膜被包グラム陽性球菌感染症！

- 本例では好中球数は保たれているが，慢性GvHDから液性免疫不全が考えられ，ステロイドと免疫抑制薬使用による細胞性免疫不全も考えられる．

- 発熱，意識障害などの急激な症状の進行と項部硬直があり，液性免疫不全に伴う莢膜被包菌による髄膜炎が考えられる．特に肺炎球菌やインフルエンザ桿菌が疑わしい．
- これらの感染症の死亡率は高く，早期から念頭におくことが重要．

[Q2] すぐに行うべき処置は？

[A2] 敗血症に準じた抗ショック療法，血液培養採取後，すぐに抗菌薬投与，髄液検査！

- 敗血症性ショックの症状がみられるため，Surviving Sepsis Campaign Guideline (SSCG)[1] に従って，大量補液，昇圧薬やステロイドなどを開始する．
- 分～時間の単位で進行する疾患であり，血液培養を2セット以上採取した後，速やかに抗菌薬を開始する．
- 抗菌薬の開始後に，髄液検査を行う．
- 本例では髄液グラム染色にてグラム陽性双球菌がみられた．後に，培養検査でペニシリン感受性の肺炎球菌と判明した．

鉄則1 慢性移植片対宿主病（GvHD）患者は，液性免疫不全を伴う．

鉄則2 液性免疫不全の感染症では，莢膜被包菌（特に肺炎球菌とインフルエンザ桿菌）を疑う．

ココがpoint 液性免疫不全と髄膜炎

- 慢性GvHD患者では，低ガンマグロブリン血症と高ガンマグロブリン血症のどちらも呈しうるが，どちらであっても液性免疫不全を伴っている．
- 好中球は血液中に侵入した細菌を貪食して処理するが，厚い莢膜のある細菌は貪食されにくい．
- これらの細菌では，莢膜に対する抗体が結合して好中球による貪食が容易になり（オプソニン化），補体によって溶菌が引き起こされる．液性免疫不全があると，このメカニズムに障害を生じる．
- 莢膜被包菌の代表的な細菌が，肺炎球菌やインフルエンザ桿菌である．
- これらの菌の敗血症は急速に進行して重篤化しやすく，髄膜炎の合併頻度も高い．
- 同種造血幹細胞移植後の肺炎球菌による全身感染症は，死亡率が20%と高い．
- 造血細胞移植学会のガイドライン[2]によれば，同種造血幹細胞移植後の患者に対しては，移植後1年を目処に肺炎球菌ワクチン接種が勧められている．

- 本例では髄膜炎が考えられ，髄液検査は必須である．抗菌薬開始後 30 分以内なら，髄液検査や髄液培養検査の結果に影響しないとされる．髄液検査を理由に抗菌薬開始が遅れないようにする．
- 抗菌薬の選択は，髄液移行性とペニシリン耐性肺炎球菌を含む肺炎球菌をカバーすることを考慮して，髄膜炎の治療量を投与する．

プラクティス1の 教訓

液性免疫不全は莢膜被包菌感染のハイリスク．

プラクティス2　35歳女性．

頻度 ★　　緊急度 ★★★

急性リンパ性白血病（ALL）に対して，120 日前に HLA 一致同胞からの末梢血幹細胞移植を施行．移植前治療は，シクロホスファミド 120 mg/kg と全身放射線照射 12 Gy．
前夜より発熱，今朝から乾性咳嗽と労作時の息切れがあり，予定外で外来に受診した．
意識清明，体温 37.8℃，呼吸数 30/分，脈拍 156/分，血圧正常，SpO$_2$ 89%（室内気），胸部 X 線に著変なし，胸部 CT で両側肺の広範囲にすりガラス影〜浸潤影あり．

Q1 鑑別疾患は？

A1 肺感染症，遅発性非感染性肺合併症（late onset non-infectious pulmonary complication；LONIPC），心不全．

- 造血幹細胞移植後の患者で免疫不全があるので，まずは肺感染症を鑑別することが重要．特にニューモシスチス肺炎，サイトメガロウイルス（CMV）肺炎などヘルペスウイルス属の肺炎やインフルエンザウイルス感染症など特異的治療がある疾患を見逃さない．
- 感染症を考えるうえでは，"host（宿主）"と"exposure（曝露）"の評価が重要である．
- すなわち，まず宿主の免疫不全のタイプと重症度を考える．例えば，好中球数が保たれて液性免疫不全もなければ，一般細菌の感染症のリスクは低い．
- 一方，高度の細胞性免疫不全があれば，ウイルス，抗酸菌に加えてトキソプラズマの感染症なども考慮する．
- 次に病原体への曝露歴を考える．最近の曝露としては，季節や地域における呼吸器ウイルスの流行状況や sick contact の有無を確認する．
- ヘルペスウイルス属による肺感染症は，初感染もありうるが，過去に感染した病原体による回帰感染症が多い．したがって，遠い過去の曝露歴も重要であり，造血幹細胞移植前には血清学的検査をしておくことが望ましい．

- 同種移植患者では，移植片を通じたドナー由来の病原体の曝露もありうる．例えば，患者は CMV に未感染であっても，ドナーが既感染者なら移植片を通じた感染がありうる．
- 感染症や心不全が除外されると，非感染性肺合併症の診断となる．特に移植後 90 日以降に生じるものを LONIPC と称している[3]．

鉄則❸ 感染症の患者背景は，host（宿主）と exposure（曝露）で考える．

鉄則❹ 同種移植後の感染症には，ドナー由来の感染がありうる．

【Q2】次に行うべきことは？

【A2】気管支鏡検査を行い，抗菌薬，抗ウイルス薬などの経験的治療を開始．感染症が否定的ならステロイドを投与．

- 造血幹細胞移植後の肺合併症は急速に進行するものが多く，致命率も高い．気管支鏡検査などの侵襲的検査は呼吸障害が高度になると実施困難になるので速やかに行う．「経過をみて」いてはいけない．
- 気管支鏡検査での BAL 液で以下の検査をする．
  ▶ 一般細菌，真菌，抗酸菌培養（ノカルジアやレジオネラの可能性を考えた培養）
  ▶ 細胞診（ニューモシスチスを含む真菌菌体，ウイルスによる封入体）
  ▶ Shell vial culture（CMV）
  ▶ 抗原検査（インフルエンザ，RSV，アデノウイルス，アスペルギルスなど）
  ▶ PCR 検査（ニューモシスチス，CMV，HHV-6，マイコプラズマ，クラミジアなど．可能であればメタニューモウイルスやコロナウイルスも）
- 細胞診や抗原検査などで病原体がすぐに確定できれば，targeted therapy を開始する．
- 実際には培養や PCR の結果がわかるまでに時間を要するので，否定できない病原体はフルカバーするように，抗菌薬，抗ウイルス薬，抗真菌薬などの経験的治療を開始する．
- 感染症が否定できれば，LONIPC としてステロイドを開始する．進行が急速な例では，経験的治療とステロイドを同時に開始してもよい．
- BAL の細胞診でニューモシスチス肺炎と診断した場合，軽症例でない限り，治療薬の ST 合剤を開始する 30 分以上前にステロイドを開始する．

鉄則❺ 移植後の肺合併症をみたら，すぐに気管支鏡検査をする．

ココがpoint 遅発性非感染性肺合併症（LONIPC）

- 移植後後期（90日以上）に発症する肺合併症を，LONIPCと呼ぶ．
- 同種造血幹細胞移植例の10〜20%にLONIPCを合併するといわれる．
- LONIPCの臨床・病理学的分類のなかでは，びまん性肺胞障害（diffuse alveolar damage；DAD），特発性肺炎症候群（idiopathic pneumonia syndrome；IPS），特発性器質化肺炎（cryptogenic organizing pneumonitis；COP），閉塞性細気管支炎（bronchiolitis obliterans；BO）の頻度が高い[3]．
- COPは，ステロイドの反応性が最も高く，予後も比較的良好である．
- DADとIPSは，ステロイドの反応性は概して不良であり，死亡率も高い．
- BOは，肺移植患者の慢性拒絶反応として出現することもあり，慢性GvHDの肺病変と考えられている．
- したがって，BOは慢性的な経過をたどる例が多く，閉塞性肺障害がゆっくり進行する．ステロイドなどの治療が有効であっても，改善はゆっくりである．
- 典型的なBOの画像所見は，肺浸潤影を伴わず，両側肺のびまん性の過膨張である．初期または軽症例では，吸気時と呼気時に撮像したCTでair-trappingの所見がみられることがある．

✓ 最終チェック

❶ 慢性移植片対宿主病（GvHD）患者の免疫不全のタイプは？
➡ **液性免疫不全！**

❷ 液性免疫不全の感染症で，まず疑う起因菌は？
➡ **莢膜被包菌（特に肺炎球菌とインフルエンザ桿菌）！**

❸ 感染症の患者背景で考えるべき2つの要素は？
➡ **host（宿主）とexposure（曝露）！**

❹ 同種移植後にみられる特殊な感染は？
➡ **ドナー由来の感染！**

❺ 移植後の肺合併症をみたらすぐに行うべき検査は？
➡ **気管支鏡検査！**

参考文献

1) Dellinger RP, Levy MM, Rhodes A, et al：Surviving Sepsis Campaign；International Guidelines for Management of Severe Sepsis and Septic Shock：2012. Crit Care Med 41：580-637, 2013
2) http://www.jshct.com/guideline/
3) Afessa B, Litzow MR, Tefferi A：Bronchiolitis obliterans and other late onset non-infectious pulmonary complications in hematopoietic stem cell transplantation. Bone Marrow Transplant 28：425-434, 2001

〔森慎一郎〕

6 汎血球減少症の外来患者の急変
――特別な対応が必要です！

鉄則

1. 汎血球減少症患者が高熱で来院したら，すぐに血液培養と抗菌薬開始．
2. 汎血球減少症に高熱をみたら，感染のフォーカスを徹底的に検索する．
3. 汎血球減少症患者が呼吸困難で来院したら，まず肺炎，心不全，貧血の進行を考える．
4. 輸血依存性の汎血球減少症患者は，心不全をきたしやすい．

- 汎血球減少症の患者は，重篤な合併症が多い．
- 軽い症状でも安易に考えずにきちんと評価しよう．

プラクティス 1 　　64 歳女性． 　　頻度 ★★　緊急度 ★★★

再生不良性貧血（AA）（中等症）に対して抗胸腺細胞グロブリン（ATG）＋シクロスポリン A による免疫抑制療法を施行．その後シクロスポリン A を継続していたが汎血球減少が持続し，2 週間前の外来では WBC 1,100/μL（SEG 39.0, STAB 1.0, LY 49.5, MONO 10.5％），Hb 10.4 g/dL，PLT 2.8 万/μL であった．前日から全身倦怠感とふらつきがあり，来院当日ふらついて転倒し来院．
血圧 122/64 mmHg，脈拍 104/分，呼吸数 27/分，体温 39.8℃，SpO_2 95％（室内気）．
WBC 600/μL（SEG 4.0, LY 94.0, MONO 2.0％），Hb 10.1 g/dL，PLT 2.5 万/μL，
BUN 15.6 mg/dL，Cr 0.87 mg/dL，T-Bil 2.0 mg/dL，LDH 207 U/L，AST 25 U/L，
ALT 24 U/L，CRP 23.49 mg/dL．胸部 X 線異常なし．

【Q1】病態は？

【A1】好中球減少性発熱（febrile neutropenia；FN）！

> **ココが point** **好中球減少性発熱（FN）**[1,2]
> - FN は，好中球数が 500/μL 未満，あるいは 1,000/μL 未満で 500/μL 未満への減少が予測され，腋窩検温で 37.5℃ 以上の発熱を認める状態と定義されている．
> - FN 診療の際のガイドラインが国内外から発表されている．これらは抗腫瘍薬使用後の好中球減少症に対して作成されたものである．
> - 抗腫瘍薬使用以外の原因で発症した FN に対しても，基本的に同様の対応をする．

【Q2】 まず行うべき検査と治療は？

【A2】 血液培養と抗菌薬開始！

- 抗菌薬開始前に 2 セット以上の血液培養検体を採取する．
- FN における血液培養の陽性率は 10% 程度であるが，陽性になれば抗菌薬の選択，感染のフォーカスの推定など，多くの有益な情報が得られる．
- 検出率を少しでも高めるために，必ず抗菌薬投与前に血液培養を行う．

鉄則❶ 汎血球減少症患者が高熱で来院したら，すぐに**血液培養と抗菌薬開始**．

【Q3】 抗菌薬は何を選択する？

【A3】 広域 β ラクタム薬！

> **ココが point** **好中球減少性発熱（FN）に対する抗菌薬**[1,2]
> - FN では血液培養後直ちに抗菌薬の静脈内投与を開始する（empiric therapy）．
> - FN の起因菌は初期には細菌感染が主であり，抗菌薬は抗緑膿菌活性を有しグラム陽性球菌もカバーできるものを選択する．
> - β ラクタム薬の単独投与が原則．
> - FN に対して保険適用になっているのはセフェピムとメロペネムのみであり，セフェピムを投与することが多い．

【Q4】 解熱薬はどうする？

【A4】 アセトアミノフェンが無難．

- NSAIDs は血小板機能を抑制する．
- 血小板減少を伴っている患者では，アセトアミノフェンが血小板機能への影響が少ないので無難．

【Q5】 並行して行うべきことは？

【A5】 感染のフォーカスと起因菌の検索！

- 並行して感染のフォーカスを検索するために，問診，診察，検査，画像検査などを行う．
- 好中球減少時には感染局所での炎症症状・炎症所見が減弱するため，感染臓器の特定が困難なことが多い．
- FN の大部分は，患者細菌叢由来の内因性感染症であるとされる．
- 感染病巣を同定できるのは 20〜30％．
- 感染のフォーカスや起因菌が推定できる場合は，それに有効な抗菌薬を追加する．
- 起因菌が同定できたら，感受性に合わせて抗菌薬の変更を検討する．

鉄則 2 汎血球減少症患者に高熱をみたら，感染のフォーカスを徹底的に検索する．

プラクティス1の 教訓

汎血球減少症患者が高熱をきたしたら，FN として対応する！

プラクティス2 67歳男性． 頻度 ★☆☆ 緊急度 ★★★

骨髄異形成症候群（MDS）にて汎血球減少が持続しており，3年前から外来で2〜4週間に1回2単位の赤血球輸血を続けていた．1年前からは輸血の際にデフェロキサミン（デスフェラール®）の点滴静注をしていた．3日前に発熱と咽頭痛，咳を自覚し，近医で感冒薬を処方された．来院当日呼吸困難が増悪し救急外来を受診．

【Q1】 呼吸困難の原因で可能性の高いものは？

【A1】 肺炎，心不全，貧血の進行．

鉄則 3 汎血球減少症患者が呼吸困難で来院したら，まず肺炎，心不全，貧血の進行を考える．

> **ココがpoint　汎血球減少症患者の呼吸困難**
> - 汎血球減少症の患者が呼吸困難を訴えたら，肺炎などの感染症を第一に考える．
> - 貧血患者は循環血漿量が増加して容量負荷がかかった状態であり，心不全もきたしやすい．
> - 赤血球輸血依存性の場合は，鉄過剰症の心筋障害による心不全の可能性も考える．
> - 貧血の進行（血小板減少に関連した出血に起因するものも含む）の可能性もある．

- 身体所見と検査所見は以下のとおり．
  血圧 112/60 mmHg，脈拍 120/分，呼吸数 20/分，体温 36.8℃，SpO_2 89％（室内気），両側肺全体に wheezes を聴取し心音は十分聴取できない．
  WBC 2,600/μL（SEG 45.0，LY 43.0，MONO 12.0％），Hb 7.6 g/dL，
  PLT 4.2 万/μL，Alb 3.0 g/dL，Cr 1.15 mg/dL，T-Bil 1.4 mg/dL，
  ALP 1,287 U/L，LDH 287 U/L，AST 40 U/L，ALT 104 U/L，
  γGTP 2,250 U/L，CRP 0.8 mg/dL．
  胸部 X 線で心陰影の拡大と肺うっ血像を認める．ECG 洞性頻脈．

【Q2】呼吸困難の原因として可能性の高いのは？

【A2】うっ血性心不全！

- 胸部 X 線で明らかな異常影はなく，CRP も陰性で，急な貧血の進行も認めなかった．
- 心エコーで心拡大とびまん性の収縮低下を認め，左室駆出率（EF）は約 40％だった．

【Q3】診断は？

【A3】輸血後鉄過剰症が原因のびまん性心筋障害によるうっ血性心不全！

> **ココがpoint　輸血後鉄過剰症**
> - 「厚生労働省　特発性造血障害に関する調査研究班による診療ガイド」[3] での輸血後鉄過剰症の診断基準は，①総赤血球輸血量 20 単位以上，②血清フェリチン値 500 ng/mL 以上．

- 本例では3年前からの赤血球輸血の総量は70単位以上になる．
- 1年前から血清フェリチンは1,000 ng/mLを超えておりデフェラシロクス（エクジェイド®）20 mg/kgを開始されたが，嘔気が強く内服できなかった．
- そのため，輸血の際にデフェロキサミン静脈内投与が続けられていた．
- 輸血後鉄過剰症によるびまん性心筋障害と循環血漿量の増加による循環負荷を基礎として，上気道感染を契機としてうっ血性心不全が増悪したと考えられる．

鉄則 ④ 輸血依存性の汎血球減少症患者は，心不全をきたしやすい．

【Q4】 治療は？

【A4】 うっ血性心不全に対する治療を行う．

- 酸素を開始しフロセミドとニトログリセリンの静脈内投与を行い呼吸困難は改善した．
- フェリチン5,900 ng/mLと著明に高値であることが判明した．
- その後，通常の心不全に対するのと同様に，利尿薬とアンギオテンシン変換酵素（ACE）阻害薬の経口投与を継続した．

【Q5】 鉄過剰症が心筋以外で特に問題になる臓器は？

【A5】 肝臓！

- 血液検査で肝機能障害を認め，CTで肝実質のdensityの増加と軽度の脾腫を認めた．

【Q6】 輸血後鉄過剰症で障害されやすい臓器は？

【A6】 肝臓，心臓，膵臓，甲状腺，下垂体，生殖腺，中枢神経など．

【Q7】 輸血後鉄過剰症の治療は？

【A7】 鉄キレート療法！ 注射製剤のデフェロキサミンと経口薬のデフェラシロクスがあるが，デフェラシロクスが第一選択．

> **もっと知りたい** 鉄キレート療法[4]
> - デフェロキサミンの血中半減期は 20〜30 分と短く，治療効果を得るためには時間をかけた連日の投与が必要．
> - 持続皮下注射が認められている国では，通常，携帯用ポンプを用いて 1 週間に 4 日以上 8〜12 時間かけて投与される．
> - 日本では上記の対応はできない．
> - 通常は，輸血の際に数時間で投与されることが多いが，それでは十分な除鉄効果は期待できない．
> - 経口薬で半減期の長いデフェラシロクスが開発され，鉄過剰症に対する第一選択になった．

- 本例もデフェロキサミンの前にデフェラシロクスを推奨量である 20 mg/kg で開始したが，消化器症状の副作用が強く，本人の拒否により使用を断念していた．
- デフェロキサミンに変更する前に，デフェラシロクスをもっと少量から再度試みるべきだったかもしれない．

【Q8】鉄キレート療法の開始基準は？

【A8】1 年以上の予後が期待できる場合で，①総赤血球輸血量 40 単位以上または，②連続する 2 回の測定で（2 か月間以上）血清フェリチン値 >1,000 ng/mL．

プラクティス 2 の　教訓

赤血球輸血依存性で十分な鉄キレート療法が行われていない患者は心不全をきたしやすい！

✓ 最終チェック

❶ 汎血球減少症患者が高熱で来院したらすぐに何をする？
  ➡ **血液培養と抗菌薬開始！**

❷ 血液培養と抗菌薬開始の次に何をする？
  ➡ **感染のフォーカスの徹底的な検索！**

❸ 汎血球減少症の患者が呼吸困難で来院したらまず何を考える？
  ➡ **肺炎，心不全，貧血の進行！**

❹ 輸血依存性の汎血球減少症患者は心不全を合併しやすい？
  ➡ **Yes！　循環血漿量の増加による循環負荷，鉄過剰症による心筋障害などが原因．**

参考文献

1) 高見昭良：FN ガイドライン．臨床血液 52：1423-1431, 2011
2) Freifeld AG, Bow EJ, Sepkowitz KA, et al：Clinical practice guideline for the use of antimicrobial agents in neutropenic patients with cancer；2010 update by the Infectious Diseases Society of America. Clin Infect Dis 52：e56-e93, 2011
3) 厚生労働省科学研究費補助金難治性疾患克服研究事業　特発性造血障害に関する調査研究班（平成 20 年度）　代表研究者　小澤敬也：輸血後鉄過剰症の診療ガイド．2009
4) Brittenham GM：Iron-chelating therapy for transfusional iron overload. N Engl J Med 364：146-156, 2011

（樋口敬和）

索引

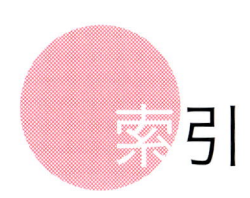

和文

あ
アクロレイン 166
アザシチジン 59
アザセトロン 294
アドセトリス 88
アドナ 279
アドバンス・ケア・プランニング 151
アドバンス・ディレクティブ 150
アルブミン製剤の適応 161
アロキシ 293
悪性貧血 188
悪性リンパ腫の病期分類 76

い
イダルビシン 24
イヌ回虫症 68
イマチニブ 42
インクレミン 184
インフォームドコンセント 155
インフルエンザ桿菌 298
医学的決断の4つの因子 225
医療代理人 148
胃全摘術後の巨赤芽球性貧血 268
移植後の外来患者の急変 297
異型リンパ球 174, 175, 213, 214
──がみられる疾患 175
──と異常リンパ球 178
異常リンパ球 211

え
エクジェイド 56
エクリズマブ 21, 137
エルトロンボパグ 129
壊死性リンパ節炎の診断 260
液性免疫不全と髄膜炎 298
腋窩リンパ節の触診法 259

お
オキシコドン 145
オピオイド
──の種類と特徴 145
──の選択 146
オピオイドローテーション 146
嘔気・嘔吐の予防 293

か
カイトリル 294
カルバゾクロム 279
がん化学療法中の血小板輸血 154
がんはコモンディジーズ 218
下顎呼吸 143
可溶性IL-2受容体 78
過粘稠症候群 118
外来化学療法中の患者のトラブル 290
顎骨壊死 112
肝硬変 248
肝中心静脈閉塞症 167
乾酪壊死 262
感染のフォーカス 305
緩和医療 141, 144
緩和的化学療法 144
含糖酸化鉄 184
癌の骨髄転移 216

き
ギアチェンジ 141
気管支鏡検査 300
起因菌 305
寄生虫疾患と感染源 69
偽性APTT延長症 241
偽性血小板減少症 231, 240
偽性高カリウム血症 240
偽性低血糖症 240
偽性低酸素血症 240
偽性低ナトリウム血症 241
偽性電解質異常 241
偽性の検査値異常 240
偽性汎血球減少症 241
喫煙 206
急性HIV感染症 226
──の診断 227
急性骨髄性白血病 23, 272
──の寛解後治療 29
──の寛解導入療法 25
──の病型 25
──の予後分類 29, 30
急性前骨髄球性白血病 26, 28, 277
急性白血病 288
──の標準療法 38
──の輸血 36
急性リンパ性白血病 31
──の移植適応 37
──の予後不良因子 37
球状赤血球 192
巨赤芽球性貧血 189
莢膜被包菌 298
緊急性 225

く
クエン酸第一鉄ナトリウム 184
グラニセトロン 294

け

ケモカイン受容体4　97
血管内大細胞型B細胞リンパ腫　147, 148, 274, 276
血球貪食症候群　148
　── の診断基準　283
　── の治療　284
血球貪食像　283
血球の形態観察　210
血小板減少　230
　── の原因　234
　── の診断アプローチ　233
　── の対応　233
　── を伴う血栓性疾患　237
血小板減少症　230
血小板増加症　239
　── をきたす疾患　240
血小板輸血不応状態　157
血栓性血小板減少性紫斑病　131, 236
　── と溶血性尿毒症症候群の比較　133
　── の血小板輸血　135
　── の診断　132
　── の治療　134
血栓性微小血管障害　131, 135
結節性リンパ球優位型Hodgkinリンパ腫　90
原発性骨髄線維症　192
　── の診断　193

こ

呼吸困難に対するモルヒネと酸素　142
好塩基球増加　41, 220
　── の原因　221
交差適合試験　270
好酸球性胃腸炎　70
好酸球性血管性浮腫　67, 220
好酸球増加　218
　── へのアプローチ　65, 66
　── をきたす後天性疾患　65
　── をきたす骨髄増殖性腫瘍のアプローチ　71
好酸球増加症　65
　── の原因　219

　── への対応　70
好酸球増加症候群　64, 71
　── の診断　72
好中球減少症の原因　224, 228
好中球減少性発熱　3, 304
　── の抗菌薬　304
好中球増加の疾患　204
抗CCR4抗体　100
抗HLA抗体　158
抗血小板・抗凝固療法，血小板減少時の　52
抗腫瘍薬
　──, 炎症性　291
　──, 起壊死性　291
　──, 起炎症性　291
　── で治癒可能な腫瘍　149
　── の血管外漏出　291
　── の催吐リスク　293
　── の組織障害の強さ　291
抗腫瘍薬漏出に対する処置　291
高度の出血傾向　274
高度の汎血球減少症　281
高度の貧血　266
高リスク群MDSの治療　59
国際予後判定システム　53, 140
骨髄異形成症候群　47, 48, 287
　── に対する輸血　56
　── の血球形態異常　50
　── の診断　49
　── の診断基準　250
　── の染色体異常　51
　── の同種造血幹細胞移植の適応　62
　── の病型分類　49
　── の予後予測　140
　── のリスクに基づく層別化と治療方針　55
　── を疑うとき　250
骨髄増殖性腫瘍　40, 199
　── の特徴的分子マーカー　209

さ

サビーン　292
再生不良性貧血　2, 252, 285
　── の重症度分類　4
　── の診断基準　253
　── の治療指針　5
細胞性免疫不全　299
最期の治療方針の決定　150
最未分化型AML　23
酢酸メテノロン　53, 55

し

シクロスポリン　6, 55
シクロホスファミド　165
　── とメスナ　166
シタラビン　24
死前喘鳴　143
死亡前1日以内の身体徴候　143
思春期・若年成人ALLの治療　35
自己免疫性溶血性貧血　12, 270
　── に対する輸血　271
　── の診断　14
事前指示書　150
時間軸で診断　225
瀉血　200
腫瘍崩壊症候群　32
周術期の出血リスク　170, 171
終末期
　── の抗菌薬　142
　── の輸血　142
重篤性　225
宿主　299
出血性胃潰瘍　277
小球性貧血　183
　── の鑑別診断　184
少量アスピリン　200, 242
心肺蘇生の拒否　150
心不全　306
真性赤血球増加症　196
　── の血栓症発症のリスク　201
　── の診断　199
　── の治療　200
深部静脈血栓症　19

新鮮凍結血漿
　——による凝固因子補充 160
　——の適応 161

す

ステロイド 141
ストレス赤血球増加症 195, 196
髄膜炎 297

せ

セロトーン 294
セロトニン受容体拮抗薬 293
生活習慣病の生活指導 198
生命予後 139
正球性貧血 183
　——の鑑別診断 190
成人T細胞白血病 209
成人T細胞白血病/リンパ腫 92
　——に対する化学療法 100
　——の造血幹細胞移植 101
　——の治療方針 99
　——の皮疹 95
　——の表面抗原検査 97
　——の病理組織診断 96
　——の臨床診断 95
　——の臨床病型分類 97
　——のリンパ節の病理組織診断 96
制御性T細胞 97
赤芽球核崩壊像 50
赤血球増加症 195
　——の鑑別 196, 197
赤血球の形態異常 192
赤血球輸血
　——の閾値 154
　——の適応 267
潜在性鉄欠乏症 186
全トランス型レチノイン酸 27, 277

そ

ゾメタ 112
ゾレドロン酸 112, 114

造血幹細胞移植 163
　——の前処置 165
造血幹細胞採取 165
造血器腫瘍の終末期医療 139

た

ダウノルビシン 24
ダサチニブ 42
他科からのコンサルテーション 169
多発性骨髄腫 106, 190
　——に対する自家末梢血幹細胞移植併用の大量化学療法 110
　——に対するビスホスホネート製剤 112
　——の3つのNo 217
　——の移植前初期治療 111
　——の初期治療 114
　——の治療開始時期 110
　——の治療期間 115
　——の疼痛管理 116
　——の病期分類 109
大量γグロブリン療法 128
大量シクロホスファミド投与 165
体位性偽性貧血 241
帯状疱疹ウイルス 111
大球性貧血 183
　——の鑑別診断 189
大腸癌 187
単球増加症の原因 205
単クローン性γグロブリン血症 107
蛋白同化ホルモン 53

ち

治療可能性 225
治療抵抗性骨髄異形成症候群 139
治療を行う3つの目標 140
遅発性非感染性肺合併症 299, 301
中枢神経系原発びまん性大細胞型B細胞リンパ腫 79
　——の治療 79

て

デクスラゾキサン 292
デフェラシロクス 56, 308
デフェロキサミン 308
低分葉好中球 50
低リスク群MDSの治療 55
鉄過剰症，輸血後 306
鉄キレート療法 56, 308
　——の開始基準 308
鉄欠乏性貧血 228, 267
　——の原因 188
　——の治療 185
　——の治療指針 186
鉄剤 184
伝染性単核球症 176, 256
　——の診断 257

と

トラネキサム酸 279
トランサミン 279
トロンボポエチン 129
ドナー候補者の自発的意思 163
特発性器質化肺炎 301
特発性血小板減少性紫斑病 121, 173, 235
　——で緊急止血のための治療 278
　——と*H. pylori*感染 125
　——に対するステロイド療法 122
　——のsecond-lineの治療 128
　——のthird-lineの治療 129
　——の病態 129

な・に

ナゼア 294
ニューロキニン受容体拮抗薬 293
ニロチニブ 42
二次性血球貪食症候群 284
二次性赤血球増加症 196
妊娠時の血小板減少症 172
妊娠性血小板減少症 172

は

ハイドロキシウレア　200, 242
パミドロン酸　115
パロノセトロン　293
破砕赤血球　132, 136, 192, 210
播種性血管内凝固症候群　277
肺炎球菌　298
肺炎球菌ワクチン　128
敗血症　9, 297
白赤芽球症　216
白血球減少症　223, 224
白血球増加症　203
　── の鑑別　204
白血球分画異常　213
曝露　299
花嫁姿　145
反応性白血球増加症　206
汎血球減少患者の呼吸困難　306
汎血球減少症　21, 247
　── の外来患者の急変　303
　── の鑑別診断　248
　── をきたす"非"骨髄疾患　249
　── をきたす骨髄疾患　251
　── をきたす疾患　249
汎血球増加症　198

ひ

ヒトTリンパ球向性ウイルス1型　93
ビスホスホネート製剤　114
ビスホスホネート製剤使用時の注意　112
ビダーザ　59
ビタミンB_{12}欠乏性貧血と体重減少　189
ビタミンB_{12}の注射　269
ビタミンD　55
ビタミンK　55
びまん性大細胞型B細胞リンパ腫　80, 258
びまん性肺胞障害　301

非Hodgkinリンパ腫　74
　── の再発の治療　81
　── の組織型に応じた診療　75
　── の治療前検査　78
　── の標準的治療　77
　── の予後分類　76
非定型CML　208, 209
非典型HUS　137
肥満　206
脾機能亢進症　237
脾摘　128
微小巨核球　50
標的赤血球　192
貧血　182
　── の鑑別診断　183

ふ

フェジン　184
フェリチン　184
フェロ・グラデュメット　184
フェロミア　184
フェンタニル　145
ブレンツキシマブ ベドチン　88
プリモボラン　55
プロテアーゼ阻害薬　277
不明熱　274, 275
分離多核巨核球　50

へ

ヘパリン起因性血小板減少症　134
ヘリコバクター・ピロリ　125
ヘルペスウイルス属　299
ベサノイド　278
ベルケイド　111
平均赤血球容積　183
閉塞性細気管支炎　301

ほ

ボルテゾミブ　111
　── の副作用　111
ポテリジオ　100
補正血小板増加数　158
発作性夜間ヘモグロビン尿症　12

　── の診断　18
　── の治療　18
本態性血小板血症　239
　── と慢性骨髄性白血病　243
　── の血栓症発症のリスク　242
　── の診断　242
本態性血小板血症後骨髄線維症　244, 245
本人の意思の推量　148

ま

マクログロブリン血症　117
　── の初期治療　119
　── の治療開始時期　118
末梢神経障害　111
慢性好酸球性白血病　64, 71, 72
慢性骨髄性白血病　40, 203, 208
　── のTKI耐性　44
　── の診断　205
　── の治療効果判定基準　43
　── の病期診断基準　42
　── の分子病態　43
慢性骨髄性白血病初発時急性転化　44
慢性骨髄単球性白血病　207
　── の診断基準　208
慢性リンパ性白血病　177

め

メトトレキサート大量療法　79
免疫性血小板減少症　123, 235
免疫不全　299

も

モガムリズマブ　100
モルヒネ　145
網赤血球　13, 183

や

薬剤アレルギー　66
薬剤使用歴　234

薬剤性血小板減少症
　　　　　　　　233, 235

ゆ

輸血速度　156
輸血による予測上昇値　155
輸血副作用の対応　156
輸血療法　153
有病率　225

よ

溶血性尿毒症症候群　131
　——の分類と治療　137
溶血性貧血　14, 270
溶性ピロリン酸第二鉄　184

ら・り

ラモセトロン　294
リツキシマブ　78, 294
　——の副作用　295
リビングウィル　149, 150
リンパ球減少症の原因　225
リンパ球増加の疾患　205
リンパ節結核　261
リンパ節腫脹　256
　——の原因と広がり　261
　——の診察　259
　——をきたす疾患　263
リンパ節生検の適応　263
リンパ節領域の定義　76
硫酸鉄　184
臨終前後の家族のケア　143

る

涙滴赤血球　192, 244
類上皮細胞　262
類洞閉塞性肝疾患　166

れ

レナリドミド　56, 57
レブラミド　56
レボレード　129

ろ

ロミプレート　129
ロミプロスチム　129
濾胞性リンパ腫
　——の維持療法　83
　——の再発の治療　84
　——の治療　82
　——に対する同種移植
　　　　　　　　　　84

わ

私のリビングウィル　150

欧文・数字

数字・ギリシャ文字

5-azacytidine　59
5-HT$_3$ 受容体拮抗薬　293
5q-症候群　56, 57
β_2MG　109

A

AA (aplastic anemia)
　　　2, 252, 285
AA-IPI　76
ABVd 療法　88
ABVD 療法　87, 88
ACP (advance care planning)
　　　151
ADAMTS13 インヒビター
　　　132
ADAMTS13 活性　132
aHUS (atypical hemolytic uremic syndrome)　137
AIHA (autoimmune hemolytic anemia)　12, 270
　── の治療　15
AIVL (Asian variant of IVL)
　　　148
ALL (acute lymphoblastic leukemia)　31
AML (acute myelogenous leukemia)　23
AML-M0　23
AML-MRC　272
Ann Arbor 分類　76
APL (acute promyelocytic leukemia)
　　　26, 28, 277, 288
APL 分化症候群　28
APTT 延長　169
　── と手術　171
AraC　24
ATG　6, 55
　── の副作用　7, 8
ATL (adult T-cell leukemia)
　　　209
ATLL (adult T-cell leukemia/ lymphoma)　92
ATRA (all-trans retinoic acid)　27, 277

ATRA 症候群　28

B

BCR-ABL 融合遺伝子　41
BJP (Bence Jones 蛋白)　113
BO (bronchiolitis obliterans)
　　　301

C

CCI　158
CCR4　97
CEL (chronic eosinophilic leukemia)　71, 72
CHOP 療法　275
CLL (chronic lymphocytic leukemia)　177
CML (chronic myelogenous leukemia)　40, 203, 243
CMML (chronic myelomonocytic leukemia)　207
CMV　214
CNL (chronic neutrophilic leukemia)　209
CNS DLBCL　79
COP (cryptogenic organizing pneumonitis)　301
CRAB　110
CSF3R 遺伝子変異　209
Cy　165

D

DAD (diffuse alveolar damage)　301
Deauville 基準　90
DIC (disseminated intravascular coagulation)　276, 277
DLBCL (diffuse large B cell lymphoma)　75, 80
　──, ハイリスク　80
　── に対する自家末梢血幹細胞移植併用大量化学療法
　　　81
DNAR (Do Not Attempt Resuscitation)　150, 151
DNA メチル化阻害薬　59
DNR　24
DRC　119
DVT　19

E

EB ウイルス感染と抗体のパターン　257
EBV　214
EBV 関連の疾患　215
EDTA 依存性偽性血小板減少症　231, 232
empiric therapy　304
episodic angioedema associated with eosinophilia　220
EPO 製剤　55
ET (essential thrombocythemia)　239, 241
Evans 症候群　253
exposure　299

F

faggot cell　26, 210
FFP　160
FIP1L1-PDGFRA　71
FIP1L1-PDGFRA 融合遺伝子　72
FL (follicular lymphoma)
　　　82
FLIPI　77
FN　3, 304
FUO (fever of unknown origin)　275

G・H

gestational thrombocytopenia
　　　172
H. pylori　125
hematological emergency
　　　282
HES (hypereosinophilic syndrome)　71, 72
HIT (heparin induced thrombocytopenia)　134
HIV 抗体　226
HIV-RNA　226
HL (Hodgkin lymphoma)　86
HLH (hemo-phagocytic lymphohistiocytosis)　282
Hodgkin リンパ腫　86
　── の国際予後スコア　87
　── の治療　88
　── の予後不良因子　87

Hodgkin リンパ腫治療における PET-CT　89
host　299
HPS (hemophagocytic syndrome)　148, 283
HTLV-1 (human T-lymphotropic virus type 1)　93
HTLV-1 キャリア　93
HTLV-1 抗体検査　95
HTLV-1 抗体陽性者　102
HTLV-1 抗体陽性のドナーからの移植　102
HTLV-1 サザンブロット　210
HTLV-1 特命チーム　103
HTLV-1 の感染　103
HTLV-1 プロウイルス　96
HUS (hemolytic uremic syndrome)　131, 136

I

idiopathic thrombocytopenic purpura　123
IDR　24
immune thrombocytopenia　123
IMWG の診断基準　110
infusion reaction　294
interim PET　89
IPI (International Prognostic Index)　76
IPS　87
IPSS　53, 140
IPSS-R　54, 140
ISS (International Staging System)　109
ITP　121, 173, 235
　──の病名　123
IVLBCL　274, 276

J

JAK2 V617F 遺伝子変異　209, 242
JSPFAD　94

L

LAHS (lymphoma-associated hemophagocytic syndrome)　285
Langhans 巨細胞　262
leukoerythroblastosis　216
LONIPC (late onset non-infectious pulmonary complication)　299, 301
LSG-15 療法　99
lymphoplasmacytic lymphoma　117
L-アスパラギナーゼの副作用　35

M

M 蛋白　106
MCV　183
MDS (myelodysplastic syndrome)　47, 287
　──の血球形態異常　250
medical emergency　3
MGUS (monoclonal gammopathy of undetermined significance)　107
MHA (microangiopathic hemolytic anemia)　135
microgranular variant　26
Moschcowitz の 5 徴　236
MPN (myeloproliferative neoplasms)　40, 199

N

NHL (non-Hodgkin lymphoma)　74
NLPHL (nodular lymphocyte predominant Hodgkin lymphoma)　90

O・P

ONJ　112
Paré, Ambroise　146
PCR 検査　300
Pelger 核異常　50
PET-CT　89
　──による治療効果の判定基準　90
Ph 染色体の好中球 FISH　45
Ph 染色体陽性 ALL の治療　33
Ph 染色体陽性急性白血病　44
PMF (primary myelofibrosis)　192
PNH (paroxysmal nocturnal hemoglobinuria)　12
　──の重症度分類　21
PNH 血球　17
post-ET MF　244, 245
PV (polycythemia vera)　196

Q・R

QOL の改善　140
random skin biopsy　276

S

Shell vial culture　300
SIADH　165
SIRS　9
smokers' polycythemia　196
SOS (sinusoidal obstruction syndrome)　166

T

T-SPOT　262
Tissue is the issue　258, 262
TKI (tyrosine kinase inhibitor)　42
TLS (tumor lysis syndrome)　32
TMA (thrombotic microangiopathy)　135
To cure sometimes, to relieve often, to comfort always　146
Treg　95, 97
TTP (thrombotic thrombocytopenic purpura)　131, 236

V

VAHS (virus-associated hemophagocytic syndrome)　284
VOD (hepatic veno-occlusive disease)　167
von Willebrand 病　172
VZV　111

W

watchful waiting　82
WPSS　54